Christophe André

Die Geheimnisse der Therapeuten

Christophe André
(Projektleitung)

Die Geheimnisse der Therapeuten

Wie Psychologen sich selbst behandeln und was wir von ihnen lernen können

Aus dem Französischen von
Margarethe Randow-Tesch

KAILASH

Die französische Originalausgabe erschien 2011 unter dem Titel
»Secrets de psys« bei Odile Jacob, Paris.

FSC
www.fsc.org
MIX
Papier aus verantwortungsvollen Quellen
FSC® C014496

Verlagsgruppe Random House FSC-DEU-0100
Das für dieses Buch verwendete FSC®-zertifizierte Papier
Munken Premium liefert Arctic Paper Munkedals AB, Schweden

2. Auflage
Deutsche Erstausgabe

Lektorat: Gerhard Juckoff
Satz: EDV-Fotosatz Huber/Verlagsservice G. Pfeifer, Germering
Druck und Bindung: GGP Media GmbH, Pößneck
Printed in Germany
ISBN 978-3-424-63051-0
www.kailash-verlag.de

Inhalt

Teil II
Ruhig werden und das innere Gleichgewicht finden

Teil III
Selbstverwirklichung in Beziehungen

Teil IV
Weitergehen

Anhang

Einleitung

Man darf von mir fordern, dass ich nach der Wahrheit suche, aber nicht, dass ich sie finde.

DENIS DIDEROT:
Philosophische Überlegungen

Ich weiß nicht, wie es Ihnen geht, aber mir persönlich sind noch nie Übermenschen begegnet. Tatsächlich habe ich nie Menschen kennengelernt, die in der Gegenwart oder Vergangenheit keine Schrammen abbekommen hätten, die ohne Fehl und Tadel gewesen wären. Hingegen habe ich viele Menschen getroffen, die so taten, als ginge es ihnen gut, während es ihnen in Wirklichkeit schlecht ging. Oder andere, von denen alle dachten, es gehe ihnen sehr gut, während es ihnen in Wirklichkeit sehr schlecht ging.

Sie werden mir erwidern, dass mein Blick einseitig ist und dass Menschen, denen es wirklich gut geht, nicht zu mir in die Sprechstunde kommen. Das ist wahr. Aber ich habe noch andere Aussichtspunkte auf die Menschheit als nur mein Sprechzimmer im Krankenhaus! Und jedes Mal, wenn ich andere aus nächster Nähe erlebe – wenn ich Einblick in ihren Alltag nehme oder höre, wie sich ihre Angehörigen über sie äußern –, entdecke ich erneut, dass wir alle aus Mängeln und Schwächen bestehen.

So habe ich allmählich einige feste Überzeugungen gewonnen:

1. Jeder hat Schwächen.
2. Diejenigen, denen es »gut geht«, sind Menschen, die mit diesen Schwächen intelligent umgehen.

3. Es ist tröstlich zu wissen, dass man nicht der Einzige ist, der Probleme hat.
4. Es ist nicht uninteressant zu erfahren, wie die anderen mit ihren Problemen fertigwerden oder fertiggeworden sind.

Geht es den Therapeuten besser als ihren Patienten?

Selbstverständlich bilden auch Therapeuten keine Ausnahme von der Regel: Auch wir haben Schwierigkeiten, Ängste und Anfälle von Niedergeschlagenheit. Einige von uns haben eine Depression, eine Drogenabhängigkeit oder eine schwere Kindheit durchgemacht oder hatten Selbstmordgedanken. Wir wissen es, weil wir uns manchmal darüber unterhalten, uns gegenseitig helfen, beraten und behandeln.

Lange Zeit wurde dies totgeschwiegen. Oder es äußerte sich nur in Form von Witzen über »die Seelenklempner, die genauso verrückt wie ihre Patienten sind«, was eine Art war, nicht wirklich darüber zu sprechen. Witze sind dazu da, den Finger in die Wunde zu legen, ohne eine Sache weiter zu vertiefen. Doch die Gemeinsamkeiten zwischen Therapeuten und ihren Patienten sind ein interessantes Thema.

Vor einigen Jahren organisierten wir im Rahmen eines Psychiatriekongresses zusammen mit Kollegen ein Symposium, bei dem es um die Beziehung zwischen Therapeuten und Patienten ging. Wir hatten auch Vertreter von Patientenverbänden eingeladen, daran teilzunehmen. Aus diesem Grunde saßen logischerweise auch zahlreiche Patienten, die Verbandsmitglieder waren, im Publikum. Das war damals nicht unbedingt üblich, und viele unserer Fachkollegen fanden es peinlich, Seite an Seite neben Patienten zu sitzen, und waren zum Teil wenig erbaut von der Idee, die Zuständigkeiten zu mischen. Wir unsererseits dachten, dass die Vorteile einer solchen Begegnung die Nachteile bei Weitem überwögen. Unglücklicherweise hob irgendwann jemand im Saal die Hand, und ein Mann mit leicht starrem Blick stand auf, um mit exaltierter Stimme eine weitschweifige und unverständliche Frage zu stellen. Ein amüsiertes oder mitleidiges Lächeln zeigte sich auf einigen Gesichtern: »Das hat man davon, wenn man Patienten einlädt …« Am Ende des Symposiums kam der Mann jedoch auf mich zu und erklärte mir immer noch ziemlich exaltiert, er sei Psychiater. Was soll ich sagen? Ich war natürlich um ihn besorgt, aber ich fühlte mich auch erleichtert und in meiner Überzeugung bestätigt, dass Therapeuten und Patienten sich näher sind, als Letztere glauben! Und dass das nicht unbedingt ein Problem sein muss, zumindest unter bestimmten Voraussetzungen nicht.

Ist man ein besserer Therapeut, wenn man selbst gelitten hat?

Was macht einen guten Therapeuten aus?

Es gibt eine unerlässliche Bedingung: dass der Therapeut gelernt hat, wie man behandelt. Von daher sind Diplome und Ausbildungen wichtig. Man sollte stets wagen, seinen Therapeuten zu fragen, welchen Abschluss er hat (als Psychologe, Psychiater, Arzt oder anderweitig), nach welchen Methoden er arbeitet und worin sie bestehen. Ein Therapeut, der diesen Namen verdient, wird sich immer Zeit nehmen, Ihnen zu antworten und seine Arbeitsweise zu erklären. Eine Therapic ist nicht einfach nur Zuhören und gesunder Menschenverstand. Auf jeden Fall ist sie nicht nur das. Sie ist auch eine Kombination aus Techniken, Fachwissen, auf wissenschaftlicher Forschung basierenden Leitlinien und der Erfahrung, die bei anderen Therapeuten erworben wurde.

Eine wünschenswerte Bedingung, die einen guten Therapeuten ausmacht, ist, dass der Therapeut im Augenblick der Therapie nicht in allzu schlechter Verfassung ist. Natürlich kann man behandeln, auch wenn man gestresst, aufgewühlt und nervlich am Ende ist. Aber das wird nicht lange funktionieren. Nietzsches Satz »Mancher kann seine eigenen Ketten nicht lösen und doch ist er dem Freunde ein Erlöser«[1] lässt sich nicht nachhaltig auf die Psychotherapie anwenden. Es ist unehrlich und verlogen, so zu tun, als könne man Patienten mit Alkoholproblemen behandeln, wenn man selbst alkoholabhängig ist. Es ist unehrlich und verlogen, so zu tun, als könne man Patienten mit Ängsten oder Depressionen behandeln, wenn man selbst mitten in der Depression steckt oder an Panikattacken leidet.

Ich erinnere mich an eine Anekdote über einen renommierten Psychoanalytiker, der eines Tages in einer großen Stadt fern von seinem Wohnort einen Vortrag über Phobien halten sollte. Er selbst war so voller Ängste, dass die Kollegen, die ihn eingeladen hatten, ihn ständig überallhin begleiten mussten, damit er keine Panikattacken erlitt. Angesichts dieser großen Kluft zwischen Theorie und Praxis waren seine Kollegen einigermaßen perplex. Selbstverständlich geht es nicht darum, von Therapeuten ein Zeugnis ihrer geistigen Gesundheit zu verlangen. Aber zumindest muss man von ihnen erwarten dürfen, dass sie ihre psychischen Schwachpunkte überwunden haben. Eine der besten Spezialistinnen für die bipolare Störung (früher als manische Depression bezeichnet) leidet selbst an dieser Erkrankung. Sie war so mutig, in einem sehr bewegenden Buch davon zu berichten.[2] Sie erzählt, wie ihre Krankheit sie hätte zerstören können, wenn sie nicht freiwillig etwas dagegen unternommen hätte, und wie diese Anfälligkeit ihr Leben gleichzeitig kompliziert und bereichert hat. Es geht also nicht darum, ob jemand krank ist, sondern ob er sich in Behandlung begibt: In dieser Hinsicht haben professionelle Therapeuten eine Vorbildfunktion, nicht so sehr für optimale Gesundheit, als für gute Gesundheitsvorsorge.

Zu guter Letzt gibt es noch eine interessante Bedingung dafür, was einen guten Therapeuten ausmacht: Es kann für Therapeuten ein Vorteil sein, wenn sie selbst durch Schwierigkeiten hindurchgehen mussten. Es erleichtert die Empathie: Man kann sich besser in Leid einfühlen, wenn man selbst gelitten hat. Ich verwende bewusst »erleichtert«, weil es auch andere Wege der Empathie gibt als den Weg des persönlichen Leidens. Aber selbst gelitten und das Leid überwunden zu haben hilft dabei, die Methoden zu beherrschen, deren man sich bei sich selbst bedient hat. Und das erzieht uns als Therapeuten zur Demut und bringt uns zu Bewusstsein, wie schwierig das ist, was wir manchmal von unseren Patienten verlangen. Über ihr Fachwissen hinaus haben Therapeuten, die verschiedene Arten von Schwierigkeiten bewältigt haben, zusätzliches Know-how: das der Erfahrung. Sie sind oft schon ein Stück des Weges gegangen und haben selbst das Verfahren angewendet, das sie ihren Patienten empfehlen. Auch darin liegt ihre Legitimation. Es ist keine Überlegenheit (im persönlichen Sinne), sondern ein Plus an Erfahrung.

Warum dieses Buch?

Dieses Buch berichtet also von den Erfahrungen zahlreicher Psychotherapeuten mit ihren eigenen Schwierigkeiten. Einige dieser Schwierigkeiten sind so verbreitet, dass sie vielen Menschen vertraut sind, wie etwa Stress, Angst oder Depression. Andere – etwa Misshandlung – sind radikaler und werfen Menschen stärker aus der Bahn. Im vorliegenden Buch sprechen Psychologen von diesen Schwierigkeiten und insbesondere davon, was ihnen geholfen hat, damit fertigzuwerden – und nicht wieder zurückzufallen. Auch das Thema, was Therapeuten tun, um sich wohlzufühlen und für ein beständiges Wohlbefinden zu sorgen, ist Gegenstand des Buches. Denn es muss einem Therapeuten kontinuierlich gut gehen, wenn er eine gute Therapie machen will: Das Wohlbefinden des Therapeuten ist eine große Hilfe für seine Fähigkeit der Empathie. Die Kompetenzen des Zuhörens, der Empathie und der Unterstützung müssen auf der Freude am Therapieren gründen, um dauerhaft zu sein.

Sie werden auf diesen Seiten also konkrete Ratschläge finden, die nicht nur nützlich, sondern auch erprobt sind, das heißt, die durch die persönlichen Erfahrungen der Therapeuten bestätigt wurden. Es sei angemerkt, dass die Therapeuten in diesem Buch sich nicht als Vorbilder darstellen, die nach Bewunderung verlangen, sondern als Vorbilder, die als Inspirationsquelle dienen können: Menschen mit Fehlern und Schwächen zwar, aber Menschen, die das, was sie empfehlen, in die Praxis umgesetzt haben – was sie authentischer und motivierender macht. Brüderliche Vorbilder sozusagen: nicht von vornherein besser als die Leser, aber ein wenig fortgeschrittener auf dem Weg und erfüllt vom Wunsch, ein Stück ihrer Erfahrung weiterzugeben.

Wir sind alle Menschen

Ich war fasziniert und berührt, von Kollegen, mit denen ich teilweise befreundet bin, etwas über deren Schwierigkeiten zu erfahren, über die wir nie gesprochen hatten. Ich glaube, dass die Berichte auch Sie faszinieren und berühren werden. Die Therapeuten, die sich hier öffnen, beweisen Ehrlichkeit und Mut – so wie die Patienten, die uns ihr Leid, ihre Misserfolge, ihre Schamgefühle und Ängste preisgeben, ebenso wie sie uns ihre Fähigkeiten zeigen und uns an ihren Bemühungen und Fortschritten teilhaben lassen.

Als ich die Beiträge las, fragte ich mich deshalb: Und du? Ich wollte mich damit begnügen, eine lockere Einleitung zu schreiben, aber mich beschlich dabei das Gefühl, ein »Drückeberger« zu sein und mich bedeckt zu halten. Tatsächlich hätte ich dieses Buch in Wirklichkeit ganz allein füllen können, so sehr scheint mir, dass ich mein Leben lang an meinen Fehlern gearbeitet habe. Jules Renard sprach in seinem Tagebuch von seinen »neutralisierten Untugenden«; mir scheint, ich habe viele solcher »neutralisierter Untugenden«! Sich um deren »Neutralisierung« zu bemühen, fand ich übrigens immer faszinierend – und lohnenswert in meinem Fall. Aber die Baustelle ist selbstverständlich noch nicht abgeschlossen!

Letzten Sommer beispielsweise: Nach der Rückkehr aus den Ferien entdeckte ich, dass mein Motorroller kaputt war. Mein Computer mit lauter wichtigen und dringenden Daten, die ich natürlich nicht gesichert hatte, war defekt und unser Gefrierschrank mitsamt Inhalt im allerübelsten Zustand … Auch wenn ich sehr wohl weiß und verkünde, dass all das nur halb so schlimm ist, weil es sich ja nur um materielle Dinge handelt, brauchte ich trotzdem einige Tage, um mich wieder halbwegs zu beruhigen, und das unter den leicht spöttischen Blicken meiner Frau und meiner Töchter (eine Unterhaltung mit den Angehörigen ist eine der bei Weitem zuverlässigsten Informationsquellen über unser unterschwelliges psychisches Befinden): »Du, der große Stress- und Meditationsspezialist, regst dich über so was auf?!« Natürlich hielt ich dagegen. Ich erklärte ihnen, dass ich früher, bevor ich Therapeut wurde, viel heftiger reagiert hätte. Dass meine Aufregung schließlich nicht allzu lange angehalten habe und dass, nachdem die Woge der Niedergeschlagenheit und Aufregung verrauscht war, das Leben schnell wieder in seine alten Bahnen zurückgekehrt sei.

Früher war es mir peinlich, auf Gebieten, auf denen ich zumindest theoretisch Experte war, nicht perfekt zu sein. Mich überkam ein Gefühl des Betrugs, das der Philosoph Alexandre Jollien in einem seiner autobiografischen Bücher so beschreibt: »Ich plaudere über den Frieden und lebe in der Unruhe.«[3] Aber heutzutage ist meine Position einfacher: Ich gestehe mir das Recht zu, anfällig und unvollkommen zu sein, und erlege mir die Pflicht auf, dies nicht passiv und willfährig hinzunehmen. Ich wende selbstverständlich auf mich an, was ich meinen Patienten empfehle und woran ich sie arbeiten lasse: die Akzeptanz der eigenen Untugenden und das Daranarbeiten. Ich lasse in meinen Bemühungen nicht nach und akzeptiere, dass ich ein Lernender bin.

In meinem Beruf als Therapeut haben mir persönlich drei Techniken geholfen: Training in Selbstakzeptanz gegen meine Schüchternheit, die kognitiven Therapien gegen meine Angsttendenzen und die Achtsamkeitsmeditation gegen meine depressiven Tendenzen. Aus diesem Grund empfinde ich sehr viel Dankbarkeit gegenüber meinen

Meistern und Lehrern auf diesen Gebieten: Madeleine Beaudry und Jean-Marie Boisvert für die Selbstakzeptanz,[4] Ivy Blackburn und Jean Cottraux, was die kognitiven Therapien angeht,[5] und schließlich Zindel Segal und Jon Kabat-Zinn für die Ausbildung in Achtsamkeitsmeditation[6]. Das Erlernen dieser Techniken hat aus mir einen anderen Menschen gemacht, der ich lieber bin und dem es, wie mir scheint, besser geht als dem, der ich »vorher« war. Das ist, nebenbei bemerkt, wohl auch der Grund dafür, dass Therapeuten oft so sehr an ihrer therapeutischen Methode hängen, dass sie, wie die jüngsten »Therapeutenkriege« gezeigt haben,[7] manchmal keine Kritik daran ertragen. Ihnen ist durch die Methode oft große Hilfe zuteilgeworden. So schrieb der Autor und Psychoanalytiker Philippe Grimbert: »Die Psychoanalyse heilt nicht, sie rettet.« Es ist schwierig für einen Therapeuten gleich welcher Schule, Kritik an dem zu ertragen, was ihn gerettet hat. (Sieh an, noch ein gutes Kriterium, um den persönlichen Fortschritt Ihres Therapeuten zu testen: seine Methode kritisieren.)

Dank

Mein Dank gilt nicht nur meinen Lehrern, sondern auch meinen Patienten. Ihnen habe ich zu verdanken, dass ich regelmäßig übe. Wenn ich Meditationsgruppen anleite, meditiere ich mit ihnen; wenn ich mit Menschen über ihr Leben nachdenke, denke ich anschließend über mein eigenes nach. Ihre Schwierigkeiten haben mir immer die meinen erhellt. Indem ich sie verstanden habe, habe ich mich verstanden. Indem ich ihnen geholfen habe, habe ich mir geholfen. Indem ich sie behandelt habe, habe ich mich selbst behandelt!

Und im Übrigen: Wenn mir meine »alten« Patienten, die mich gut kennen, sagen: »Herr Doktor, heute scheinen Sie gar nicht gut aufgelegt zu sein«, gebe ich es zu, wenn es wahr ist. Damit erweist man ihnen einen guten Dienst: Auch Therapeuten haben Stimmungsschwankungen. Es gibt nicht zwei Kategorien von Menschen, die Starken und die Schwachen, jene mit Problemen und jene ohne. Aber es gibt Menschen, die Probleme haben, und solche, die welche hatten, Menschen, denen es gelingt, sich ihren Problemen zu stellen und sie zu überwinden, und andere, die gerade erst lernen, es zu tun. Darüber zu sprechen und uns von unseren gegenseitigen Bemühungen zu berichten, kann, so scheint meinen Kollegen, den Autoren in diesem Buch, und mir, hilfreich sein.

Vielleicht kann es auch Ihnen hilfreich sein.

Christophe André

Teil I

Bewährungsproben bestehen

Therapeut sein bewahrt weder vor Krankheit noch vor Leid. Es schützt nicht vor Verunsicherung und Chaos. Aber es kann helfen, nicht darin zu versinken: Da wir ja wissen, was wir tun müssen, strengen wir uns an. Wir tun einfach das, was unsere Patienten tun. Mit Beharrlichkeit und Demut. Und stellen fest, dass es auch bei uns funktioniert …

I

Stéphane Roy

Ich bin schüchtern, aber ich tue etwas dagegen

Einem Schüchternen fällt es nie leicht, von sich zu sprechen, selbst wenn er etwas gegen die Schüchternheit tut und es ihm danach besser geht. Ich habe lange überlegt, bevor ich meinen Laptop eingeschaltet habe, wie ich dieses Kapitel beginnen und was ich schreiben sollte. Tausend Fragen sind mir gleichzeitig durch den Kopf gegangen. Zum Beispiel: Was könnte ich an Interessantem mitteilen? Was könnte ich an Nützlichem berichten, um den Lesern die Augen zu öffnen und ihnen auf ihrem eigenen Weg zu helfen?

Als ich dann vor meinem Computerbildschirm saß, wurde es mir sehr viel klarer: von sich sprechen, sich ohne Furcht offenbaren, sich akzeptieren. Ganz einfach. Und in diesem Sinne wende ich mich jetzt an Sie, als freimütiger Therapeut.

Die ersten Male

So weit ich zurückdenken kann, bin ich immer schüchtern gewesen. Keine krankhafte Schüchternheit, die mich daran gehindert hätte, Freunde zu finden oder etwas zu unternehmen, aber dennoch eine unübersehbare Schüchternheit. Die Art von Schüchternheit, die darin besteht, dass man Herzklopfen bekommt, wenn man seine Meinung sagen oder sich mit jemandem unterhalten soll, dem man zum ersten Mal begegnet. Was mich am meisten aus dem Konzept bringen konnte, war, mich mit einem Mädchen zu unterhalten.

Aber das Gedächtnis ist manchmal unzuverlässig. Deshalb fällt es mir schwer, mich vollkommen präzise an die allerersten Male zu erinnern, bei denen sich meine Schüchternheit zeigte. Wenn ich nachdenke, fällt mir eine Episode ein, die mich bei genauerem Hinsehen mehr geprägt hat, als ich dachte.

In der Schule

Ich war ungefähr acht Jahre alt, ging in eine Pariser Grundschule und war ein mittelmäßiger Schüler. Wie üblich ließ der Lehrer uns, wenn er uns abfragte, an die Tafel kommen. Er war keineswegs böse, doch sehr beeindruckend in seinem grauen Kittel, wie man ihn damals trug, mit seinen großen Händen und seiner lauten Stimme. Ich erinnere mich noch gut an all die Strategien, die ich erfand, um diesem Augenblick zu entgehen: Ich versteckte mich hinter einem Mitschüler, tat so, als würde ich etwas vom Boden aufheben, bat, auf die Toilette gehen zu dürfen, oder flehte den lieben Gott an, dass ich nicht drankommen möge. Doch an diesem Tag half nichts, und mich ereilte das Schicksal.

Kaum hörte ich meinen Vornamen, merkte ich, wie mein Herzschlag sich beschleunigte, meine Hände zitterten und ich errötete. Nun stand ich an der Tafel in der Nähe des Lehrers. Er fragte mich ab, aber ich hatte einen kompletten Blackout. Ich war wie gelähmt, nichts kam aus mir heraus. Ich begriff kaum, was er mich fragte. Im Inneren fühlte es sich wie ein Vulkan an, der ausbrechen wollte, aber nicht konnte. Mir ging es so schlecht, dass der Lehrer mich unter den ebenso erstaunten wie belustigten Blicken meiner Klassenkameraden wieder auf den Platz schickte.

Im Gymnasium

Die Jahre vergingen; ich war mittlerweile 14. Es war das Ende des Schuljahrs. Wie jedes Jahr fand in der Mittelstufe eine Sportveranstaltung statt, bei der die Klassen Wettkämpfe untereinander austrugen. Ungewollt und ungefragt wurde ich als Torhüter der Handballmannschaft aufgestellt. Ich hatte keine Ahnung von der Sache, aber es wurde eben ein Tormann gebraucht. Und das war ausgerechnet ich! Um mich kurz zu fassen, bestand mein Abend darin, dass ich eine endlose Reihe von Toren kassierte, die reif für die Annalen waren. Abgesehen vom sportlichen Ergebnis, das sicher nicht im kollektiven Gedächtnis haften geblieben ist, war dies, wie ich glaube, eine der demütigendsten Szenen in meiner Jugend. Ich schwankte zwischen Wut und Tränen, dem Wunsch, dass es ein Ende nehmen möge, und der Angst vor dem, was hinterher passieren würde. Beschämt und gedemütigt versteckte ich mich während der Halbzeit auf der Toilette. Ich war wütend auf die ganze Welt, aber vor allem war ich wütend auf mich selbst. Den Anforderungen nicht gewachsen zu sein war die größte Kränkung, und ich brachte sie mir selber bei. Von diesem Tag an begann ich, mich herabzusetzen, ohne dass es dazu der Hilfe anderer bedurfte.

Zwischen Entdeckung und Offenbarung

Einige Jahre später, schon mit dem Psychologiediplom in der Tasche, sorgten der Zufall und viel Beharrlichkeit dafür, dass ich das Glück hatte, in der Abteilung eines angesehenen Pariser Krankenhauses zu landen, die sich auf die Behandlung der sozialen Angst spezialisiert hatte. Im vollen Bewusstsein der hervorragenden Möglichkeit, die sich mir hier bot, machte ich mich unter der Aufsicht meiner Professoren mit der psychologischen Gruppentherapie für soziale Phobie vertraut.

Ich entdeckte etwas verspätet (während meines Studiums hatte ich nie explizit davon gehört), dass auch andere Menschen in unterschiedlichem Maße unter denselben Symptomen litten wie ich: Vermeiden, Erröten, Selbstherabsetzung, mangelndem Selbstbewusstsein etc., und dass dies noch dazu einen Namen hatte: »soziale Angst«. Unverzüglich fesselten mich dieses Leiden und die Menschen, die davon betroffen waren. Da all dies mich an meine eigenen Schwierigkeiten im Umgang mit anderen erinnerte, lernte ich ebenso sehr etwas über mich, wie ich gleichzeitig anderen half.

Wie ich mir selbst helfe, indem ich anderen helfe

Ich bin also ausgebildeter Psychologe und Psychotherapeut. Wie der Name schon sagt, ist der Psychologe Spezialist für Psychologie, die er fünf Jahre lang an der Universität studiert hat. Man könnte sagen, dass die Psychologie eine Wissenschaft ist, die die psychische Funktionsweise des Menschen und sein Verhalten untersucht. Die Kenntnisse, die der Psychologe von den psychischen Mechanismen erwirbt, erlauben ihm, mit Menschen zu arbeiten, die sich im Rahmen einer Psychotherapie besser kennenlernen wollen. Was die Psychotherapie angeht, so handelt es sich um ein sehr persönliches Vorgehen, das auf jeden individuell zugeschnitten ist. Ihr Ziel ist es, Menschen die Möglichkeit zu geben, in einem vertraulichen Rahmen von ihrem Alltag, ihren Symptomen, ihren Beziehungsschwierigkeiten und ihrem Lebensentwurf zu sprechen. Der Psychotherapeut versucht ihnen zu helfen, sich von ihren Schwierigkeiten zu befreien. Häufig haben Psychiater oder Psychologen eine Zusatzausbildung in Psychotherapie. Es gibt viele psychotherapeutische Richtungen. Wenn Sie eine Psychotherapie beginnen, ist es deshalb wichtig, Ihren Psychotherapeuten nach Einzelheiten seines Verfahrens zu fragen.

In all den Jahren, in denen ich Menschen helfe, die an sozialer Angst leiden, habe ich selbst einige »Kniffe« gelernt, beibehalten und angewendet. Es handelt sich nicht um vorgefertigte und gebrauchsfertige Kochrezepte mit Erfolgsgarantie, sondern vielmehr um Anregungen und die Ergebnisse meiner Erfahrungen als Therapeut und gleichzeitig schüchterner Mensch.

Natürlich ist der Weg zur »Heilung« und zu größerem Wohlbefinden manchmal lang und oft voller Fallstricke. Wenn ich Ihnen mit diesen Ratschlägen helfen kann, die ich tagtäglich für mich anwende, ist mein Ziel erreicht. Zunächst einmal möchte ich erläutern, was man meiner Meinung nach wissen muss, um Fortschritte zu machen.

Lange hatte auch ich Schwierigkeiten, meine eigenen Probleme in Worte zu fassen.

Verstehen, woran man leidet

Es kommt oft vor, dass ein Laie nicht exakt versteht, woran er leidet, wenn niemand es ihm richtig erklärt. Wie oft habe ich Patienten erlebt, die aus der Praxis ihres behandelnden Arztes kamen, ohne begriffen zu haben, woran sie physisch oder psychisch litten. Und natürlich wagten sie nicht nachzufragen, aus Angst, er würde es übelnehmen! Lange hatte auch ich Schwierigkeiten, meine eigenen Probleme in Worte zu fassen. Mir scheint daher, dass es angebracht ist, einige Definitionen vorwegzuschicken.

In der Psychiatrie wird der Begriff »Schüchternheit« oft als Synonym für die soziale Angststörung verwendet. Doch sind die beiden Begriffe nicht ganz synonym. Das Wort »Schüchternheit«, ein Laienbegriff, der wenig präzise ist, bezieht sich auf verschiedene Komponenten: den Selbstwert, die sozialen Kompetenzen, die Selbstbehauptungsfähigkeiten, den Charakter, den physischen Ausdruck und die Emotionalität. Insofern stellt Schüchternheit ein zutiefst menschliches Gefühl dar, das jeder von uns erleben kann, ohne dass es unbedingt krankhaft sein muss.

Soziale Angst wird als Angst definiert, die speziell und ausschließlich in Situationen zwischenmenschlichen Austausches auftritt. Zusammenfassend ließe sich sagen, dass man gewöhnlich zwei Haupttypen der sozialen Angst unterscheidet: die Schüchternheit und die soziale Phobie.

Die Schüchternheit

Sie trifft auf die Fälle zu, in denen die soziale Angst geringfügig ist und nur in bestimmten sozialen Situationen auftritt, beispielsweise wenn man sich mit Menschen unterhält, die man gerade kennengelernt hat. Schüchternheit gilt eher als ein Charakterzug, der bewirkt, dass schüchterne Menschen sich bedeckt halten und es vermeiden, sich in den Vordergrund zu spielen oder die Initiative zu ergreifen. Dieses Verhalten sozialer Hemmung tritt vor allem bei Unbekannten auf. Wenn das Gegenüber vertrauenerweckend oder bekannt ist, finden die Schüchternen ihre Fähigkeiten wieder und sprechen freier.

Die soziale Phobie

Diese ist definiert durch eine extreme und sehr hinderliche Form der sozialen Angst, die sich als intensive und unkontrollierbare Furcht manifestiert, von anderen negativ beurteilt zu werden. Sie tritt in bestimmten sozialen Situationen auf: wenn man öffentlich das Wort ergreifen, seinen Dissens ausdrücken soll etc. Der Phobiker fürchtet solche Situationen und entwickelt zahlreiche Strategien, um sie zu vermeiden. Schrittweise richtet er sein Leben so ein, dass er nicht mehr mit sozialen Situationen konfrontiert ist, die ihn derart ängstigen.

Bestimmte Symptome können besonders beeinträchtigend und störend sein, ganz gleich, ob man schüchtern ist oder an einer sozialen Phobie leidet. Das für mich unangenehmste Symptom ist und bleibt das Erröten. Doch was ist Erröten eigentlich? Rot werden ist eine banale und normale Reaktion, die bei allen hellhäutigen Menschen auftreten kann. Physiologisch lässt sich diese Reaktion problemlos durch die Erweiterung der winzigen Gefäße im Bereich der Wangen erklären. Das Blut wird dann unter der Haut stärker sichtbar, und die Temperatur dieser Gesichtspartie steigt an. Diese Reaktion läuft automatisch ab und ist kaum beherrschbar. Sie steht auch in einem engen Zusammenhang mit den empfundenen Emotionen. Da es sich beim Erröten um eine normale Reaktion des Organismus handelt, liegt das Problem nicht im Erröten an sich, sondern darin, es nicht zu akzeptieren. Aus diesem Grunde empfindet ein Großteil der schüchternen Menschen das Erröten als Problem, weil es als Zeichen der Schwäche, der Verlegenheit oder der Scham ausgelegt wird. Deshalb soll es unbedingt verborgen werden!

Es sei auch angemerkt, dass bestimmte Menschen physiologisch stärker dazu neigen zu erröten als andere. Dasselbe gilt für das Schwitzen. Das Entscheidende spielt sich aber im Kopf ab. Das ist eine gute Nachricht, denn es ist leichter, sein Denken zu ändern als seine Physiologie.

Sich dem aussetzen, was man fürchtet: eine sanfte Annäherung

In meiner therapeutischen Praxis empfehle ich Menschen mit sozialer Angst oft die Konfrontationstechnik. Auch mir leistet sie im Alltag gute Dienste.

Man hat mich immer gelehrt, dass Angst nicht die Gefahr verhütet. Und das gilt umso mehr, wenn es a priori keine Gefahr gibt. Doch wenn uns etwas beeindruckt oder sogar erschreckt, haben wir eine natürliche Flucht- oder Vermeidungstendenz. So habe ich mich viele Jahre verhalten: Ich bin nicht zu einem Geburtstagskaffee gegangen, habe dafür gesorgt, dass ich mit einem Freund nicht allein war, aus Angst, ich wüsste nichts zu sagen, habe mit meiner Meinung hinterm Berg gehalten, in der Befürchtung, etwas Dummes zu sagen, und dergleichen mehr. Natürlich werden Sie mir entgegnen, dass jeder schon einmal eine soziale Situation vermieden hat. Aber hier meine ich etwas, das tagtäglich geschieht, eine Art zu leben, die sich nach dieser Angst ausrichtet.

Unglücklicherweise hat das Vermeiden die paradoxe Wirkung, dass uns eine Situation desto unüberwindlicher erscheint, je mehr wir sie vermeiden. Im Fachjargon sagt man, dass Vermeidung die Angst verstärkt.

Doch Vermeidung ist kein Schicksal, glücklicherweise nicht! Es gibt wirksame Mittel, um zu lernen, sich zu konfrontieren, statt zu vermeiden. Sich konfrontieren könnte man als den Akt definieren, sich der gefürchteten Situation sanft auszusetzen. »Sanft« ist dabei wichtig, denn es geht nicht darum, sich gewaltsam auszusetzen.

Wie man sich richtig konfrontiert

Es gibt einige Regeln für die wirksame und dem eigenen Tempo entsprechende Konfrontation:

- Setzen Sie sich der gewählten Situation aus und verharren Sie so lange darin, bis das Unbehagen um mindestens 50 Prozent abgenommen hat. Wenn Ihnen das anfangs zu schwierig vorkommt, können Sie beispielsweise einige Minuten in der Situation verharren und dann mehrmals einen neuen Anlauf nehmen, indem Sie jeweils immer etwas länger in der Situation verharren. Ich erinnere mich noch an Jérôme, einen jungen Patienten, der Personalleiter in einem großen Unternehmen im Baugewerbe war. Man hatte ihn an mich verwiesen, weil er Schwierigkeiten hatte, bei Konferenzen vor anderen zu sprechen. Er begann seine ersten Konfrontationsübungen damit, dass er Konferenzen mit ein oder zwei Mitarbeitern einberief. Er sorgte dafür, dass die Konferenz so lange dauerte, bis seine anfängliche Angst um mindestens die Hälfte abgenommen hatte, bevor er die Konferenz beendete. Er wiederholte die Erfahrung unzählige Male, indem er langsam sowohl die Anzahl der Personen als auch die Dauer der Konferenzen steigerte.
- Selbst wenn Sie nach einiger Zeit das Gefühl haben, dass Sie mit einer bestimmten Situation problemlos umgehen können, sollten

Sie sich weiterhin oft genug mit ihr konfrontieren, bis sie keine oder kaum noch Angst auslöst. So wie man mehrfach auf den Sattel steigen muss, bevor man beim Fahrradfahren gut das Gleichgewicht halten kann, verlangt Selbstvertrauen ständige Pflege und wiederholtes Bemühen. Es ist wirksamer, dieselbe Übung mehrmals zu wiederholen, als sich zu zwingen, zu früh einen zu hohen Grad an Angst auszuhalten.

- Nachdem Sie sich der Situation ausgesetzt haben, verharren Sie noch einige Minuten darin, um sich zu vergewissern, dass Ihre Angst nicht wieder zunimmt. Sollte das der Fall sein, verlängern Sie die Konfrontation, bis Ihre Angst auf ein erträgliches Maß reduziert ist.
- Sie müssen sich voll und ganz aussetzen. Das heißt, dass Sie sich der Situation vollkommen bewusst bleiben sollten. Sie dürfen sich nicht zwingen, an etwas anderes zu denken, und auch nichts anderes tun, um die Situation weniger beängstigend zu machen. Vermeiden Sie nicht die Blicke anderer, und versuchen Sie nicht, Ihre Emotionen zu verschleiern (durch eine Sonnenbrille, übermäßiges Make-up, Alkohol oder Medikamente oder indem Sie Ihr Taschentuch oder Ihr Handy herausholen etc.).
- Machen Sie keine »Gewaltkur«. Auf keinen Fall sollten Sie sich zwingen, in der Situation zu bleiben, wenn sie für Sie zu unerträglich wird. Wählen Sie in diesem Fall aus der Liste Ihrer angstauslösenden Situationen eine weniger angstauslösende Situation aus. Entscheidend ist nicht, sofort Erfolg zu haben, sondern beharrlich zu sein.
- Seien Sie geduldig. Es ist wichtig, sich die Zeit zu nehmen, die für eine tiefgreifende Veränderung notwendig ist, selbst wenn es langsam geht. Ihre »schlechten« Angewohnheiten sind vermutlich sehr alt, sie können also nicht in wenigen Tagen verschwinden. Um sich zu ermutigen, machen Sie sich Ihre Erfolge bewusst, auch wenn sie in Ihren Augen noch so klein sind, und beglückwünschen Sie sich dazu, denn niemand wird es an Ihrer Stelle tun. Sie können darauf stolz

sein. Führen Sie sich vor Augen, was Ihnen heute gelingt im Vergleich zu dem, was Ihnen vor einigen Tagen oder auch Wochen gelungen ist. Sich das regelmäßig bewusst zu machen wird Ihnen erlauben, die Dinge zu relativieren und mit sich selbst toleranter zu sein.

Sich selbst behaupten

Eine andere direkte Konsequenz der Schüchternheit ist die Schwierigkeit, sich gegenüber anderen zu behaupten: die Angst, eine Bitte zu äußern, die Angst, nein zu sagen, eine Kritik, ein Kompliment oder Ähnliches zu äußern oder einzustecken.

Die Angst vor der Reaktion anderer

Lange Zeit fiel es mir sehr schwer, mich im Alltag zu behaupten. Der Grund ist ziemlich einfach: Wenn ich zu mir stehe, setze ich mich der Reaktion anderer aus, und da ich fürchte, dass diese Reaktion negativ ausfallen könnte, schweige ich. Ein fehlendes oder mangelhaftes Selbstbewusstsein geht oft mit der Angst einher, von anderen abgelehnt oder sogar angegriffen zu werden. Die Kehrseite des mangelnden Selbstbewusstseins ist, dass es mich in eine Negativspirale treibt, die sich so zusammenfassen lässt: »Ich habe Angst, abgelehnt und nicht geliebt zu werden, folglich fürchte ich mich vor der Reaktion anderer, folglich stehe ich nicht zu mir, folglich erreiche ich nichts, folglich achte ich meine Bedürfnisse nicht, folglich achte ich mich selbst nicht, folglich lerne ich nicht, mir selbst zu vertrauen, folglich zweifle ich an meinen Fähigkeiten und fahre somit fort, mich nicht selbst zu behaupten.«

Anders als man meinen könnte, ist Selbstbehauptung etwas, was man erlernen kann. Es ist nicht angeboren, man kommt nicht selbstbewusst zur Welt; man lernt es! Aber was heißt das eigentlich, sich selbst zu behaupten?

Sich selbst behaupten heißt vor allem kommunizieren

Für eine gute Selbstbehauptung ist es unerlässlich, gut kommunizieren zu können. Streng genommen, heißt kommunizieren die Absicht haben, eine Beziehung mit einem Gegenüber herzustellen. Ich teile mich mit, wenn ich einer Person antworte, die sich an mich wendet. Antworte ich hingegen nicht, teile ich dem anderen auch etwas mit. Das heißt: *Es ist mir gar nicht möglich, nicht zu kommunizieren!* Man könnte also Selbstbehauptung als die Fähigkeit definieren, die eigenen Bedürfnisse, Begierden, Wünsche und Werte gegenüber einem anderen auszudrücken, und zwar ohne Angst und indem man den anderen in dem, was er ist, und als das, was er ist, achtet.

Seit vielen Jahren habe ich über das Thema Schüchternheit und ihr Heilmittel, das Selbstbewusstsein, enorm viel gelesen und mich damit beschäftigt. Es würde den Rahmen sprengen, wenn ich an dieser Stelle alle Techniken der Selbstbehauptung nennen wollte. Ich werde sie lieber in wenigen Punkten zusammenfassen, ausgehend von einer Methode, die einer meiner Kollegen, ein hervorragender Spezialist auf dem Gebiet, entwickelt hat. Diese Methode können Sie auf jede Situation anwenden, die Ihnen begegnet, in der Sie sich selbst behaupten müssen. Ich will Sie nicht länger auf die Folter spannen. Hier ist sie. Sie heißt IEEPP.

Eine Methode der Selbstbehauptung

Die Methode IEEPP besagt:

I wie Ich: den ersten Satz mit *ich* beginnen: »Ich fände es gut, ich würde es schätzen, ich wünsche mir ....«

E wie Einfühlungsvermögen: den anderen berücksichtigen: »Das verstehe ich gut, aber ich hätte gern ...«

E wie Emotionen, die eigenen: »Ich muss leider darauf bestehen, dass ...«, und die des anderen: »Ich verstehe, dass das für dich schwierig ist ...«

P wie präzise oder direkt sein: »Ich hätte gern die 15 Euro zurück, die ich dir geliehen habe.«

P wie Penetranz: den passenden Satz wie eine Schallplatte mit Sprung wiederholen und abwechselnd dazu Empathie zeigen: »Ich verstehe, dass du im Augenblick in der Klemme bist, aber ich hätte gern meine 15 Euro zurück.«

Schließlich positiv enden: »Wenn nicht diese Woche, dann nächste. Vielen Dank für deine Mühe.«

Der Reiz an dieser einfachen Methode ist, dass man sie allein einüben kann. Sobald Sie sich diese Verfahrensweise eingeprägt haben, können Sie loslegen. Aber bevor Sie damit beginnen, sollten Sie sichergehen, dass Sie einen Misserfolg oder eine negative Reaktion einstecken und mit einem nicht einfühlsamen Verhalten umgehen können. Es ist wichtig, immer im Hinterkopf zu behalten: Während Sie das Recht haben, eine Bitte, ein Kompliment oder eine Kritik zu formulieren, haben andere auch das Recht, sie abzulehnen oder eine andere Meinung zu haben. Das stellt Sie als Person und Ihre Daseinsberechtigung nicht infrage. Was Sie sagen oder tun, spiegelt nicht total, was Sie sind und worin Ihre tieferen Werte bestehen. Vergessen Sie das nicht. Das wird Ihnen helfen, das, was bei der Kommunikation auf dem Spiel steht, zu relativieren, ebenso wie die gefürchteten Folgen von Ablehnung, Kritik, Verlassenwerden etc.

Zum Abschluss

Während ich die letzten Sätze dieses Kapitels schreibe, wird mir die Anstrengung, die ich gerade unternehme, verstärkt bewusst: mich anderen zu offenbaren, meine Schüchternheit öffentlich zu bekennen. Was gibt es Schwierigeres für einen Schüchternen, als sich freiwillig dem Blick anderer auszusetzen! Und dennoch ist das der wichtigste Schritt: sich annehmen, wie man ist, mit seinen Vorzügen und Fehlern, und sich dabei regelmäßig in Erinnerung rufen, dass man in Ordnung ist.

Ich möchte dieses Kapitel mit einer kleinen Geschichte beschließen, die ich oft meinen Patienten erzähle und die sie nach ihrem eigenen Bekunden als hilfreich empfinden:

»Eine der Methoden, um anzufangen, sich von Ihrer Schüchternheit zu befreien, besteht darin, sich diese wie einen Berg vorzustellen. Aus nächster Nähe erscheint er Ihnen erdrückend. Stellen Sie sich vor, dass Sie ins Auto steigen und ein Stück weit wegfahren. Wenn Sie weit genug weg sind, können Sie anhalten, aus dem Auto steigen, sich umdrehen und rückwärtsschauen. Aus dieser Entfernung scheint der Berg weniger erdrückend. Von hier aus können Sie beginnen, sich verschiedene Methoden auszudenken, um den Berg zu überwinden. Vielleicht entdecken Sie einen Weg, der um den Berg herumläuft, oder einen Tunnel, der unter dem Berg hindurchführt. Aber auf jeden Fall erscheint der Berg der Schüchternheit aus dieser Distanz viel weniger erdrückend. Und allmählich merken Sie, dass bestimmte Ängste und Besorgnisse unbedeutend werden und andere sogar verschwinden. Und die, die bleiben, werden aus dieser Distanz sehr viel überschaubarer. Alles wird viel leichter, alles wird möglich.«

Anhand dieser Metapher wird deutlich, dass die Schüchternheit sich aus mehreren Komponenten zusammensetzt (Gefühl der Angst, geringer Selbstwert, Vermeidungsverhalten). Ebendiese Komponenten, aus denen sie besteht, können zu etwas völlig Positivem werden, wenn man sie als Aufgaben wahrnimmt, die man angehen und überwinden kann. Und aus einer bestimmten Sicht, die vielleicht ein wenig provozierend ist, wenn man darüber nachdenkt, wird uns allmählich bewusst, dass das Leben sehr langweilig wäre, wenn wir nicht auf Schwierigkeiten stoßen würden. Es ist die *übermäßige* Schüchternheit, die wir als destruktiv erleben, weil sie unser Funktionieren im Alltag behindert. Diese übermäßige Schüchternheit lässt sich durch die Distanz unter Kontrolle bringen, die wir gegenüber unserem Verhalten einnehmen können.

Wenn wir mit einigen der in diesem Kapitel vorgestellten Methoden arbeiten und die Schüchternheit relativieren, können wir einen gesunden und moderaten Grad an Schüchternheit durchaus schätzen lernen. Dieser Grad erlaubt, sich von einer lähmenden Angst zu befreien und die Freuden des Austausches und Sichmitteilens zu entdecken, während man sich gleichzeitig die Qualität des Zuhörens und der Empathie bewahrt, die den Schüchternen eigen ist. Also, schüchterne Freundinnen und Freunde: Ändern Sie sich ein wenig, um so sehr wie möglich Sie selbst zu bleiben. Lernen Sie, sich von anderen wertschätzen zu lassen für das, was Sie sind, ohne zu sehr deren Erwartungen entsprechen zu wollen.

Weiterführende Informationen finden Sie auf den Seiten 457 f.

2

Laurent Chneiweiss

Die Angst vor der Krankheit überwinden

Vor einigen Monaten ging ich zu Luc, einem befreundeten Hautarzt, um mich untersuchen zu lassen.

Luc ist nicht nur einer meiner besten Freunde, sondern überdies auch mein Arzt. Seit einigen Jahren bilden sich auf meinem Gesicht Keratosen (Verhornungen), die Luc gewissenhaft mit flüssigem Stickstoff entfernt. Keratosen sind gutartige Hautveränderungen vermutlich infolge von Sonneneinstrahlung, die jedoch nach mehreren Jahren in Krebs umschlagen können. Jetzt ist das Wort heraus, und ein leichtes Schaudern überkommt den Leser wie auch den Verfasser dieser Sätze: *Krebs.*

Was sich bei der Krankheitsangst abspielt

Wie alle Ärzte habe auch ich gelernt, dass es schwach aggressive bösartige Hauttumoren (die Basaliome) und hochaggressive gibt, insbesondere die malignen Melanome (schwarzer Krebs) und die Spinaliome (Hornkrebs). Mit »Aggressivität« ist die Fähigkeit dieser Tumoren gemeint, Metastasen zu bilden, die sich im ganzen Körper ausbreiten. Bei einem Metastasenbefall ist die Prognose natürlich ungünstig.

Eine nicht so harmlose Sache

Seit einigen Wochen hatte sich auf meiner Nase eine Stelle gebildet, die ich für eine Keratose hielt. Ich entschloss mich, meinen Freund aufzusuchen. Es war vor Weihnachten, und ich wollte kurz danach in die Berge fahren. Wie gewöhnlich ging ich davon aus, dass er die Stelle mit flüssigem Stickstoff behandeln würde. In fünf Minuten wäre das Ganze erledigt. Aber die Dinge entwickelten sich nicht ganz so, wie ich es mir vorgestellt hatte. Luc erklärte: »Du solltest jetzt erst einmal in die Ferien fahren und dich erholen. Nach deiner Rückkehr werde ich eine Biopsie machen. Es hat keine Eile, es ist nichts Schlimmes, aber ich möchte es gern abklären.«

In dem Moment und auch in den folgenden zwei Wochen hatte ich keine Angst. Ich sagte mir, dass Luc seine Sorgfalt demonstrierte und er am Ende dieselbe Behandlung durchführen würde wie gewöhnlich: eine Vereisung mit flüssigem Stickstoff.

Ungefähr zwei Wochen später saß ich Luc wieder gegenüber. Ich war auf die Biopsie vorbereitet, aber nicht auf das, was folgen sollte. Luc machte einen Schnitt, nahm ein Stückchen Haut ab, tat es in ein Röhrchen, das er versiegelte, und füllte ein Formular für das Analyselabor aus. Kurz bevor er mit dem Schreiben fertig war, hob er den Blick und sagte: »Wir wollen schließlich sichergehen, dass es kein Spinaliom ist.«

Ich wandte bei mir dasselbe Vorgehen an, das ich auch bei meinen Patienten anwende.

Zunächst war ich einfach nur verblüfft, und erst als ich nach Hause kam, merkte ich, dass ich Angst hatte: Ich war bedrückt, mein Herz schlug deutlich schneller, und ein kalter Schauder lief mir über den Rücken. Daraufhin wandte ich bei mir dasselbe Vorgehen an, das ich auch bei meinen Patienten anwende.

Zunächst: die Emotion akzeptieren

Ich beobachtete meine körperlichen Reaktionen, ohne zu versuchen, sie zum Verschwinden zu bringen. Ich sagte mir, dass sich diese Reaktionen wie alle Angstkrisen von selber legen würden. Und als sie tatsächlich anfingen nachzulassen, machte ich einige Entspannungsübungen. Dann beschloss ich, meine Gedanken zu untersuchen, und in diesem Punkt haben mir meine Patienten am meisten geholfen. Natürlich drehte sich der unangenehmste Gedanke um die Befürchtung, dass ich ein Spinaliom haben und richtig krank werden könnte. Der Gedanke an den Tod tauchte im Hintergrund auf, aber ich war erstaunt, dass er nicht stärker hervortrat. Ich nehme an, dass bestimmte Gespräche mit meinen Patienten, die tatsächlich an Krebs erkrankt waren, dafür sorgten, dass der Gedanke sich in Grenzen hielt. Ich erinnere mich vor allem an eine meiner Patientinnen, die zu mir sagte: »Wissen Sie, ich glaube, dass wir aus der Sicht des Individuums unsterblich sind. Ich meine das in dem Sinne, dass ich mich niemals als tot erleben werde. Ich werde mich definitiv immer als lebendig erleben. Wenn ich tot bin, werde ich es nicht wissen.« Das ist ein Gedanke, der mich oft begleitet und den ich manchmal zur Sprache bringe, wenn sich die Unterhaltung um den Tod dreht. Er hilft mir, das Gespräch wieder auf die Möglichkeiten zu bringen, die wir ungenutzt verstreichen lassen und die die Realität unserer Existenz bilden. Das ist ein Thema, das uns im Folgenden bei der Geschichte von Claude-Jean wiederbegegnen wird.

»Wovor habe ich Angst?«

Nach der üblichen Frage: »Wovor habe ich Angst?« (Antwort: vor dem Leiden und dem Krebs) bittet der kognitive Therapeut seine Patienten zu erörtern, was für und was gegen die Angst spricht. Die Spalte mit den objektiven Argumenten, die für die Krankheit sprachen, war bei mir ziemlich leer. Es gab nichts weiter als die Schulhypothese von Luc. Die Spalte »dagegen« war ziemlich voll: Die verdächtige Stelle ähnelte nicht wirklich einem Spinaliom, ich fühlte mich gesund, ich hatte schon vergleichbare Stellen gehabt, die sich als gutartig erwiesen hatten. Die Wahrscheinlichkeit, dass sich die Stelle als Krebs entpuppen würde, war also gering, aber nicht gleich null. Ich führte deshalb den Gedankengang zu Ende. Falls es sich doch um ein Spinaliom handeln sollte, wäre das schlimm? Die Argumente, die den Ernst der Lage relativierten, überwogen: Der Krebs war behandelbar, besonders wenn man ihn früh diagnostizierte (was ja der Fall sein würde). Das Übrige lag in der Hand des Schicksals.

Ich kam also zu der Schlussfolgerung, dass, selbst wenn die Lage ernst sein sollte, und danach sah es nicht aus, der Ernst dennoch relativ wäre. Es ging jetzt darum, ein zu dieser Geistesverfassung passendes Verhalten zu finden. Eines Tages kam Georges zu mir in die Sprechstunde, einer meiner hypochondrischen Patienten, mit dem ich oft Gespräche über Themen dieser Art geführt hatte, und sagte: »Die kognitive Umstrukturierung ist eine gute Sache, aber letztlich überzeugt sie mich nicht. lch beispielsweise habe so etwas wie die Überzeugung, dass ich eines Tages schwer krank werde. Das Einzige, was hilft, ist, denselben Gedankengang zu wiederholen, sooft der Angstgedanke Sie anspringt, ohne zu versuchen, mehr zu tun. Zerbrechen Sie sich nicht den Kopf, um Gegenargumente zu finden. Nach einer gewissen Zeit streckt mein Unbewusstes, wie ich glaube, die Waffen und lässt mich in Ruhe.« Ich beschloss, Georges' Technik anzuwenden: Sobald die Angst auftauchte, würde ich denselben Gedankengang wiederholen.

Letzten Endes musste ich nicht lange kämpfen. Nach etwa 24 Stunden stellte ich fest, dass die Angst fast weg war. Und sechs Tage nach der Konsultation rief Luc mich an, um mir mitzuteilen, dass es sich um ein harmloses Botriomykom handelte, eine gutartige Hautveränderung.

Ein Schlüssel: das Akzeptieren der Emotion
Wenn die Angst sich Ihrer bemächtigt, müssen Sie ihr das Interesse entgegenbringen, das sie verdient.

Versuchen Sie nicht, an etwas anderes zu denken, sonst wird sie nur stärker.

Manchmal lehren die Patienten uns den Beruf

Aissa war 52, als sie mich wegen Angststörungen aufsuchte. Sie litt an der krankhaften Angst, einen Gehirntumor zu bekommen. Ihre Probleme reichten bis in die Kindheit zurück: Mit ungefähr neun Jahren hatte sie in ihrer Heimat mit ansehen müssen, wie Guerilleros ihren Vater erschossen. Zusammen mit ihren Geschwistern hatte sie die Revolution überlebt und war nach Frankreich geflüchtet. Ohne psychologische Betreuung hatte sie sich ein Universum gezimmert, das aus Kämpfen und Sichdurchschlagen bestand. Aissa hatte ein Studium absolviert und war mit einem Regierungsbeamten verheiratet. Sie hatte eine zwölfjährige Tochter.

Die bohrende Angst vor der Krankheit

Trotz einer vierjährigen Psychoanalyse war es ihr nicht gelungen, ihrer Ängste Herr zu werden. Als sie unter Kopfschmerzen litt, stellte sie sich vor, dass ein großer Tumor in ihrem Kopf wuchs. Sie geriet in Panik und bedrängte ihren behandelnden Arzt so lange, bis er ihr schließlich eine Kernspintomografie verschrieb. Nichts konnte sie davon abbringen: weder die beharrliche Weigerung des Arztes noch seine Drohung, dass die Kosten der Untersuchung nicht erstattet würden, noch das Risiko, dass der Arzt, an dem ihr sehr viel lag, sie nicht weiter behandeln würde. Die Untersuchung ergab, dass sie gesund war, was Aissa nicht davon abhielt, einige Tage später wieder in Panik zu geraten: »Und wenn der Radiologe nicht alles gesehen hat, wenn er den Apparat nicht richtig bedient hat, wenn ein Tumor in wenigen Tagen gewachsen ist, etc.?«

Ein Teil der Arbeit des Therapeuten bei einer kognitiven Behandlung zielt darauf ab, dem Patienten zu helfen, seine Gedanken vom Emotionalen ins Rationale zu wenden. Anders gesagt: Der Patient wird angeleitet, den oder die angstauslösenden oder -begleitenden Gedanken zu identifizieren, um dann zu lernen, sie mit der Realität zu vergleichen. Die Gedanken des Angstpatienten kreisen um eine Gefahr. Seine gesamte Aufmerksamkeit richtet sich darauf, eine Bestätigung für diese Gefahr zu finden und Auswege zu suchen, um ihr zu entgehen, in einem so hohen Maße, dass er alles, was der befürchteten Gefahr widerspricht, übersieht. Im Fall von Aissa zog die übertriebene Aufmerksamkeit, die sie ihrem Körper schenkte, eine übermäßige Anspannung nach sich, die sich in Kopfschmerzen entlud. Sie ignorierte alle anderen möglichen Gründe und dachte nur noch an einen Tumor. Dieser Gedanke verstärkte ihre Angst. Um sich zu beruhigen, surfte sie oft im Internet. Die komplexe Beschreibung der Krankheiten und der Erfahrungsaustausch der Kranken untereinander verstärkte nur ihre Angst.

Zwischen Glauben und Zuhören

Die Leute im Umkreis ängstlicher Menschen sind so sehr daran gewöhnt, dass diese Menschen über Krankheiten klagen, die sich als imaginär entpuppen, dass sie ihnen schließlich kein Gehör mehr schenken und sich oft über sie lustig machen. Der Therapeut ist manchmal versucht, dasselbe Verhalten an den Tag zu legen. Wenn er seinem Patienten wortwörtlich glaubt, verstärkt er dessen Angst, und wenn er ihm nicht glaubt, läuft er Gefahr, den Kontakt zu ihm und damit seine Funktion als Therapeut zu verlieren. Ich beschloss, bei Aissa eine Haltung des wachsamen Zuhörens einzunehmen.

Eines der ersten Argumente, über das wir sprachen, war die Häufigkeit von Hirntumoren. Sie sagte: »Es ist ganz normal, dauernd daran zu denken, denn im Fernsehen ist ständig die Rede davon (die Handy-Strahlung), und es gibt in der Bevölkerung viele Betroffene. Der Beweis ist, dass ich einige Fälle in meiner Umgebung kenne.« Meine erste Reaktion war der Gedanke, dass Aissa die Häufigkeit von Hirntumoren übertrieb. (Die Häufigkeit von Hirntumoren im Bevölkerungsdurchschnitt liegt in Frankreich bei fünf bis sechs Erkrankungen pro Jahr auf 100 000 Einwohner, das heißt 3500 bis 4000 Neuerkrankungen im Jahr.) Dennoch beschloss ich, nun auch selber wachsam zu sein und eine Woche lang nach allen Fällen von Hirntumor in meinem Alltag und meiner Umgebung zu forschen. Ich sorgte in den Gesprächen mit meiner Familie, mit Freunden, Kollegen, mit Lebensmittelhändlern oder meinem Apotheker dafür, dass wir irgendwann darauf zu sprechen kamen. Nachdem ich mich eine Woche lang auf dieses Thema konzentriert hatte, hatte ich die bittere Befriedigung, einige Fälle zusammengetragen zu haben. Aissa hatte recht: Wenn man sich sehr für ein Thema interessiert, stellt man fest, dass es präsenter ist, als man vorher gedacht hätte.

Wir sprachen über einen weiteren Gedanken von Aissa: »Im Internet gibt es so viele Foren und Seiten über Gehirntumore, dass sie sicher häufiger auftreten, als Sie behaupten.« Also schaute ich im Internet nach. Eine Recherche ergab 520 000 Seiten auf Französisch. Wenn Sie das Wort »Infarkt« eingeben, erhalten Sie hingegen 790 000 Seiten und lediglich 210 000, wenn Sie »Herzinfarkt« eingeben. Doch die Häufigkeit eines Herzinfarktes liegt in Frankeich bei 120 000 Neuerkrankungen im Jahr. Die Anzahl der Seiten, die diesen beiden Erkrankungen im Internet gewidmet sind, ist also ungefähr miteinander vergleichbar, während die Erkrankungshäufigkeit in einem Verhältnis von 1 zu 30 steht!

Diese Geschichte ist natürlich für mich und andere Therapeuten sehr lehrreich. Sie muss uns dazu bewegen, unseren Patienten noch besser zuzuhören. Aber sie ist auch lehrreich für die Patienten. Wenn Sie zu einem Therapeuten gehen, zögern Sie nicht, ihn zu bedrängen! Wenn Sie den Eindruck haben, dass er ihnen nur partiell glaubt, gehen Sie mit Argumenten in die Therapie, bringen Sie sich ganz in die Diskussion ein. Sie werden beide gestärkt daraus hervorgehen!

Teamarbeit

Erwarten Sie in einer Psychotherapie nicht, dass der Therapeut Sie »mitzieht«. Jedes Teammitglied muss sein Bestes geben, um die Störungen wirksam zu bekämpfen.

»Ich habe beschlossen, glücklich zu sein, weil ich länger leben will«

Mathilde litt an Panikattacken. Sie war ungefähr fünfzig, als sie mich aufsuchte. Es fiel ihr schwer, das Haus zu verlassen, doch da sie ihr Leben um ihre Angst herum organisiert hatte, war sie nur begrenzt eingeschränkt. Mathilde führte eine Boutique, die 200 Meter von ihrer Wohnung entfernt lag. Ihr Mann arbeitete dort mit ihr zusammen, ihre beiden Kinder hatten angefangen zu studieren. Häufig werden die Panikattacken zusätzlich durch Platzangst erschwert, und genau das war bei Mathilde der Fall. Sie hatte ziemlich regelmäßig Panikattacken – dieses biologische Gewitter, das im Gehirn niedergeht und in Sekundenbruchteilen charakteristische Symptome nach sich zieht, wie Herzklopfen, Schweißausbrüche, Atemnot und eine extreme Muskelverspannung. Diese Krisen sind auch von Gedanken begleitet, wie der Angst, zu sterben oder verrückt zu werden. Die kognitive Verhaltenstherapie bringt dem Patienten bei, seine körperlichen

Symptome und den Lauf seiner Gedanken in den Griff zu bekommen. Beim letzten Punkt verliefen unsere Gespräche ergebnislos.

Die Spirale der Angstattacken

Auch nach mehreren Sitzungen, die darauf abzielten, die Katastrophengedanken einer kritischen Prüfung zu unterziehen, blieb Mathilde davon überzeugt, dass die Panikattacken sie eines Tages umbringen würden. In einer kognitiven Verhaltenstherapie bilden der Arzt und sein Patient ein Team, in das jeder sein Wissen einbringt. Im Laufe des Gesprächs, das sich darum drehte, ob sie der leisen inneren Stimme glauben solle, die ihr während der Krise den unverzüglichen Tod androhte, gab Mathilde zu, dass sie bereits Dutzende von Krisen überstanden und jedes Mal geglaubt hatte, sie werde sterben, und dass sie sich also möglicherweise irrte. Sie glaubte mir auch und notierte es sich, als ich ihr versicherte, dass die Untersuchungen über Panikattacken klar erwiesen hatten, dass die Patienten während einer Krise nicht sterben. Trotzdem blieb ihre Überzeugung bestehen.

Eines Tages präsentierte sie mir eines meiner Bücher: »Schauen Sie doch selbst, was Sie geschrieben haben! Sie sagen in Ihrem Buch, dass Angstpatienten ein zweifach erhöhtes Risiko einer Herzkreislauferkrankung haben. Sie schreiben selbst, dass man diskutiert, ob Ängstliche eine kürzere Lebenserwartung als andere Menschen haben.« Kurz gesagt, wir waren ziemlich blockiert, und die Therapie ging nicht recht voran.

Wie man seine Überzeugungen loswird

Einige Wochen später kam Mathilde strahlend wieder. Sie hatte den Vortrag eines Rabbi über das Gebot gehört: »Du sollst deinen Vater und deine Mutter ehren, auf dass du länger lebest in dem Land, das

Gott dir gegeben hat.« Unter anderem hatte der Rabbi gesagt, dass harmonische Beziehungen zu den Eltern glücklich machten und dass dieses Glück ein Unterpfand für Gesundheit und damit für ein langes Leben sein könne. Mitten im Vortrag hatte Mathilde so etwas wie eine Offenbarung gehabt: Ein langes Leben hing mit Glück zusammen. Da sie glaubte, dass das Einzige, was sie am Glücklichsein hinderte, ihre Angst war, beschloss sie auf der Stelle, den wissenschaftlichen Studien zu glauben (Panikattacken sind nicht tödlich) und auf ihre bisherige Überzeugung zu verzichten.

Ihre Überlegung war einfach: Wenn ich meine Überzeugung aufgebe, dass ich bei einer Panikattacke mit Sicherheit sterben werde, und die Panikattacken akzeptiere, werde ich mit allen Situationen umgehen können, die mich heute bedrängen. So kann ich nach meinen Vorstellungen leben und werde glücklicher sein. Wenn ich ein gewisses Glück erreiche, werde ich länger leben. Auf ihre Weise – und einige Jahre vor meinem Freund Christophe André – sagte sie mir, dass sie beschlossen habe, glücklich zu sein, um länger zu leben![1] Von da an machte sie konsequent Fortschritte, und die Therapie nahm wieder einen befriedigenden Fortgang.

Seither verwende ich diese Geschichte oft für andere Patienten und auch für mich selbst. Bevor ich Mathilde kennenlernte, kannte ich schon Studien, die sich mit dem Zusammenhang zwischen Gesundheit und guter Laune (und zwischen Depression und Sterblichkeit) befassten. Aber Mathildes Offenbarung war auch für mich ein Beweis. Dieselben Worte, selbst Dutzende Male wiederholt, können manchmal in einem einzigen Augenblick einen sehr viel tieferen Sinn bekommen.

Es ist nicht immer der Tod, der Angst macht

Im Gegensatz zur landläufigen Vorstellung kommt es häufig vor, dass Patienten, die Angst um ihre Gesundheit haben, nicht gleichzeitig von Todesangst befallen sind.

Claude-Jean war ein brillanter Hochschullehrer in den Vierzigern. Er war mir von seinem Hals-Nasen-Ohren-Arzt geschickt worden, weil er an einem Tinnitus litt. Sehr häufig treten Ohrgeräusche aus heiterem Himmel auf, oft nach einem Hörtrauma (beispielsweise nach einem Rockkonzert) oder wenn man die Regeln des Druckausgleichs nicht beachtet (Tauchunfälle). Aber im Fall von Claude-Jean ließ sich keine nachvollziehbare Ursache finden. Seit einem Jahr hatte er ein Pfeifen in den Ohren. Anfangs war es nicht ständig da, aber allmählich hatte er einen Teil seiner Hörfähigkeit auf dem rechten Ohr eingebüßt, und das Pfeifen war konstant geworden. Die Untersuchungen (Ultraschall, MRT, Ohruntersuchungen) hatten nichts Ernstes zutage gefördert, aber es trat keine Besserung ein. Claude-Jean musste sich notgedrungen an die Geräusche gewöhnen.

Hinter einer Angst kann sich eine andere verbergen

Als wir uns am Ende der ersten Stunde kurz vor dem Auseinandergehen an der Tür verabschiedeten, war es Claude-Jean wichtig, mir noch etwas anzuvertrauen: »Herr Doktor, ich habe Ihnen nicht alles gesagt.« Manchmal fällt es Patienten sehr schwer, den wahren Grund ihrer Konsultation zu nennen. In diesem Fall baut sich am Ende der Stunde eine Spannung auf, die für den Therapeuten gut wahrnehmbar ist. Sich Zeit zu lassen, bevor man den Patienten hinausbegleitet, ist einer der Ratschläge, den ich regelmäßig Ärzten und Psychologen geben, die ich supervidiere. »Der Grund, aus dem ich Sie in Wirklichkeit aufsuche, ist nicht so sehr, dass ich mich an mein Problem gewöhnen muss. Was mir am meisten zusetzt, ist, dass ich manchmal mitten in der Nacht mit der panischen Angst aufwache, einen Gehirntumor zu haben. Der Schwager meiner ersten Frau ist letztes Jahr an einem Gehirntumor gestorben. Seit einigen Wochen rede ich mir ein, dass mein Tinnitus ein Anzeichen für diese Krankheit ist. Ich weiß zwar, dass meine Untersuchungsergebnisse normal sind, aber ich hege Zweifel: Vielleicht haben die Ärzte sich geirrt.«

Zu Beginn der nächsten Stunde unterhielten wir uns über diese Angst. Ich hatte die Therapiesitzung vorbereitet und dabei meinen eigenen Gedanken freien Lauf gelassen: Geschichten von Patienten mit einem bösartigen Hirntumor waren mir eingefallen. Was mich am stärksten beeindruckt hatte, war nicht der Verlauf ihrer Krankheit, sondern der Umstand, dass sie alle gestorben waren. Meine Gedanken waren zum Tod abgeschweift, zu meiner eigenen Angst vor dem Sterben. Zu guter Letzt hatte ich mich vor der Therapiestunde gefürchtet, weil ich überzeugt war, dass Claude-Jean die Sitzung damit eröffnen würde, dass er Angst vor dem Tod habe, und ich wegen meiner eigenen Gedankenassoziationen vorbelastet sein würde.

Claude-Jean begann: »Was mich wirklich ängstigt, ist nicht der Tod, sondern das mit der Krankheit verbundene Leiden.« Da ich ihn wahrscheinlich erstaunt anblickte, fuhr er fort:

»Ich weiß, dass das aus dem Munde eines Hypochonders seltsam klingen mag, aber ich glaube, dass ich mich mit der Vorstellung, eines Tages sterben zu müssen, abgefunden habe. Mein Vater starb, als ich 16 war. Er war ein in unserer Gegend ziemlich bekannter Mann, denn er war nacheinander Händler, Stadtrat und schließlich Bürgermeister in unserer Gemeinde geworden. Er hatte zwar die Wahlen zur Nationalversammlung verloren, aber er blieb sehr populär.

Als er erfuhr, dass er einen Hirntumor hatte, war ich 14. Wir sprachen viel miteinander. Er erzählte mir, dass er einen Augenblick lang daran gedacht hatte, alles hinzuwerfen, mit meiner Mutter um die Welt zu reisen und in die besten Restaurants zu gehen. Mit anderen Worten: die letzten Augenblicke seines Lebens zu genießen. Aber nach einigen Tagen machte mein Vater einfach weiter wie bisher. Er sagte mir, was ihn letztlich glücklich mache, sei seine Arbeit in der Gemeinde und seine Familie. Als er zwei Jahre später starb, hatte er, glaube ich, mit sich Frieden geschlossen. Unsere Gespräche sind mir immer noch präsent.

Es sind seine letzten sechs Monate, die mich verfolgen. Nach einer ersten Operation kam der Tumor wieder. Die Therapie war sehr aggressiv. Er magerte furchtbar ab. Selbst heute nach 25 Jahren habe ich noch manchmal Albträume von dieser Zeit.«

Das veranschaulicht gut, warum Therapeuten nur sparsam das Wort ergreifen sollten. Unsere erste Pflicht ist, unseren Patienten zuzuhören, und die nächste besteht darin, ihnen nicht unsere eigenen Gedanken zu unterstellen.

Weiterführende Informationen finden Sie auf der Seite 458.

Drei Ratschläge, um die Angst vor der Krankheit zu kanalisieren

- Die Angst verwandelt unsere Art und Weise, die Welt zu betrachten. Stellen Sie das Selbstgespräch infrage, das in der Phase der Angst in Ihrem Innern auftaucht. Im Denken von Hypochondern besteht oft eine automatische Assoziation zwischen Schmerzen und schwerer Krankheit. Machen Sie sich den Irrtum klar!
- Die Gedanken von Menschen, die Angst um ihre Gesundheit haben, sind von falschen Glaubenssätzen durchtränkt. Ein häufiger Glaubenssatz heißt: »Gesundheit bedeutet, dass die Organe schweigen.« Das ist falsch! Dieser Gedanke, der auf den Chirurgen René Leriche zurückgeht, ist unsinnig. Ein lebender Körper macht sich bemerkbar. Wenn Sie diese Selbstverständlichkeit akzeptieren, werden Sie Frieden mit Ihrem Körper und Ihrem Denken schließen können.
- Selbst wenn die kognitiven Verhaltenstherapien bei hypochondrischen Ängsten als kurze Therapien gelten, muss man sich Zeit lassen.

3

Didier Pleux

Memoiren eines Klaustrophoben

»Wenn Sie eine Angststörung haben, wird Ihnen die Armee guttun!« Anfang der 1970er Jahre entrannen viele dem Wehrdienst mithilfe von entgegenkommenden Medizinern oder Militärs, die keine »Rebellen« rekrutieren wollten. Ich hatte einen Haufen von Störungen angeführt, aber es half nichts: »Es wird Ihnen guttun!«

Als Therapie konnte man sich etwas Besseres vorstellen, aber ich verlangte nichts weiter. Ich war zwanzig und würde also dieses faszinierende Jahr erleben: Umgang mit Waffen, lange Märsche und erhöhter Tabak- und Alkoholkonsum, was für ein Glück! Bei einem Urlaub trug dieser Cocktail aus Müdigkeit, Überdruss und Suchtmitteln wahrscheinlich zu meiner ersten Panikattacke bei.

Es begann auf dem Bahnhof

Ich befand mich in der Pariser Metro auf der Fahrt zum Gare Saint-Lazare, wo ich den Zug in meine Heimatstadt nehmen wollte. Der Wagen war gerammelt voll, und meine jungen Wehrdienstkameraden waren fröhlich und laut und freuten sich auf den lange herbeigesehnten Augenblick der Freiheit.

Die Luft war verbraucht, die Metro übervoll, und ich wollte so schnell wie möglich aus dem Wagen. Plötzlich drehte sich alles um mich herum, ein starkes und verunsicherndes Schwindelgefühl ergriff mich, ein bleiernes Gewicht legte sich auf meine Brust, Atemnot, zitternde Hände, mein ganzer Körper geriet außer Kontrolle. Ich wurde panisch, packte einen Kumpel am Arm und drückte ihn heftig. Er drehte sich überrascht um, gerade in dem Augenblick, als ich das Schild »Saint-Lazare« auf dem Bahnsteig sah … Die Tür ging auf, und mein Unwohlsein verflog augenblicklich.

Meine Mutter ist schuld

In diesem Jahr als Wehrdienstleistender beschloss ich, mich stärker für Psychologie zu interessieren. Ich wollte auch das Unwohlsein verstehen, dass ich in der Metro erlebt hatte, und fing an, wieder Bücher von Freud zu lesen, die mich schon vorher fasziniert hatten. Endlich würde ich Erklärungen für mein »Symptom« finden. Die Hypothese einer irgendwie gearteten »sexuellen Verdrängung« erschien mir nicht sehr stichhaltig, denn ich profitierte von der größeren Freizügigkeit nach 1968. Hingegen hatte ich das Gefühl, dass vielleicht etwas zwischen mir und meiner Mutter vorgefallen war, etwas, das tief in den Abgründen meines Unbewussten verborgen war. Ich suchte nach einem eventuellen »infantilen Trauma«, das dem zugrunde lag, was ich von nun an unter dem Begriff »Klaustrophobie« verstand.

Ich erinnerte mich tatsächlich an einen Vorfall im Alter von vier Jahren. Meine Mutter hatte mich in ein großes Geschäft in der Stadt mitgenommen, und wir waren in einen Fahrstuhl eingestiegen, der stecken blieb. Sie hatte meine Hand gehalten, und ich erlebte noch einmal die ganze Angst, die sie auf mich übertragen hatte. Ich erinnere mich, dass sie mich beruhigen wollte, aber auch, dass sie feuchte Hände hatte und blass war. Was wir gerade erlebt hatten, musste sehr gefährlich gewesen sein. Alles wurde klar: Die Beziehung zu meiner Mutter war der Auslöser, und als ich nach Beendigung meines Wehrdienstes anfing, Psychologie zu studieren, hing ich dieser Hypothese noch mehr an, denn, wie ich erfuhr, kam mit vier der Ödipuskomplex zum Ausbruch. Diese theoretische Erklärung passte mir umso mehr ins Konzept, als mein Symptom mich nicht mehr quälte. Während des Wehrdienstes hatte ich Tricks gefunden, um die Angst in der Metro zu umgehen: Entweder machte ich einen langen Fußmarsch vom Gare de l'Est zum Gare St. Lazare, oder ich betäubte mich mit mehreren Bieren, bevor ich in die Metro stieg. Auf jeden Fall hatte ich meine »psychologische« Erklärung, und es ging mir besser.

So lebte ich einige Jahre, ohne mich um die Klaustrophobie zu kümmern. Sie hatte sich erledigt. In der Stadt, in der ich wohnte, gab es keine Metro, ich fuhr selten Zug, und noch seltener flog ich. Ich war anscheinend geheilt. Ich war Heimerzieher geworden, während ich gleichzeitig an der Universität von Caen Psychologie studierte, und stellte jeden Tag die Diskrepanz zwischen der Theorie an der Universität und der Alltagspraxis fest. Ich fing an, die psychoanalytischen Hypothesen infrage zu stellen. Wenn ich ab und zu Augenblicke unverhältnismäßig großer Angst erlebte, was nicht häufig geschah, genügte es doch, um mich auf den Gedanken zu bringen, dass die Erklärung, die ich für meine Klaustrophobie gefunden hatte, noch einmal überdacht werden müsste … Das Postulat, dass »jede Störung auf ein Problem im Unbewussten hinweist«, befriedigte mich nicht mehr, und meine »Symptome«, meine alten Ängste, gewannen allmählich wieder die Oberhand. Ich hatte immer Angst davor, irgendwo eingeschlossen zu sein, und ich vermied angstauslösende Orte, so gut es ging.

In den Klauen der Panik
Wenn die Panikattacke kommt, versteht man nicht, was los ist: ein Gefühl, gleich zu sterben, Kontrollverlust, Angst vor der Angst. Anschließend vermeidet man angstauslösende Situationen, man sucht »psychologische« Erklärungen.

Begegnung mit Albert Ellis

Im gleichen Atemzug stellte ich fest, dass auch die Diskrepanz zwischen meinem Alltag mit mehrfach rückfällig gewordenen jugendlichen Straftätern, die uns im Erziehungsheim anvertraut waren, und den Aussagen der psychologischen Theorie sehr groß war. Wenn in der Institution, in der ich arbeitete, Gruppentherapien nach dem Modell der »geführten Fantasiereise« von Robert Desoille durchgeführt wurden (eine Psychotherapie, bei der die »Klienten« in der Gruppe frei assoziieren und ihre Fantasiereisen entweder schildern oder malen), sah ich, dass man dem Freud'schen Unbewussten alles andichten konnte, was man wollte. Die Straftaten unserer Jugendlichen nahmen zu, aber man versicherte mir, »dass es ihnen besser ginge«, weil sich auf der psychischen, der unbewussten Ebene etwas in ihnen entwickelte. Kurz, ich erlebte jeden Tag die Magie der Psychoanalyse und insbesondere die Unaufrichtigkeit ihrer Schamanen. Ich kündigte und beschloss, Gegner des Freud'schen Mythos kennenzulernen. Anfang der 1980er Jahre entdeckte ich in den USA das Werk von Albert Ellis, dem Vorläufer der kognitiven Methode, und ich beschloss, an seinem Institut in New York eine Ausbildung zu machen.

Um in die USA zu reisen, musste ich fliegen, und beim ersten Flug hatte ich eine ebenso starke Panikattacke wie schon in der Pariser Metro einige Jahre vorher: Mein Körper wand sich, wurde unruhig und verkrampfte sich unkontrollierbar. Ich konnte meinen Atem nicht mehr steuern, so stark waren die Luftnot und das Gefühl zu ersticken, ich hatte den Wunsch, zu schreien und um Hilfe zu rufen. Ich packte meinen Nachbarn im Flugzeug am Arm und zerknüllte eine Zeitschrift, die ich las. Ich war kurz davor, vor Angst zu brüllen und zu verlangen, dass man sofort alle Türen und Luken öffnen solle. Ich hatte mich nicht mehr unter Kontrolle. Mein Nachbar rief die Stewardess. Sie gab mir Wasser. Kurz danach wurde das Essen serviert, und es ging mir besser. Mein Nachbar unterhielt sich mit mir, ich erzählte ihm von dieser verdammten Klaustrophobie, aber wagte nicht, ihm zu sagen, dass ich Psychologe war und eine Ausbildung zum Therapeuten machen würde … Was für eine Schande!

Ich war kurz davor, vor Angst zu brüllen … Ich hatte mich nicht mehr unter Kontrolle.

Das Empire State Building

Bei meiner Anmeldung zur Ausbildung am RET-Institut von Albert Ellis hatte ich vermerkt, dass ich Wert darauf legte, in einem »niedrigen« Gebäude untergebracht zu werden, was die Institutssekretärin, mit der ich telefonierte, sehr erheiterte: »Wissen Sie, in New York wird das aber schwierig sein!« Im Institut angekommen, gab man mir die Adresse meiner Unterkunft. Aha! Man hatte für mich ein Zimmer bei einem Anwalt in einem schönen Jugendstilhaus ganz in der Nähe der 65. Straße gefunden, und das besagte Zimmer war in der vierten Etage. Glück gehabt! In New York zu wohnen, ohne einen Fahrstuhl benutzen zu müssen!

An der Haustür des Anwalts wurde ich von seiner Frau in Empfang genommen. Die Eingangshalle war riesig, und ich sah eine Treppe im Kolonialstil, die vom Erdgeschoss nach oben führte. Als ich darauf zuging, sagte die Vermieterin zu mir: »Das ist eine Privattreppe. Für Ihr Zimmer nehmen Sie bitte unseren kleinen Aufzug, der Sie direkt in den vierten Stock bringt.« Ich drehte mich um und sah die Fahrstuhltür. Ich war nicht beunruhigt, vier Etagen, das war harmlos! Ich stieg ein und drückte auf den Knopf: Es war ein Lastenaufzug. Es gab nur eine Betonmauer, die langsam an mir vorüberglitt. Ich hatte den Eindruck, eingemauert zu sein, so finster war es. Kein Lichtstrahl drang durch, und ich musste dieses angsterregende Dunkel bis zu meiner Etage aushalten, weil es keinen Zwischenhalt gab. Später berechnete ich die Fahrtzeit: eine Minute und zwanzig Sekunden, länger als es dauerte, um in Hochgeschwindigkeitsfahrstühlen auf das Empire State Building zu gelangen. Die Panikattacke drohte, ich war kurz vor dem Herzanfall. Wie sollte ich diesen Lastenaufzug überleben? Aber, oh Wunder, es gelang mir, mein Zimmer lebend zu erreichen! Ich beschloss, das Problem in den Supervisionssitzungen anzusprechen, die Ellis am nächsten Tag halten würde. Ich wollte den Dingen endlich auf den Grund gehen.

Ich muss ohne Fehl und Makel sein!

Wir waren ein knappes Dutzend Psychologen in seinem Büro in Manhattan, einem riesigen Raum, der mit seinen Tausenden von Büchern und den vielen Sofas und Sesseln einer Bibliothek glich. Ellis war damals siebzig, er saß in seinem Schaukelstuhl und wartete darauf, dass jeder der Therapeuten (alle praktizierten schon seit langer Zeit) vor der Gruppe ein persönliches Problem auspackte. Diese Übung fand ich höchst angsterregend. Ich hatte die Absicht, eine gute Ausrede zu erfinden, um mich aus dem Staub zu machen, ich wollte den Jetlag vorschieben, mein Englisch, das mich im Stich zu lassen drohte. »*What's your problem, ›Dideur‹, besides being French?*«, fragte mich Ellis. (»Welches Problem hast du, Didier, außer dass du Franzose bist?«) Alle lachten. Das ist ein landläufiger Witz, den Amerikaner über Franzosen machen. Franzose zu sein gilt an sich schon als krankhafter Zustand. Ich wusste damals noch nicht, dass man nicht zwei Emotionen zur gleichen Zeit haben kann. Sehr rasch überkam mich eine gewisse Verärgerung, als ich den Witz hörte. Das verjagte wahrscheinlich einen Großteil der Angst und gab mir den Mut, über mein Problem zu sprechen. Kurzum, ich erwähnte zum ersten Mal meine Klaustrophobie und meine Erlebnisse im Fahrstuhl meines Vermieters. Alle hörten mir zu; man machte sich nicht mehr über den Franzosen lustig. Aber meine Stimme zitterte ein wenig, und ich kam mir dennoch lächerlich vor.

Ellis: »Es scheint dir nicht gut zu gehen, wenn du das erzählst. Was sagst du innerlich zu dir?«

»Ich glaube, dass es keine gute Idee ist, andere therapieren zu wollen, wenn ich nicht in der Lage bin, diese Klaustrophobiegeschichte in den Griff zu bekommen.«

»Weil es für dich nicht normal ist, psychische Probleme zu haben, wenn man Psychologe ist?«

»Eigentlich sollte man, wenn man andere behandeln will, seine eigenen Probleme gelöst haben!«

»Deiner Meinung nach ›muss‹ ein Psychologe ohne Probleme sein! Liebe Kollegen, unser französischer Freund hat uns soeben mitgeteilt, dass die Therapeuten in seinem Land ›unfehlbar‹ sein müssen. Ist es rational, so zu denken?«

»Unfehlbar, unfehlbar ….«, diese Bemerkung von Ellis ging mir den ganzen Abend nicht aus dem Kopf, und ich verstand besser, was er mit »rationalem« Denken meinte: Ich indoktrinierte mich seit Jahren mit dieser Kognition (einem Gedanken, der automatisiert und unbewusst geworden ist): »Ich muss ohne Fehl und Makel sein, weil ich psychologischer Psychotherapeut bin.« Und ich begriff, dass die Absolutheit dieses Gedankens mich bis dahin daran gehindert hatte, von der Klaustrophobie zu sprechen. Ich verlangte von mir, das Problem ganz allein zu lösen, und vor allem behielt ich mein Leiden für mich. Ich verschwieg es, und natürlich sprach ich mich insgeheim dafür schuldig. So verstärkte ich nach und nach unwissentlich die Probleme. Das also verstand Ellis unter der Tyrannei des Blicks der anderen und des eigenen Blicks auf sich selbst. Das Allererste, wenn man eine Psychotherapie in Angriff nimmt, ist, sich selbst und seine eigenen Schwächen zu akzeptieren. Das Nächste ist, das ständige Bestreben, »von anderen geschätzt und anerkannt zu werden«, infrage zu stellen mitsamt der Begleiterscheinungen: »Ich darf von mir nichts zeigen, was ich für lächerlich halte und was dazu führen könnte, dass die Achtung, die man mir entgegenbringt, sinkt!« Ich hatte mich bereits weit von der psychoanalytischen Hypothese der Beziehung zu meiner Mutter entfernt.

Eine kurze Therapie?

Ich begriff die Wirkung automatischer »selbstsabotierender« Gedanken auf meine Emotionen, und ich erwähnte fortan meine Klaustrophobie als Therapeut unaufhörlich gegenüber all meinen Kollegen in der Ausbildung. Michler Bishop, mein Supervisor, ermunterte mich, mich mit Situationen zu konfrontieren, die ich bis dahin vermieden hatte, da ich mithilfe der »REVT« (der rational-emotiven Verhaltenstherapie) von Albert Ellis inzwischen einiges begriffen hatte. »Vergiss nicht, ›D.J.‹ (er sprach meinen Vornamen wie die Abkürzung von ›Disc-Jockey‹ aus), dass du von der Panik geheilt wirst, indem du dich allmählich den Situationen aussetzt, in denen du sie erlebt hast«, sagte er mir. Also beschloss ich, für den Heimweg mit ihm die U-Bahn zu nehmen. Als ich den Bahnsteig der ersten Station erreicht hatte, verspürte ich nur einen Wunsch: zu flüchten und draußen Luft zu holen.

Die Angst stieg so rasch an, dass es mir nicht gelang, mich auf das zu konzentrieren, was ich gelernt hatte. Auch wenn ich mir noch so sehr sagte, dass Michler meine Panik sah und dass sie nicht lächerlich war, wurde die Angstattacke schlimmer. Er nahm wahr, wie schlecht es mir ging, und beschloss, die U-Bahn an der nächsten Station zu verlassen. Gerettet!

Nachdem wir es uns in einem Taxi bequem gemacht hatten, sagte er mir, dass ich lernen müsse, meinen Atem besser zu kontrollieren. Eine Panikattacke müsse von allen Seiten angegangen werden.

Ich lernte also, meinen Atem zu beherrschen, indem ich ihn im Augenblick des Einatmens und Ausatmens willentlich anhielt. Das tat mir gut, und bei der Fahrt mit dem Lastenaufzug gelang es mir, das Gefühl der Angst besser zu kontrollieren. Das waren erste Erfolge, die U-Bahn würde später drankommen!

Ich hatte etwas Essenzielles begriffen: Meine Klaustrophobie würde nicht im Handumdrehen geheilt werden. Ich musste nicht nur verstehen, wie ich meine Krankheit durch mein Denken erzeugte, sondern auch die langwierige Arbeit akzeptieren, mich mit meinen Ängsten zu konfrontieren, indem ich mich allmählich den Gefahren stellte, die ich vermeiden wollte.

Der Temesta-Trip

Es gab immer noch keine Metro in meiner Heimatstadt und auch noch keine Straßenbahn. Ich verreiste selten und hatte dadurch weder mit Zügen noch Flugzeugen Berührung. Kurz gesagt: Alles lief prächtig, als ich nach Hause zurückkehrte. Ich hatte Fortschritte gemacht, ich konnte endlich von »meiner« Klaustrophobie sprechen. Das war immerhin eine große Verbesserung! Nach einem Jahr musste ich für den zweiten Ausbildungsabschnitt an Ellis' Institut zurückkehren.

Der Gedanke, wieder ein Flugzeug besteigen zu müssen, begann mich wochenlang vorher zu quälen, und je näher das schicksalhafte Datum rückte, desto weniger sah ich mich in diesem Flugzeug sitzen. Überwältigt von Angstgefühlen, nahm ich meinen Mut zusammen und ging zu meinem Hausarzt, um ihn zu bitten, mir »irgendetwas« gegen meine Flugangst zu geben. Er verschrieb mir Temesta.

Auf dem Flughafen nahm ich eine Tablette und begann mich besser zu fühlen. Schon vor dem Abflug war alles in Butter. Eine zweite kleine Tablette im Flugzeug während der Reise, und die Sache war erledigt! Bei der Ankunft muss ich wohl ziemlich »gedopt« gewirkt haben, denn die Grenzbeamten schienen mich schräg anzusehen, aber ich war bester Laune.

Zurück im Institut fuhr ich fort, an meiner Angst, öffentlich zu reden, und an weiteren kleinen Aufgaben, die mir schwerfielen, zu arbeiten. Ich legte die Klaustrophobie auf Eis. Eines Abends lud mich ein Freund in ein Restaurant ein, ich hatte einen netten Abend in Aussicht. Vor dem Gebäude, wo er auf mich wartete, begann ich unruhig zu werden angesichts der Etagen, die es zu überwinden galt, um in das besagte Restaurant zu gelangen. »Ganz oben«, sagte er mir, »ist ein Restaurant mit einem wunderbaren Panoramablick über Manhattan.« Gesagt, getan. Er verfrachtete mich in den Fahrstuhl, und ich hatte gerade noch Zeit, um nach dem Bedienfeld Ausschau zu halten. (Wenn man klaustrophobisch ist, besteht der erste Reflex in einem Fahrstuhl darin zu schauen, wo die Tasten sind, damit man im Falle einer Panik auf eine drücken und sofort den »Sarg« verlassen kann.) Es gab nur zwei Tasten: eine für das Erdgeschoss, das wir gerade verlassen hatten, und die Taste »43«. Dazwischen nichts. Verstärkte Panik, ich würde sterben. Ich drehte mich um: Es war ein Außenfahrstuhl. »Der Aussicht wegen«, erklärte mir mein amerikanischer Freund. »Ganz schön hart für einen Klaustrophobiker wie mich«, sagte ich ihm. Mein Unwohlsein löste sich nach und nach auf, ich kam recht und schlecht im Restaurant an, stürzte mich auf einen Platz im Speisesaal und orderte auf der Stelle eine Margarita. Und noch ein paar weitere Margaritas später, die mir halfen, wieder hinunterzufahren. Mein Freund machte die Bemerkung, dass ich »angeheitert« sei. Der Alkohol und das Temesta taten mir gut. Während dieses zweiten Aufenthalts informierte ich mich über die »Chemie« der Angstkranken und verstand sehr viele Dinge.

Eine gestörte Chemie

Ich hatte also die Chemie eines Angstkranken, wie ich rasch erfuhr. Mein Stoffwechsel war hypersensibel, ich befand mich meistens in einem Zustand der »Hyperwachsamkeit«, reagierte also unverhältnismäßig stark auf Reize, die gefährlich waren, oder solche, die ich dafür hielt. Meine »Alarmglocken«, diese Art Radar, das einem Menschen erlaubt, Situationen zu vermeiden, die ihn in Gefahr bringen könnten, schrillten bei der kleinsten Veränderung: wenn abends die Dunkelheit einsetzte, wenn ich vom festen Boden abhob und in die Höhe stieg (beim Fliegen), wenn ich von der frischen Luft in die stickige Luft der U-Bahn-Stationen oder an geschlossene Orte geriet (von der Metro bis hin zu Tunneln). Kurzum, so war ich »gestrickt« – mit einer Art Behinderung, die aus übermäßiger Wachsamkeit und Hypersensibilität bestand. Ich konnte dem, was mir die kognitiven Therapeuten am Ellis-Institut empfahlen, nicht länger zuwiderhandeln: Ich musste diese wahrscheinlich genetische Störung akzeptieren und konstant gegen die allgegenwärtige Angst angehen, um sie zu mildern: mich den Situationen, die mir am meisten Angst machten, ganz allmählich aussetzen und akzeptieren, es ein Leben lang zu tun.

Es war zweifellos diese Akzeptanz, die mir am schwersten fiel: Da es mit meiner »Chemie« (in diesem Fall dem Serotonin) in Situationen haperte, die ich unbewusst als gefährlich überbewertet hatte, musste ich sie dadurch provozieren, dass ich mein Vermeidungsverhalten aufgab.

Wenn ich heute die Wahl habe, in einer großen Stadt die U-Bahn oder ein Taxi zu nehmen, wähle ich die unterirdischen Transportwege. So auch, wenn ich an meinem Wohnort zwischen Bus oder Straßenbahn wählen kann: Ich nötige mich, mich wenn möglich zur Hauptverkehrszeit in die Tram zu zwängen. Und jedes Mal, wenn ich meine Praxis verlasse, beschließe ich, unseren schwankenden Aufzug zu nehmen, während mir die Treppe zuzwinkert. Ich gewöhne mein Gehirn nach und nach daran, diese überschätzten Pseudogefahren zu relativieren, und stimuliere wahrscheinlich mein Serotonin, denn manchmal entspanne ich mich sogar an diesen Orten, an denen ich so viel Angst erlebt habe.

Beim Fliegen ist es anders, weil ich nicht die Gelegenheit habe, regelmäßig zu fliegen. Aber auch da zwinge ich mich, kein Medikament zu nehmen, und wenn ich beim Start sofort die unverhältnismäßige Angst spüre, die zur Panik und dann zur Panikattacke ausufern will, fange ich sofort an, langsam und mit Unterbrechungen zu atmen, um die Hyperventilation zu vermeiden.

Mit meiner Klaustrophobie leben heißt also, damit umzugehen und sie zu akzeptieren, um sie besser beherrschen und besiegen zu können. Dieser Modus vivendi ermöglicht mir auch, die universelle Überzeugung zu hinterfragen, die bei den Menschen so tief verankert ist: »Das Leben darf mir keine Unlust bereiten … Frustrationen sind unerträglich.« Jedes Mal, wenn ich die Schwierigkeit spüre, meine Ängste zu besiegen, jedes Mal, wenn ich meine Angst »bearbeiten« muss, denke ich an Ellis und seinen Ausspruch: »Wo steht denn geschrieben, dass es dem Menschen immer gutgehen muss?«

Können wir Philosophen werden?

Das ist wahrscheinlich die schwierigste Hypothese beim kognitiven Ansatz von Ellis. Ich kann mich mithilfe von kognitiven und Verhaltensmethoden durch Dekonditionierung von den Symptomen befreien, an denen ich leide, vor allem indem ich unablässig an der Selbsterkenntnis arbeite: Wie sind meine Erwartungen, meine meist irrationalen Forderungen an mich, die anderen oder das Leben entstanden, und wie kann ich sie hinterfragen?

Es gibt eine zweite unerlässliche Phase in jedem psychotherapeutischen Prozess: Es ist nicht nur notwendig, den (genetischen, soziokulturellen, familiären, affektiven, auf der Erziehung basierenden)

Ursprung der gestörten emotionalen Reaktionen zu erkennen, sondern auch und vor allem die eigene Lebensphilosophie zu bewerten. Ist meine Art, in der Welt zu sein, rational und bringt sie mir Lebensfreude? Gründet sie auf den drei unumgänglichen Bejahungen des Realitätsprinzips: auf bedingungsloser Selbstakzeptanz, Akzeptanz anderer und der Realität?

Sätze mit Aha-Effekt, die mir weiterhelfen

- Ich *bin* ängstlich, alle angsterregenden Situationen werden Stress auslösen.
- Ich *akzeptiere* den Augenblick des Unbehagens, der mit meiner Angst verbunden ist. Ich kann ihn in den Griff bekommen.
- Ich *arbeite daran* und vermeide keine angstauslösende Situation.

Und schließlich:

- Ich bin *sterblich*. Das ist nicht schön, aber es ist so!

Sich offenbaren – von der Realität der psychischen Erkrankung sprechen

Ich erinnere mich an die Erleichterung, als ich dieses kleine Schild am Eingang einer Manege im Disneyland von Orlando sah: »Für Klaustrophobiker verboten.« Schluss mit der Scham, ich litt an einer psychischen Krankheit. Ein psychisches Symptom ist keine größere Schande als eine körperliche Krankheit. Es ist unsere Vorstellung, die wir davon haben, die zur Dramatisierung des Problems beiträgt. Jedes Mal, wenn ein Patient kommt, um seine Klaustrophobie behandeln zu lassen, lasse ich ihn rasch wissen, dass auch ich an dieser Krankheit leide und dass man damit fertigwerden kann. Die Akzeptanz der Krankheit ist gleich in der ersten Zeit wesentlich. Dem Patienten eine Schwierigkeit zu offenbaren (*to disclose*, wie es im Englischen heißt) ist kein Eingeständnis von Unfähigkeit oder eine Art und Weise, nur von sich zu sprechen. Ganz im Gegenteil – die therapeutische Allianz zwischen dem Therapeuten und dem Patienten wird dadurch verstärkt: Wir sind zwei Menschen, die vielleicht ein bestimmtes Leiden miteinander teilen, aber der eine verfügt wahrscheinlich über mehr Mittel, um besser leben und bestimmte einschränkende Symptome in den Griff bekommen zu können. Ich arbeite also weiter an der anderen irrationalen Einstellung, die mir oft Streiche spielt: dem Blick des anderen und meinem eigenen Blick auf meinen Imperativ der Unfehlbarkeit. Aber das ist eine andere Geschichte …

Weiterführende Informationen finden Sie auf den Seiten 458 f.

4

Stéphany Orain-Pélissolo

In den Klauen der Depression

Selbst als Psychologe kann man eine Depression bekommen und Hilfe benötigen, um sich davon zu befreien!

»Sie haben das Glück, Psychologin zu sein! Sie helfen uns, aber letztlich wissen Sie nicht, was es heißt zu leiden!« Worte von Patienten, die man oft mitten in einer Sitzung hört … Worauf ich antworte: Unser Beruf immunisiert uns in keiner Weise gegen den Schmerz und schützt uns auch nicht vor schwierigen Phasen (Trauer, Trennung, Mobbing, Aggression, Krankheit, Arbeitsplatzverlust, Überarbeitung). Sie gehören zum Leben jedes Menschen dazu, und es ist vollkommen normal, in solchen Augenblicken Trauer, Angst und Wut zu empfinden. Niemand kann sie verhindern noch vorhersagen, wie er mit der Gewalt der auftretenden Emotionen umgehen wird, und das gilt zuallererst für mich selbst.

Kann man Leid bändigen?

Wie soll man akzeptieren, was einem widerfährt? Wie damit leben? Am Anfang meiner Berufstätigkeit geriet ich vor Jahren in eine Depression, als ich am Arbeitsplatz gemobbt wurde. Ich war davon überzeugt, nichts wert zu sein. Damals dachte ich, dass ein Antidepressivum, eine »Glückspille«, die Sache regeln würde (kein schlechtes Vorurteil für eine Psychologin). Tatsächlich kam nach einer zweimonatigen Behandlung und mithilfe der Unterstützung vieler Freunde und Kollegen meine Energie allmählich wieder zurück; meine Gedanken und meine Traurigkeit überwältigten mich nicht mehr. Aber die Freude und Begeisterung, die ich gewöhnlich empfand, waren weg, und der Gedanke »Ich bin nicht viel wert«, der bei dem Ereignis aufgetaucht war, nagte ernsthaft an mir. Wenn ich nichts wert bin, warum halten meine Freunde dann noch zu mir, warum ist mein Mann noch an meiner Seite? Ich sagte mir: »Das tun sie nur aus Freundlichkeit.« Das einzige Gebiet, auf dem ich mich selbstsicher fühlte, war mein Beruf. Er schenkte mir große Freude und Befriedigung, und deshalb investierte ich viel Zeit in ihn. Ich konnte zwar meinen Patienten wirksam helfen, aber nicht mir selbst.

Einige Jahre später war ich infolge meiner Arbeitsüberlastung physisch so erschöpft, dass ich ein so genanntes Burnout-Syndrom entwickelte. Ich verlor schleichend meine Motivation und meine Freude am Tun. Mein Hauptgedanke »Ich bin wertlos« tauchte wieder auf und verfolgte mich Tag und Nacht, begleitet von den Gedanken: »Ich werde es nie schaffen«, »Ich bin nicht imstande, Job, Kinder, Familie und Freunde unter einen Hut zu bringen.«

Dieses Mal entschied ich mich, mich an einen wohlwollenden befreundeten Psychiater zu wenden, der mir ein Antidepressivum verschrieb, mir zu einer Psychotherapie riet und von einer neuen Methode erzählte: einer einwöchigen Einführung in die achtsamkeitsbasierte kognitive Therapie. Diese Erfahrung hat mir so viel genützt, dass ich hier davon berichten möchte.

Die Depressionsspirale

Trauer, Motivationsverlust, starke Müdigkeit, Appetitlosigkeit, drei Stunden Dämmerschlaf, der Eindruck, meiner Umgebung zur Last zu fallen, das Gefühl, in meinen eigenen Gedanken gefangen zu sein, intensiver emotionaler Schmerz – all das waren Symptome, die ich während meiner Depression Tag für Tag erlebte. Die Grübeleien, in die ich verfiel und die mein Denken vergifteten, waren mir besonders lästig. Diese Endlosschleife negativer Gedanken steigerte meine Traurigkeit noch mehr: »Wo ist die Aus-Taste? Ich arbeite zu viel, ich verbringe zu wenig Zeit mit meiner Familie, ich bin eine schlechte Mutter, eine schlechte Ehefrau, eine schlechte Freundin … Ich nehme mir zwar Zeit, jeden Tag meine Patienten anzuhören; ich bin geduldig und ihnen zugewandt, doch wenn meine Familie, meine Freunde oder meine Kinder wollen, dass ich ihnen freundlich zuhöre, habe ich nicht mehr die Energie, ihre Erwartungen zu erfüllen. Ich komme abends erschöpft nach Hause, habe keine Lust mehr zu reden und interpretiere alles falsch. Sie fallen mir nicht um den Hals, wenn ich nach Hause komme, ich bin ihnen egal, ich bedeute ihnen nichts. Ich bin erbärmlich! Schließlich bin ich nichts wert.« Dieser unaufhörliche innere Monolog nagte an mir. Ich bestand nur noch aus diesen unerträglichen Gedanken.

Nicht mehr denken, nicht mehr leiden

Ich versuchte mit allen mir bekannten Mitteln, diesen Zustand zu ändern, anfangs allein. Ich probierte vor allem ein Verfahren, das man im Fachjargon »kognitive Umstrukturierung« nennt.

Die kognitive Umstrukturierung: Funktionsweise und Prinzip
Die kognitive Umstrukturierung besteht darin, dass man seine negativen Gedanken einem Realitätstest unterwirft: Wie weit ist dieser Glaube, den ich habe, realistisch? Welches sind die konkreten Beweise für oder gegen ihn? Diese »rationale« Methode besteht darin, die negativen Überzeugungen zu relativieren und auf diese Weise die daraus entstehenden leidvollen Emotionen zu reduzieren.

Ich schrieb also meine Glaubenssätze gewissenhaft in ein Notizbuch und fragte mich, wie weit sie auf einer Skala von 0 bis 100 realistisch seien. Das Resultat? Es lag bei 100 Prozent. Ich fand nur Beweise für und keinen gegen sie. Es war nichts zu machen, ich steckte im Strudel meines Pessimismus und meiner Traurigkeit fest. Die kognitive Umstrukturierung ist eine sehr wirksame Methode, wenn die Symptome der Depression noch leicht ausgeprägt sind, wenn man noch Abstand von ihnen nehmen kann oder schon wieder auf dem Wege der Besserung ist, die Heilung festigen und einem Rückfall vorbeugen will. Bei mir waren die Symptome schon zu stark, und ich hatte keine Energie mehr, um gegen sie zu argumentieren. Die Traurigkeit hatte mich fest im Griff, und ich sah alles durch ihre Brille.

Ich begann eine medikamentöse Behandlung. Einen Monat später kehrte meine Energie wieder zurück, und ich konnte zwei therapeutische Verfahren mit seltsamen Namen beginnen: EMDR und MBCT!

Der notwendige Zwischenschritt der Antidepressiva
Wenn man sehr depressiv, konfus sowie von emotionalem Leid und Pessimismus zurückgeworfen oder überwältigt ist, ist eine psychologische Therapie oft eine Überforderung. Ein Antidepressivum kann dann die entscheidende Hilfe sein, um therapiefähig zu werden.

Die Befreiung von schmerzhaften und unverarbeiteten Lebensereignissen durch EMDR

Was ist EMDR?

EMDR, die englische Abkürzung für *Eye Movement Desensitization and Reprocessing* (übersetzt etwa: »Desensibilisierung und Neuverarbeitung mithilfe von Augenbewegungen«), wurde von der amerikanischen Psychiaterin Francine Shapiro Ende der 1980er Jahre mit dem speziellen Ziel entwickelt, seelisches Leid nach traumatischen Ereignissen zu behandeln.

Die meisten unserer Erinnerungen, seien sie positiv, neutral oder negativ, sind gewöhnlich im Langzeitgedächtnis abgespeichert. Manchmal fällt uns spontan eine negative Erinnerung ein. Das ist unangenehm, aber reaktiviert keine negativen Emotionen, weil wir wissen, dass das Ereignis erledigt ist; es ist »verarbeitet«. Doch bei ganz bestimmten negativen Erinnerungen ist das anders: Sie lösen immer noch intensive Emotionen aus. Vor allem tauchen sie tendenziell dann auf, wenn wir sie nicht haben wollen! Diese schmerzbesetzten Erinnerungen sind im Langzeitgedächtnis nicht korrekt abgelegt. Sie befinden sich gewissermaßen noch im »Rohzustand«, in dem wir das Ereignis erlebt haben, und sind mit Bildern, negativen Gedanken über uns selbst, Emotionen und körperlichen Empfindungen verknüpft.

Die Erinnerung ist in einem solchen Fall keine Sachinformation (»Ich weiß, dass dieses oder jenes um diese Uhrzeit passiert ist«), sondern eine Art Albtraum, den man immer wieder als Ganzes erlebt, als würde man mittendrin stecken. Da die Erinnerung unverarbeitet und nicht abgelegt ist, hängt sie sich ständig an alles, was wir erleben, und taucht in Zusammenhängen auf, die oft gar nichts mehr mit den Zusammenhängen des Geschehens zu tun haben. Jedes Signal, das an die Umstände des ursprünglichen Geschehens erinnert, reaktiviert die damit verbundenen Emotionen, so wie mein Burnout die düsteren Gedanken wiederbelebte, die seit der ersten Episode der Depression in mir lauerten.

Die schmerzhafte Erinnerung neu verarbeiten

EMDR zielt darauf ab, die schmerzhafte Erinnerung »neu zu verarbeiten«, das heißt, sie von den damit verbundenen oder fest daran haftenden negativen Emotionen und Empfindungen zu befreien. Nach einer minutiösen Vorbereitung bittet der Therapeut den Patienten während einer EMDR-Sitzung, sich in Gedanken den visuellen, intellektuellen, emotionalen und sensorischen Komponenten der traumatischen Erinnerung zu öffnen, während der Patient sich gleichzeitig auf die Hand des Therapeuten konzentriert, die dieser horizontal vor den Augen des Patienten hin- und herbewegt. Nach einer Sequenz von Augenbewegungen von etwa 30 Sekunden fragt der Therapeut den Patienten, was er erlebt hat: Manchmal tauchen Bilder, Emotionen, Gedanken, körperliche Empfindungen auf, manchmal nichts. Das produzierte »Material« wird vom Therapeuten nicht interpretiert; er bittet den Patienten, sich auf das von ihm Erlebte zu konzentrieren, während eine weitere Sequenz von Stimulationen durchgeführt wird. Dieses Verfahren wird so lange wiederholt, bis sich der durch die Stimulation offenbarte Inhalt positiv verändert, was (erstaunlicherweise) fast von allein geschieht. Wenn man dann auf die ursprüngliche traumatische Erinnerung zurückkommt, reaktiviert sie kein unangenehmes Bild, kein negatives Urteil und auch keine schmerzhafte Emotion mehr.

Eine EMDR-Behandlung ließe sich mit einer Zugfahrt vergleichen. Wir fahren vom Bahnhof ab mit Waggons, beladen mit negativem Material; an jeder Station lädt der Patient etwas davon ab, und allmählich wird positives Material eingeladen. Damit ist die Reise zu Ende. Die unangenehme Erinnerung kann im Langzeitgedächtnis abgelegt werden; sie wird sich nicht mehr an die Gegenwart oder die Zukunft heften.

Was EMDR mir gebracht hat: meinen Frieden mit negativen Erinnerungen machen

Wenn auch meine Energie allmählich wieder zunahm, spürte ich doch, dass mein Selbstwertgefühl geschwächt blieb (»Die anderen sind besser als ich, ich tauge nichts«), besonders in persönlichen Dingen. Als kleines Mädchen war ich heiter, fröhlich, gesellig, sportlich und wurde von anderen anerkannt. Was hatte diesen Bruch, dieses Gefühl von Entwertung, verursacht?

Der in »Ich bin wertlos« gipfelnde Gedankenstrom war eine Folge des Mobbings, das ich am Arbeitsplatz erlebt hatte. Sobald ich diese entfernte Erinnerung heraufbeschwor, war mir die Kehle wie zugeschnürt, und blitzartig tauchten Bilder auf. Aus komplexen Gründen hatte mich jemand, den ich schätzte, den ich intellektuell brillant fand und mit dem ein Jahr lang alles zum Besten gestanden hatte, plötzlich ignoriert. Er hatte auf dem Absatz kehrtgemacht, sobald er mich sah, mich keines Wortes mehr gewürdigt, mir hasserfüllte Blicke zugeworfen und mich bei meinen Kollegen angeschwärzt. Ich war zum schwarzen Schaf geworden! Ein totales Unverständnis, eine große und tiefe Traurigkeit ergriffen allmählich von mir Besitz. Seine Haltung mir gegenüber überzeugte mich schließlich davon, dass ich tatsächlich nicht viel wert war.

Diese Mobbing-Episode war eine unverdaute traumatische Erinnerung, die mit EMDR verarbeitet werden konnte. Ich ging mit meiner Psychotherapeutin ans Werk. Das Bild, das auftauchte, war so präzise wie ein Foto: ich in seinem Büro, sein Gesicht rot vor Wut, hasserfüllte Augen, angespannter Kiefer, seine Faust, die auf den Tisch schlug. Der damit verbundene negative Gedanke war das berüchtigte »Ich bin nichts wert«. Ich spürte eine tiefe Traurigkeit, den Wunsch zu weinen und einen Kloß im Hals. Die Tränen kamen tatsächlich sehr schnell, aber mithilfe der Bewegung meiner Augen, die dem Stab folgten, den die Therapeutin vor mir hin- und herführte, empfand ich echte Erleichterung und einen mir bisher unbekannten Trost.

Es nahm drei einstündige Sitzungen in Anspruch, bis das erste Bild sich langsam auflöste, bis der neue Gedanke – »Ich habe Wert« – für mich glaubwürdig wurde und die Traurigkeit verschwand, ein Prozess, den ich zum ersten Mal selbst in meinem Körper erlebte. Ich hatte oft sehr positive Resultate bei Patienten beobachtet, bei denen ich diese Methode angewandt hatte, und zum ersten Mal empfand ich endlich selbst diese Erleichterung und Leichtigkeit, von der sie mir berichtet hatten. Ich hatte meine Lebensfreude wiedergefunden! Diese rasche Veränderung ist tatsächlich ziemlich verblüffend, aber äußerst angenehm zu erleben. Doch es haftet ihr nichts Wunderartiges an, denn während der drei Sitzungen ging ich durch schmerzhafte Augenblicke und starke emotionale Reaktionen; ich ging vor allem durch eine immense Traurigkeit und große Wut. Eine solche Arbeit ist nicht leicht, und man muss bereit sein, sich mit seiner Verletzlichkeit zu konfrontieren, wenn man EMDR machen will.

Man muss bereit sein, sich mit seiner Verletzlichkeit zu konfrontieren, wenn man EMDR machen will.

Gelassenheit und Akzeptanz durch Meditation finden

Was ist Achtsamkeit?

Die MBCT (*Mindfulness-Based Cognitive Therapy* oder »achtsamkeitsbasierte kognitive Therapie«) wurde vor etwa zehn Jahren von dem amerikanischen Wissenschaftler Jon Kabat-Zinn entwickelt. Er definierte sie als »einen Bewusstseinszustand, der daraus resultiert, dass die eigene Aufmerksamkeit bewusst und ohne zu urteilen auf den gegenwärtigen Augenblick gerichtet wird, auf die Erfahrung, wie sie sich Augenblick für Augenblick entfaltet«. Diese Bewusstheit steht im Gegensatz zum Funktionieren »per Autopilot«.

Sehr oft machen wir im Alltag mehrere Dinge auf einmal, wir funktionieren im automatischen Modus, wir sind selten da, wo wir sind. Kaum haben wir uns morgens aus dem Bett erhoben, sind wir schon dabei, an alles zu denken, was wir tagsüber zu tun haben. Unter der Dusche, während wir unseren Kaffee trinken oder zur Arbeit fahren, geht es dann so weiter. Sie haben sicher schon einmal die Erfahrung gemacht, dass Sie auf der Fahrt zur Arbeit keine Notiz von Ihrer Umgebung oder der Anzahl der Ampeln genommen haben und sich auch hinterher nicht daran erinnern konnten. Als Sie am Ziel waren, stellten Sie erstaunt fest, dass Sie schon angekommen waren.

Das Prinzip der Achtsamkeit besteht darin, uns zu lehren, innezuhalten und Augenblick für Augenblick für das präsent zu sein, was wir erleben. Sie werden einwenden, es sei Zeitverschwendung, jeweils nur eine Sache zu erledigen. Es stimmt, dass vieles uns dazu treibt, wie ein Schmetterling von einem Gedanken zum nächsten und von einer Aufgabe zur anderen zu gaukeln. Aber wenn wir mehrere Sachen gleichzeitig machen, sind wir auf jede einzelne weniger konzentriert. Wir verbrauchen auch mehr Energie, denn unsere Aufmerksamkeit hüpft die ganze Zeit hin und her. Wir laufen insbesondere Gefahr, Details zu übersehen, und kommen weniger schnell voran. Und vor allem riskieren wir »Entgleisungen«, ein Vom-Wege-Abkommen, wenn negative Gedanken, die gegen unseren Willen auftauchen, weitere nach sich ziehen und schließlich unserer willentlichen und bewussten Kontrolle entgehen, was zu dem berühmten Grübeln führt.

In der heutigen Gesellschaft, die von uns verlangt, hyperaktiv zu sein, ist es schwer, die Gewohnheit, auf »Autopilot« zu schalten, abzulegen. Dazu müssen wir üben, unsere Aufmerksamkeit wiederherzustellen, wie man einen verstauchten Knöchel wiederherstellt, indem man Krafttraining macht. Das Krafttraining des Geistes besteht darin, bei Achtsamkeitsübungen (während der Meditation, beim Stretching, Laufen, Essen, Sport), die eigene Aufmerksamkeit immer wieder zum gegenwärtigen Augenblick zurückzubringen: Beim Joggen tau-

Das Krafttraining des Geistes besteht darin, die eigene Aufmerksamkeit immer wieder zum gegenwärtigen Augenblick zurückzubringen.

chen Gedanken auf, ein völlig normaler Prozess, denn unser Gehirn ist eine Gedankenproduktionsmaschine, die nicht stillsteht! Doch haben Sie die Wahl, diesen Gedanken zu folgen, zu grübeln, über etwas Zukünftiges nachzudenken und Selbstgespräche zu führen (also die Lautstärke des Radios zu erhöhen) oder einfach zu beobachten, dass die Gedanken da sind, ohne sich in sie zu verstricken, indem Sie Ihre Aufmerksamkeit dem vollen Gewahrsein der körperlichen Empfindungen, Ihrer Muskulatur, Ihrem Atem zuwenden (was so viel heißt wie die Lautstärke Ihres Radios herunterzudrehen, bis nur noch ein unhörbares Grundrauschen da ist).

Zum gegenwärtigen Augenblick zurückkehren

Wie Sie sehen, zielt diese Methode nicht darauf ab, alle negativen Gedanken loszuwerden, sondern einfach zur Kenntnis zu nehmen, dass sie da sind, ohne ihnen zu folgen, und die Aufmerksamkeit auf den Atem und den Körper zurückzulenken. Wir schulen unseren Geist darin, im gegenwärtigen Augenblick zu bleiben, statt unaufhörlich in der Zeit – in der Vergangenheit oder Zukunft – umherzuschweifen.

Eine 30- bis 45-minütige Achtsamkeitsmeditation zu machen heißt auch, eine Übung durchzuführen, ohne etwas Besonderes zu erwarten (Wohlbefinden, Trance etc.). Je mehr wir auf etwas Bestimmtes hoffen, desto weniger sind wir in der Gegenwart, denn unsere Aufmerksamkeit richtet sich dann auf Zeichen, die unsere Erwartung bestätigen sollen. Stattdessen durchlaufen wir verschiedene vorübergehende Zustände, die sich von einem Tag zum anderen nie gleichen, wie Ungeduld, Reizbarkeit, den Wunsch aufzustehen, tiefe Entspannung, Gedankenstille, Trauer, Wut. Wir lernen, bei diesen Zuständen zu verharren, sie zu beobachten, ohne sie ändern zu wollen oder gegen sie anzukämpfen, wie wir es gewöhnlich tun. Wir

Wir lernen, die Dinge so zu akzeptieren, wie sie sind.

lernen, die Dinge so zu akzeptieren, wie sie sind, seien sie angenehm oder unangenehm. Diese Akzeptanz wird durch die urteilsfreie Feststellung erleichtert, dass unsere Gedanken, Emotionen und physischen Empfindungen dank unserer distanzierten und urteilsfreien Beobachtung einen vorübergehenden Charakter haben.

Wie kann uns die Achtsamkeit im Alltag helfen?

Wenn wir traurig, ängstlich oder wütend sind, haben wir oft Angst, dass diese unangenehmen Emotionen andauern, und fangen an, Selbstgespräche über die Angst zu führen: »Ich wusste, dass das wiederkommen würde, ich werde nie gelassen sein, es wird mir nie gelingen. Warum bin ich nicht glücklich? Warum bin ich nicht wie die anderen?« Diese Grübeleien und negativen Erwartungen verstärken nur die unangenehmen Emotionen, die ihrerseits die Grübeleien und negativen Erwartungen verstärken. Das ist ein Teufelskreis!

Die Meditation erlaubt uns, unsere Emotionen kennenzulernen und die Angst vor ihnen zu verlieren. Wir machen die Erfahrung, dass sie vergänglich sind, wenn es uns gelingt, sie »wohlwollend« aufzunehmen, das heißt ohne die Denkmaschinerie einzuschalten und ohne sie verjagen zu wollen, sondern indem wir versuchen, sie im Körper zu erleben und mit dieser Empfindung, die manchmal unangenehm ist, aber schließlich von allein vergeht, zu atmen. Die unangenehme physische Empfindung willkommen zu heißen, die mit einer schmerzlichen Emotion verknüpft ist, erlaubt uns, unseren Zustand bewusst wahrzunehmen und für uns so Sorge zu tragen, wie wir uns um den Schmerz eines uns nahestehenden Wesens kümmern würden. Wenn Ihnen ein Freund sagt, er sei traurig, entgegnen Sie ihm dann, das sei nichts, und lassen ihn allein weiterleiden? Vermutlich nicht. Sie bitten ihn, Ihnen zu erzählen, was los ist, nehmen ihn vielleicht in den Arm, schenken seinem Leiden Gehör.

Es ist normal, in bestimmten Situationen traurig zu sein, aber diese Traurigkeit verschwindet mit der Zeit von ganz allein. Aus physiologischen Gründen sind alle Emotionen, positiv oder negativ, vorübergehend, wenn man ihren natürlichen Fluss nicht hemmt. Auch deshalb ist es unerlässlich zu lernen, aus dem gegenwärtigen Augenblick Nutzen zu ziehen, indem wir Tag für Tag das genießen, was das Leben uns an Positivem bietet. Es nützt nichts, auf irgendein Ereignis zu warten, um sich dann erst zu erlauben, glücklich zu sein. Es gibt zu viele Hindernisse, die dieses Warten unendlich machen könnten. Der Zustand des Wohlbefindens ergibt sich eher aus der Summe der kleinen Glücksmomente als aus den Augenblicken intensiven Glücks, die im Laufe eines Lebens sehr viel seltener auftreten. Diese Realität zu akzeptieren – und das ist einer der Schlüssel der Meditation – erlaubt uns, unsere Energie auf die positiven Augenblicke zu konzentrieren und mit den negativen besser zurande zu kommen.

Für wen ist Achtsamkeit geeignet?

Achtsamkeit eignet sich für uns alle, aber sie ist besonders nützlich für Menschen, die an Angst oder Depression leiden. Tatsächlich hindern diese Zustände Menschen im Allgemeinen daran, im gegenwärtigen Augenblick zu sein. Die meiste Zeit über klammern sich die Betroffenen an negative Gedanken (Bedauern, Grübeleien, ängstliche Erwartungen) und lassen sich von ihnen und ihren Emotionen überschwemmen.

Was mir die Achtsamkeit gebracht hat: mehr Aufmerksamkeit mir und meinen körperlichen Signalen gegenüber

Die auf Achtsamkeit basierende kognitive Therapie ist keine leichte Methode. Sie erfordert sehr viel Disziplin, und ich muss gestehen, als mir der besagte Psychiater riet, an einem MBCT-Training teilzunehmen, war ich zunächst abgeneigt: fünf Tage Ausbildung, fünf Tage, in denen wir meditieren, die Stille erproben, lernen würden, nur dort zu sein, wo wir waren, und uns mit dem zufriedenzugeben, was da war, ohne es ändern zu wollen. Stundenlang schweigend dasitzen erschien mir ziemlich unvorstellbar. Bis zu meinem Burnout hatte ich sorgfältig Augenblicke der Inaktivität vermieden, um nicht mit meinen leidbesetzten Gedanken konfrontiert zu werden. Ich war hyperaktiv, ich stand nie still, ich suchte unaufhörlich nach Stimulation. Und vor allem hatte ich damals das Bedürfnis, mit jemandem über diese teuflischen Gedanken, die mir Leid bescherten, zu sprechen. Jetzt aber würde ich in die Stille eintauchen!

Bei den ersten Meditationssitzungen nahmen die Gedanken meine gesamte Aufmerksamkeit in Anspruch, doch indem ich mich auf meinen Atem und meine körperlichen Empfindungen konzentrierte, half die Achtsamkeit mir allmählich, mich nicht mehr in meine negativen Gedanken zu verstricken. Ich beobachtete, dass sie da waren, ohne sie hinauszuwerfen: Ich nahm zur Kenntnis, worin sie bestanden, und lenkte meine Aufmerksamkeit permanent zurück auf meinen Körper.

Ich erinnere mich sehr genau an jene Meditationssitzung, in deren Verlauf sich viele Knoten lösten. Die dunklen Gedanken kamen ständig wieder, ich versuchte, meine Aufmerksamkeit auf meinen Körper zurückzulenken, der sich immer mehr verspannte, aber ich ließ einfach die Schmerzen zu, ohne wissen zu wollen, was sie dort machten. Und ganz plötzlich spürte ich die Wut, sie war es, die meinen Körper peinigte. Mir wurde bewusst, dass meine angesammelte Erschöpfung mich schleichend auffraß. Stopp! Ich durfte nicht so weiterarbeiten, wie ich es tat, ohne auf meine Grenzen Rücksicht zu nehmen. Mein Problem war nicht, dass ich insgesamt zu nichts in der Lage war, sondern dass ich zu viel arbeitete, um nicht nachdenken zu müssen, und das ging auf Kosten meiner Gesundheit, meiner Familie und meiner Freunde. Dieser unfruchtbare Kampf gegen meine negativen Gedanken verzehrte meine ganze Energie, statt dass ich darauf hörte, was sie mir sagen wollten: »Du bist müde, gib auf dich Acht.« Ich nahm meinen Atemrhythmus bewusst wahr; ich achtete auf meine Empfindungen, und nach mehreren Minuten waren die Gedanken verschwunden.

Diese Erfahrung machte mir bewusst, dass ich die Realität gefiltert durch ein Prisma sah, das Prisma meiner Traurigkeit und Müdigkeit.

Unsere Gedanken werden durch unser Befinden beeinflusst

Wir alle kennen einen Zustand der Erschöpfung. Wir haben erlebt, wie wir an den Tag herangehen, wenn unser Akku leer ist oder wir mit dem falschen Fuß zuerst aufgestanden sind. Meist sind wir dann empfindlicher und reizbarer als sonst und bekommen alles in den falschen Hals. Wenn wir einen Kollegen treffen, der uns grüßt, ohne stehen zu bleiben, denken wir: Was ist los? Ich muss etwas getan haben, das ihm nicht gefallen hat. Er schätzt mich nicht mehr. Und so weiter. Diese Gedanken käuen wir den ganzen Tag wieder. Und die Gefahr, dass wir all das im Äußeren auswählen, was diese Gedanken bestätigt, ist groß! Am Ende des Tages ziehen wir dann die Schlussfolgerungen: »Ich bin allein«, »Ich bin nicht gut genug« oder »Ich habe etwas falsch gemacht.« Wenn wir heiter und gut aufgelegt sind, geht dasselbe Ereignis spurlos an uns vorüber, und wir sagen uns einfach: »Er hat es eilig« oder »Er hat wohl einen Termin.«

Die Gedanken, die uns durch den Kopf gehen, sind nicht die Wirklichkeit! Und doch klammerte ich mich an sie, als es mir schlecht ging. Es sind diese Gedanken, die unsere Angst und Traurigkeit verstärken und uns in den Abgrund der Depression stürzen. Aber die Gedanken sind nur eine Interpretation der Realität, sie sind keine Tatsachen! Diese Idee ist wesentlich, wenn man die Identifikation mit ihnen aufgeben will. Ich bin nicht, was sie sagen. Ihre Anwesenheit zeigt mir lediglich an, dass ich erschöpft, traurig, wütend oder ängstlich bin. Das ändert alles. Diese Emotion hat einen Grund für ihr Dasein; ich muss für mich Sorge tragen, und sie wird vergehen.

Was man sich merken muss, um eine Depression zu überwinden

Wann hat man wirklich eine Depression?

Traurigkcit, Freudlosigkeit, Einschlafstörungen reichen nicht aus, um die Diagnose einer Depression zu stellen. Der krankhafte Zustand der Depression ist durch das gleichzeitige Auftreten von mehreren charakteristischen Merkmalen definiert, die einen Menschen in seinem Alltag nachhaltig beeinträchtigen.

Man geht im Allgemeinen davon aus, dass es sich bei diesen Beeinträchtigungen um eine Depression handelt, wenn sie mindestens zwei Wochen lang kontinuierlich jeden Tag auftreten.

Zwei Symptome sind in einem depressiven Zustand beinahe immer vorhanden, entweder allein oder gleichzeitig: Schwermut und Lust- oder Freudlosigkeit. Die Schwermut äußert sich als Trübsal, als Lust zu weinen, als ein seelischer Schmerz, der der Trauer bei einem Todesfall ähnelt, aber manchmal um vieles stärker ist. Diese Schwermut kann ständig da sein, nur in bestimmten Augenblicken auftauchen oder den Morgen bzw. den Abend überschatten. Die Freudlosigkeit, die die Psychologen *Anhedonie* nennen, ist begleitet von einem Desinteresse an gewöhnlich befriedigenden Aktivitäten (Hobbys, Kino, Lesen etc.), die entweder ganz aufgegeben oder nur unter Schwierigkeiten aufrechterhalten werden, indem man sich dazu zwingt. Das kann auch die Begegnung mit Familie, Freunden und sexuelle Aktivitäten betreffen.

Zusätzlich zu diesen hauptsächlichen Beeinträchtigungen ist eine Depression oft durch mehrere der folgenden Symptome gekennzeichnet:

- Störungen des Appetitverhaltens, im Allgemeinen in Richtung Appetitverlust mit einer unerwünschten Gewichtsveränderung (beispielsweise fünf oder mehr Prozent Gewichtszunahme oder -abnahme in einem Monat);
- Schlafstörungen, Abnahme oder Zunahme der Zeit des Schlafens (Schlaflosigkeit oder übermäßiges Schlafbedürfnis);
- Konzentrationsstörungen, Gedächtnisstörungen, Entscheidungsschwierigkeiten;
- Handlungsschwierigkeiten mit Rastlosigkeit oder Verlangsamung, die von der Umgebung wahrgenommen werden können;
- Kraftlosigkeit, Gefühl der Müdigkeit oder des Energiemangels, jede Anstrengung wird zum Problem;
- Schuldgefühle oder Selbstentwertung;
- düstere Gedanken und Selbstmordgedanken, die von einem vagen Wunsch zu sterben bis hin zum realen Willen reichen können, seinem Leben ein Ende zu setzen.

Beklommenheit und Ängstlichkeit sind in dieser Liste nicht aufgeführt, weil sie auch bei vielen anderen Krankheitsbildern außer der Depression auftreten können, aber sie sind gleichfalls bei Depressionen sehr häufig (Sorgen um die Zukunft, Grübeleien, Phobien etc.).

Was tun, wenn man an einer Depression leidet?

Bei einer echten Depression braucht man Hilfe von außen, denn es ist illusorisch und manchmal sogar gefährlich, sie allein überwinden zu wollen oder darauf zu warten, dass sie von selbst vergeht. Wenn Sie nur eine leichte Depression haben, kann die Psychotherapie die beste Methode sein, um damit fertigzuwerden. Aber bei einer schweren Depression sind der psychische Schmerz und die Erschöpfung so stark, dass Sie für eine Psychotherapie wenig zugänglich sind. In diesem Fall ist eine Behandlung mit Antidepressiva sehr nützlich, um nicht zu sagen unerlässlich. Dennoch sträuben sich viele Menschen dagegen, Medikamente zu nehmen: »Ich will keine Tabletten, ich will nicht abhängig werden.« Aber eine Psychotherapie ohne medikamentöse Behandlung fortzusetzen ist so, als würden Sie mit einem leeren Tank eine Reise unternehmen wollen. Die medikamentöse Behandlung erlaubt, die Akkus neu aufzuladen, indem sie einen Teil der Abwehr wieder aufbaut und innerlich für ein wenig Ruhe sorgt, ohne Ihre Funktionsfähigkeit zu beeinträchtigen (die heutigen Antidepressiva machen weder müde noch abhängig). Sie ist eine Krücke, die Ihnen ermöglicht, vollen Nutzen aus den Wohltaten der Psychotherapie zu ziehen.

Was die Wahl der Psychotherapie angeht, so haben sich die kognitiven Verhaltenstherapien in der Behandlung der Depression als wirksam erwiesen. Wenn Ihre Depression durch einen Trauerfall, eine Aggression, eine schwierige Kindheit, einen Unfall, eine Trennung oder eine Kündigung ausgelöst wurde, die für Sie noch schmerzhaft sind, sobald Sie daran denken, kann EMDR bei der Verarbeitung dieser negativen Lebensereignisse wirksam sein. Die achtsamkeitsbasierte kognitive Therapie hat sich als wirksam bei der Vorbeugung des depressiven Rückfalls erwiesen.

Halten Sie mindestens 30 Minuten am Tag inne, um Ihr Befinden zu prüfen

Um eventuelle Anzeichen eines Rückfalls zu entdecken, müssen Sie innehalten. Der Psychiater Edel Maex sagte bei einem Vortrag: »Wenn Sie eine Stadt kennenlernen wollen, reicht es nicht aus, mit dem Auto hindurchzufahren. Sie müssen anhalten, einen Parkplatz suchen, aussteigen, durch die Straßen laufen und neugierig auf das sein, was Sie dort erwartet.« Wenn Sie sich selbst kennenlernen wollen, müssen Sie aus der täglichen Tretmühle aussteigen und versuchen, nur eine Sache zur Zeit zu tun. Wählen Sie sich einen Augenblick am Tag, an dem Sie sich hinsetzen und sich fragen, wie es Ihnen geht! Sie sind bereit, sich diese Zeit zu nehmen, um Ihre Angehörigen und Freunde anzuhören, nehmen Sie sie auch für sich!

Versuchen Sie während dieser dreißig Minuten Ihre Aufmerksamkeit so gut wie möglich auf die verschiedenen Körperteile und darauf zu richten, wie der Atem durch Ihren Körper fließt. Sehr oft wird Ihre Aufmerksamkeit durch bestimmte Gedanken oder Empfindungen vom Körper abgelenkt, das ist völlig normal. Beobachten Sie, ohne zu urteilen, was im Augenblick da ist: »Ah, ich habe einen Krampf«, »Ah, die Übung ärgert mich« oder »Ah, da ist wieder mein Lieblingsgedanke: Ich schaffe das nie.« Lenken Sie Ihre Aufmerksamkeit immer wieder auf Ihren Körper zurück. Erinnern Sie sich daran, dass die Gedanken nur Schöpfungen Ihres Geistes sind und zum Ausdruck bringen, in welchem Zustand Sie sich in dem Augenblick befinden, in dem Sie die Übung machen.

Wenn es Ihnen sehr schwerfällt, Ihre Aufmerksamkeit auf Ihren Körper und Ihren Atem zurückzulenken, ist Ihnen die Übung deshalb nicht misslungen, sondern Sie sind einfach nur müde oder gestresst. Wenn Sie dies feststellen, fragen Sie sich also, auf welche Weise Sie für sich sorgen können, und notieren Sie die Gedanken in einem speziellen Notizbuch unter »Erörterung und Analyse meiner Gedanken«. Fragen Sie sich bei jedem Gedanken, woher er kommt. Welches Ereignis hat sein Auftauchen provoziert? Inwieweit ist es realistisch, dass Sie infolge dieses Ereignisses so von sich denken? Welches sind die Beweise für oder gegen diese Behauptung?

Ein Tagebuch als Wegbegleiter

Schaffen Sie sich einen Wegbegleiter an, ein hübsches Tagebuch, das Ihnen helfen soll, sich Ihr Glück bewusst zu machen und Ihnen in den schwierigeren Augenblicken Ihres Lebens zu dienen. Sie sollten es immer zur Hand haben. Notieren Sie darin:

- Was andere gut an Ihnen finden.
- Die Aktivitäten, die Ihnen gewöhnlich ein gutes Selbstbild vermitteln (aufräumen, Papiere sortieren, Sport treiben), und solche, die Ihnen Freude machen (ein gutes Essen kochen, ein Bad nehmen, ins Kino gehen, einen Freund anrufen, einen Waldspaziergang machen, im Garten arbeiten, Musik machen, mit Freunden ausgehen). Diesen Aktivitäten sollten Sie sich widmen, wenn Sie anfangen, sich schwermütig und motivationslos zu fühlen. Achtung, Sie wissen wahrscheinlich, dass Sie zu nichts mehr Lust haben, wenn es Ihnen schlecht geht. Warten Sie nicht darauf, Lust zu haben, um Dinge zu unternehmen, die Ihnen guttun: Tun Sie sie, und die Motivation und das Vergnügen kommen von selbst wieder.
- Mindestens ein positives Ereignis am Tag. Beachten Sie: Suchen Sie nicht unbedingt nach großen Ereignissen. Das Glück ist manchmal in einem Lächeln, einem Geruch, einer Landschaft, dem Wetter, einem Telefongespräch, einem guten Essen zu finden. Wenn die negativen Gedanken erneut auftauchen, lesen Sie diese kleinen Glücksaugenblicke wieder.

Sie können auch etwas schreiben oder zeichnen und Artikel, die Ihnen gefallen haben, oder Fotos einkleben.

Schenken Sie Ihren Bedürfnissen und Wünschen mehr Aufmerksamkeit. Achten Sie sich!

Wagen Sie es, sich Zeit für sich zu nehmen! Sie verbringen viel Zeit damit, den Bedürfnissen Ihrer Familie, Ihres Freundeskreises und Ihrer beruflichen Umgebung Aufmerksamkeit zu schenken, und reagieren auf sie zulasten Ihrer physischen und psychischen Gesundheit. Auch Sie haben Bedürfnisse (Liebe, Aufmerksamkeit, Anerkennung, Freude, Ausruhen), und es ist wichtig, dass Sie sie berücksichtigen.

Die psychologische Behandlung, die EMDR-Therapie und die Achtsamkeit haben mir die Türen zur Gelassenheit geöffnet und mir beigebracht, für mich zu sorgen, was unerlässlich ist, wenn man auch ein gutes Verhältnis zu anderen, seiner Familie, seinen Freunden und Patienten haben will.

Diese Erfahrung nützt mir im Alltag: Indem sie mich an eine düstere Phase erinnert, erlaubt sie mir, umso mehr das Leben und die Augenblicke des Glücks wertzuschätzen, die ich vorher nicht wahrgenommen habe. Ich verliere mich nicht mehr in unaufhörlichen Kämpfen, ich weigere mich, meine Zeit und meine Energie mit so etwas zu verschwenden. Der einzige Kampf, den ich mir zugestehe, ist der gegen das Leid, denn selbst wenn die Ereignisse des Lebens zur Folge haben, dass es uns allen eines Tages begegnet, gibt es zahlreiche Methoden, die uns ermöglichen, besser damit zurechtzukommen. Angesichts eines Menschen, der leidet, verstehe ich, was er durchmacht und empfindet, und ich mobilisiere an dieser Stelle all meine Energie, um ihn zur Gelassenheit zu führen.

Was meine Erfahrung lehrt

Niemand möchte leiden, und dennoch bringt es das Leben mit sich, dass wir alle irgendwann auf unserem Weg Leid erfahren. Als ich mitten in meiner Depression steckte, war mein emotionales Leiden intensiv. Ich hielt es für schwierig, mich aus diesem Sumpf zu befreien. Nach einem Jahr EMDR und täglicher Meditationspraxis hatte ich endlich wieder das Gefühl, ich selbst zu sein. Was für ein Glück! EMDR erlaubt einem, sich von »altem Mist« zu befreien, wie man es umgangssprachlich ausdrückt, und sich mit sich selbst zu versöhnen. Die achtsamkeitsbasierte kognitive Therapie hat mir den Weg der Akzeptanz eröffnet, denn auch wenn EMDR die falschen Glaubenssätze ausräumt, bleibt dennoch unsere Persönlichkeit mit ihren Vorzügen und Mängeln bestehen. Doch die Meditation erlaubt uns, unsere Fehler mit Distanz, um nicht zu sagen mit Humor anzugehen: »Da bist du wieder! Du kriegst mich nicht.« Sie hat es mir auch erlaubt, das Leben und die anderen so anzunehmen, wie sie sind.

Zum Abschluss

Selbst als »Spezialistin« auf dem Gebiet der Heilung und Psychotherapie musste ich auf äußere Hilfe zurückgreifen, um zu verstehen, was in mir vorging, und mich aus einer schwierigen Phase zu befreien. Man sollte also Hilfe in Anspruch nehmen, wenn es einem schlecht geht, trotz allen Sträubens, das man vielleicht empfindet (die Angst vor Psychologen, die Furcht, sich jemandem anzuvertrauen, die Kosten etc.). Im Übrigen werden die verschiedenen Methoden der kognitiven Verhaltenstherapie und die emotionalen Ansätze wie die, die ich beschrieben habe, oft von bestimmten Psychologen und Psychiatern diskreditiert, die der Meinung sind, dass es sich nicht um »tiefgreifende« Behandlungen der psychischen Probleme handelt (im Gegensatz zu anderen Methoden wie der Psychoanalyse). Meine persönliche Erfahrung und diejenige zahlreicher Patienten belegt ganz im Gegenteil, dass die Arbeit an sich selbst und den eigenen Emotionen den Weg für eine wirklich nachhaltige Verände-

Weiterführende Informationen finden Sie auf der Seite 459.

rung freimacht, die sich positiv auf die Zukunft auswirkt und für ein Wohlbefinden sorgt, nach dem wir alle streben.

> *Möge ich die Gelassenheit haben, die Dinge zu akzeptieren, die ich nicht ändern kann, den Mut, die Dinge zu ändern, die ich ändern kann, und die Weisheit, beides voneinander zu unterscheiden.*
>
> NACH REINHOLD NIEBUHR

5

Christine Mirabel-Sarron

Wenn die Angst uns lähmt

Ohne Hoffnung keine Furcht,
keine Furcht ohne Hoffnung

SPINOZA

In den 80er Jahren studierte ich Medizin in Lyon. Auf diese Weise konnte ich sowohl von der Stadt als auch von der waldreichen Umgebung und den Alpen profitieren. Wie für viele Studenten bedeutete Skifahren für mich, in aller Frühe zu starten und abends nach Schließung der Pisten trotz der Müdigkeit noch nach Hause zu fahren. Eines Tages hatte ich auf einer ganz gewöhnlichen Piste einen dummen Unfall: Ich stürzte, ohne dass sich die Skibindung löste, und brach mir das Bein. Krankenhaus, Operation, die übliche Nachsorge, Krankengymnastik und die Rückkehr nach Hause folgten rasch aufeinander.

Eine unerwartete Erfahrung

Die Angst vor dem Weg auf die Straße

Alles begann eines Tages ohne Vorwarnung. Ich ging das erste Mal nach dem Unfall aus dem Haus, begleitet von meinem Mann: Ich konnte wieder laufen und mein Bein gebrauchen, aber ich konnte nicht mehr allein auf die Straße gehen. Ich erlebte urplötzlich ein grundloses Ansteigen der Angst, das sich zunächst als starker Druck im Bereich der Brust bemerkbar machte; dann fing mein Herz wie wild an zu schlagen, und mir wurde schwindlig. Anfangs schob ich die Symptome darauf, dass ich eben das erste Mal wieder aus dem Haus ging und es mich anstrengte, zu laufen und nach dem Trauma wieder ein Gefühl der Sicherheit zu entwickeln. Aber am nächsten Tag ging es von Neuem los, und jedes Mal wenn ich das Haus verließ, wiederholte sich dasselbe. Die Panik setzte ein, sobald ich mich dem Ausgang unseres Mietshauses näherte. Sobald ich einen Blick von der Außenwelt erhaschte, fing mein Herz an zu jagen, und meine Hände begannen zu zittern. Ich lauschte auf mein Herzklopfen und spürte das Pulsieren bis in die Schläfen, ich hatte Angst, dass die Adern platzen oder ich ohnmächtig werden würde. Ich sagte mir, dass mein Körper dem nicht lange standhalten könne, ich hatte die Befürchtung zu stürzen und suchte Halt an der Hauswand. Dann blieb ich stehen, beruhigte mich ein bisschen, und mein Atem ging wieder langsamer. Das Ganze passte so gar nicht zu mir, die ich den Spitznamen »Abenteurerin« trug. Mein Everest wurde die Bank, die einige Meter vom Eingang des Mietshauses entfernt stand.

Ich fragte mich, was mit mir los war und ob ich eines Tages wieder in der Lage sein würde, ein normales Leben zu führen. Ein ganzes Jahr lang quälte mich die Angst. Ich vermied es komplett, allein aus dem Haus zu gehen, ich erfand alle möglichen Ausreden und beschränkte mich auf ganz seltene Wege draußen mit einem zuverlässigen Begleiter.

Eine Odyssee durch alle möglichen Therapien

Gleich in den ersten Wochen suchte ich einen Arzt auf, dann einen Homöopathen, einen Osteopathen, einen Kinesiotherapeuten und andere Spezialisten. Man verschrieb mir erst makrobiotische Kost, dann eine andere Diät und noch viele weitere Behandlungen, angefangen von Massagen, pflanzlichen Medikamenten bis hin zu Psychopharmaka und Neuroleptika. Einige brachten für einige Stunden Linderung, andere verstärkten die Symptome. Niemand dachte an einen Psychiater oder Psychologen, selbst ich nicht.

Nach einigen Untersuchungen kristallisierte sich die Diagnose »akute Angstkrise« (Panikattacke mit begleitender Agoraphobie) heraus.

Wie man eine Panikattacke erkennt

Mindestens eine der Panikattacken ist einen Monat lang (oder länger) von folgenden Symptomen begleitet:

- ständige Furcht, weitere Panikattacken zu erleiden;
- Beschäftigung mit den möglichen Implikationen der Attacke oder ihren Folgen;
- auffällige Verhaltensänderung im Zusammenhang mit den Attacken.

Was sind die Kriterien für eine Agoraphobie?

Die Angst tritt im Zusammenhang mit Orten oder Situationen auf, in denen sich zu entziehen schwierig (oder peinlich) sein könnte bzw. in denen man keine Hilfe im Falle einer unerwarteten oder von einem spezifischen Stimulus ausgelösten Panikattacke oder bei panikartigen Symptomen bekommen würde.

Nach dem Diagnosehandbuch DSM-IV sind agoraphobische Ängste gekennzeichnet durch:

- ein Ensemble typischer Situationen, darunter: sich allein außerhalb der Wohnung, in einer Menschenmenge oder Warteschlange, auf einer Brücke, im Bus, Zug oder einem Auto zu befinden;
- den Umstand, dass diese Situationen entweder ganz vermieden, als sehr beängstigend oder mit der Befürchtung erlebt werden, eine Panikattacke oder Symptome vom Typ einer Panikattacke zu erleiden, oder die Anwesenheit einer Begleitperson erfordern;
- den Umstand, dass die Angst oder die phobische Vermeidung durch ein anderes psychisches Problem nicht besser erklärbar ist.

Ich glaubte anfangs nicht allzu sehr daran. Konnte die Angst einen so krank machen? Konnte sie mich total lähmen? Als Medizinstudentin hatte ich nichts über Psychiatrie gelernt, und meine Recherchen in den Büchern brachten mich auch nicht weiter. Ich wollte wieder gesund werden, so wie früher, bevor der Albtraum begann, in dem ich feststeckte.

Menschen in meiner Umgebung, die mir vertrauen

Die Panikattacken tauchten bei jedem Versuch auf, das Haus zu verlassen. Schon der Gedanke, nach draußen gehen zu wollen, reichte aus, damit ich mich sofort verspannt und unwohl fühlte und in Angst geriet: Ich hatte Angst vor einer Panikattacke, davor, dieses akute Unwohlsein zu spüren, bei dem der ganze Körper unter extremer Spannung steht und man den völlig irrationalen Eindruck hat, er könnte platzen.

Meine Angehörigen bestanden darauf, dass ich aus dem Haus ging mit dem Argument, dass ich für das Gehtraining Bewegung brauchte und auf meinen Spaziergängen wieder Selbstvertrauen gewinnen würde. Wir einigten uns auf kleine Strecken, sodass ich nach einigen

Tagen der Wiederholung allmählich bis zur Straßenecke vordrang. Meinen Angehörigen erschien es logisch, dass ich anschließend die Straße überquerte, weil dort eine Einkaufsstraße begann. Aber die Logik, von etwas Äußerem angezogen zu sein, griff bei mir nicht. Meine Angst erlaubte mir nur, stetig und ohne Unterbrechung auf demselben Bürgersteig weiterzugehen. Die andere Straßenseite erschien mir wie ein Graben, ein Abgrund. Der emotionalen Logik meiner Angst folgend konnte ich meinen Weg auf demselben Bürgersteig fortsetzen, indem ich Tag für Tag weiterging, bis ich nach zwei Wochen einmal den Block umrundet hatte. Eine Strecke, die in den Augen eines rational denkenden Menschen sicher unnütz erscheint, aber eine Überquerung der Straße kam für mich noch nicht in Betracht.

Jeden Tag gelang es mir, ein Stückchen weiter zu gehen, doch immer von meiner Angst begleitet. Es war mir leichter erschienen, weiterzugehen, und ich eroberte jeden Tag ein Stück Terrain von der Angst zurück, die mich ans Haus gefesselt hatte. Jeden Tag ging ich aus dem Haus; das Ziel wurde vom Grad meiner Angst und nicht von den anderen bestimmt. Auch wenn ich zweifellos Fortschritte machte, waren sie doch langsam. Ich hätte mir so sehr gewünscht, schneller voranzukommen, aber die Panik und die Angst vor der Außenwelt bremsten mich ganz schrecklich.

Jeden Tag gelang es mir, ein Stückchen weiter zu gehen.

Von Monat zu Monat lösten meine Familie und meine Freunde sich auf diese Weise ab und halfen mir, ganz allmählich die Etappen zu überwinden, um mich wieder autonom zu bewegen. Es sollte über sechs Monate der tagtäglichen Konfrontation mit der so angstbesetzten Situation des Hinausgehens dauern, bis ich überall wieder unbeschwert hingehen konnte.

Ein anderer Blick auf die Angst

In einer Phase, in der ich keine psychologischen Kenntnisse besaß, unterzog ich mich auf diese Weise einer allmählichen Konfrontation mit meinen damaligen Ängsten, den Panikattacken, die zur Agoraphobie führten.

Diese persönliche Erfahrung macht die Hälfte der Phobiker durch, die – ob von ihrer Umgebung unterstützt oder nicht – sich ihren Ängsten zunehmend aussetzt und ein allmähliches Abklingen ihrer krankhaften Ängste erfährt. Wäre dieses Vorgehen strukturierter und von einem Therapeuten angeleitet gewesen, hätte es sich einer Behandlung mit kognitiver Verhaltenstherapie angenähert.

Die gute Nachricht ist, dass dieses ganze Leiden rasch ein Ende nehmen kann! Ich habe nie mehr Panikattacken gehabt. Ich leide auch nicht mehr an Platzangst und führe ein normales Leben. Ich reise viel und wache auch nicht mehr jeden Morgen mit Angst auf. Dennoch habe ich mein Leben äußerlich nicht verändert. Ich versuche nicht, irgendetwas zu vermeiden, was es auch sei. Ich habe schlicht und ergreifend die Kontrolle über meine Existenz und die Ereignisse wiedergewonnen. Ich erinnere mich nur noch daran, dass ich in der Vergangenheit einmal ein Problem mit Angst und Panikattacken hatte. Aber das gehört der Vergangenheit an, es ist vorbei. Es ist weit weg, wie eine sehr alte Geschichte.

Ich könnte Risikofaktoren die Schuld an dem Geschehen geben, wie etwa dem Umstand, eine Frau zu sein, oder eine biografische Prädisposition, eine biologische oder genetische Schwäche anführen, die bestimmte Menschen eindeutig stärker dafür anfällig macht, Panikattacken zu erleiden als andere. Mein Blick ist ein anderer geworden: Jeder Mensch hat irgendwelche Schwächen und muss für sich selbst die angemessensten Lösungen finden.

Was hat mich diese Erfahrung gelehrt?

Ich habe durch diese Erfahrung entdeckt, dass es mehrere Typen von Angst gibt: eine banale Angst vorübergehender Natur, die auftritt, wenn mir eine Gefahr bewusst wird, die mir vertraut ist – wenn mich ein Donnergrollen überrascht oder ich in den Vergnügungspark gehe.

Die eigene Angst verstehen, um sie zu überwinden

Ich entdeckte, dass es andere Facetten der Angst gibt, solche, die anhaltend und total irrational sind und über die man meint keinerlei Kontrolle zu haben. Auf dem Bürgersteig hatte ich vor nichts Greifbarem Angst.

Während man reaktive Angst als Überlebensreaktion der Spezies erklären kann, entzieht sich diese schwere, fortgesetzte, alles ergreifende Angst, die den Betroffenen schlagartig überfällt, völlig der Erklärung. Man kann von der Irrationalität dieser Angst kaum sprechen, denn andere Menschen können sie nicht nachvollziehen. Worin besteht die Gefahr, auf einem geraden, breiten und sauberen Bürgersteig entlangzugehen? Es gibt selbstverständlich keine; doch Sie zittern vor Angst. Sie erforschen ihn Zentimeter für Zentimeter, als würde es sich um Neuland handeln, als wären Sie Entdecker in einem feindlichen Milieu, als könnte jederzeit etwas Schreckliches passieren. Sie fühlen sich mit dieser Erfahrung allein und verlassen.

Um gegen die Angst anzugehen, darf man sich nicht schämen

Meine persönliche Auseinandersetzung mit der Angst und meine emotionale Konfrontation mit ihr lehrten mich, dass es mir dabei nicht schlechter, sondern sogar besser ging.

Ich entdeckte persönliche Mittel und Wege, um jeden Erfolg zu verbuchen: Ich maß die Zeit, die ich draußen geblieben war, und die Strecke, die ich zurückgelegt hatte. Ich entwickelte auf diese Weise eine Methode, um meinen Fortschritt genau zu verfolgen.

Um gegen exzessive Ängste anzugehen, darf man sich ihrer zunächst einmal nicht schämen.

Ich habe gelernt, dass man, um gegen exzessive Ängste anzugehen, sich ihrer zunächst einmal nicht schämen darf. Man muss sich sagen, dass man für diese Ängste nicht mehr kann als für hohen Blutdruck oder Diabetes. Man braucht also keine Schuldgefühle zu haben, sondern muss Phobien als eine außer Kontrolle geratene Angst betrachten, die anfangs ganz natürlich ist.

Sich Schritt für Schritt mit seiner Angst konfrontieren

Um die Angst wieder auf ihren rechtmäßigen Platz zu verweisen, muss man anschließend lernen, sie mithilfe praktischer Übungen zu meistern. Diese Übungen bestehen darin, sich mit seiner Angst schrittweise und vor allem sehr regelmäßig zu konfrontieren. Wenn man diese Arbeit gewissenhaft tut, kann man die eigene Angstbiologie erfolgreich modifizieren: Das Gehirn – oder genauer gesagt, der Mandelkern, der der Sitz der Angst ist – beginnt, anders zu reagieren. Man muss akzeptieren, dass Angst auftreten kann; absolut niemand ist völlig dagegen gefeit. Die Lösung besteht nicht darin, das eigene Leben gegen die Angst abzuschotten, sondern sich mit dem Gedanken anzufreunden, dass Angst zu den Lebensrisiken gehört.

Die biologischen Ursprünge der Angst

Nach dem Modell des englischen Psychologen und Verhaltenstherapeuten David M. Clark wird eine Panikattacke entweder durch innere oder äußere Reize ausgelöst, die als Anzeichen einer unmittelbaren Gefahr interpretiert werden. Diese Interpretation produziert eine mit zahlreichen physischen Empfindungen einhergehende Katastrophenangst (Tod, Kontrollverlust). Der Betroffene wird daraufhin hyperwachsam (aus Angst vor bestimmten Empfindungen) und achtet auf Eindrücke oder Gefühle, die andere ignorieren würden und die ihn in der Vorstellung bestärken, ein ernstes Problem zu haben. Er macht sich ein Sicherheitsverhalten zu eigen, durch das die negativen Interpretationen tendenziell aufrechterhalten werden und das in einer agoraphobischen Vermeidung münden kann. Diese Spirale führt zur Panikattacke und bestätigt so die anfänglich wahrgenommene Bedrohung. Der damit in Gang gesetzte Teufelskreis begünstigt einen Zustand der Spannung und intensiven Angst und macht den Betroffenen für weitere Panikattacken anfällig.

Von der Katastropheninterpretation an entwickelt der Betroffene Verhaltensweisen, die zur Aufrechterhaltung der Panikstörung beitragen.

Mein Rat

Die Reaktion bei einer Panikattacke ist exakt dieselbe, als wenn wir eine Gefahr wahrnehmen und unser Organismus sich darauf vorbereitet, mit ihr konfrontiert zu werden. Es ist also eine Therapie notwendig, die auf den Mandelkern einwirkt. (Der Mandelkern ist der Sitz der Emotionen und einer der entwicklungsgeschichtlich ältesten Gehirnteile. Das limbische System umfasst zwei wichtige Teile: den Mandelkern und den Hippocampus.) Nachweislich kommt es nach einer Verhaltenstherapie zu einer Normalisierung von funktionellen zerebralen Anomalien bei Phobien, was die Neuroplastizität oder Anpassungsfähigkeit des menschlichen Gehirns belegt.

Wie erkennt man die akute Angst?

- Kämpfen Sie oft gegen Angstgedanken an, die nie aufzuhören scheinen?
- Fühlen Sie sich unwohl an geschlossenen Orten, wie Kinosälen oder öffentlichen Verkehrsmitteln, oder auch in einer Warteschlange an der Supermarktkasse?
- Hatten Sie schon einmal das Gefühl zu ersticken, weil Sie eine Enge in der Brust empfanden, Ihre Kehle wie zugeschnürt war und Ihr Atem unregelmäßig ging?
- Überkommt Sie beim Autofahren manchmal die Angst, im Verkehr, auf einer Brücke oder an einer roten Ampel stecken zu bleiben?
- Waren Sie schon einmal in der Notaufnahme, weil Sie meinten, einen Herzinfarkt zu haben? Hat Ihnen der Arzt gesagt, dass es sich lediglich um Angst und keine schlimme Erkrankung handele?
- Sind Sie oft besorgt, dass Sie plötzlich die Kontrolle verlieren und verrückt werden könnten?
- Sind Sie in »normalen« Situationen nervös, die Ihnen früher keine Probleme bereitet haben?
- Erleben Sie manchmal ohne ersichtlichen Grund eine der folgenden Körperempfindungen: Herzrhythmusstörungen, Schmerzen im Brustkorb, einen Kloß im Hals, Atemprobleme und Kurzatmigkeit?
- Haben Sie den Eindruck, von dem, was sich in Ihrer Umgebung und in der Realität ereignet, abgeschnitten zu sein: Haben Sie ein Empfinden von Unausgewogenheit, das Gefühl, in Ohnmacht zu fallen, Prickeln in Händen, Fingern, Füßen oder Extremitäten; Ausbrüche von kaltem Schweiß; Frösteln oder übermäßiges Schwitzen; Hitzewallungen, gefolgt von Angst; Zittern; ein Gefühl von Kontrollverlust; die Angst, verrückt zu werden; ein Gefühl von Terror; den Eindruck, gleich zu sterben; das Bedürfnis zu flüchten?

Das sind die Symptome der Panikattacke.

Die auslösenden Faktoren

Wenn Sie nicht wissen, warum die Panikattacke auftritt, suchen Sie zunächst nach auslösenden Faktoren in der Umwelt: An welchem Ort, in welcher Situation, in Gegenwart welches Menschen oder bei welchem Objekt tritt die Angst auf? Waren Sie in jüngster Zeit mit einer stressauslösenden Situation konfrontiert (z. B. einer Trennung)?

Machen Sie anschließend mit Faktoren weiter, die mit Ihrem inneren Befinden zu tun haben: Wie übermüdet sind Sie? Wie hoch ist Ihr Verbrauch an stimulierenden Substanzen (Alkohol, koffeinhaltige Getränke, Drogen)? Wie regelmäßig ist Ihr Schlaf? Hatten Sie Herzrhythmusstörungen, die auf andere Ursprünge zurückzuführen waren (körperliche Anstrengung)? Haben Sie antizipatorische Gedanken (die Angst, eine weitere Panikattacke zu erleiden, Angst zu sterben, verrückt zu werden)? Haben Sie cholerische Reaktionen?

All diese äußeren und inneren Faktoren fördern das Auftauchen von Angstgedanken. Das heißt, dass diese Faktoren von Ihnen interpretiert werden und in Ihnen die bewusste Angst auslösen, die Kontrolle zu verlieren bzw. sterben zu müssen oder sich in einer höchst peinlichen Situation wiederzufinden. Diese angstbesetzte gedankliche Analyse erhöht Ihre Angst. Der Körper intensiviert dann die physischen Reaktionen oder deren Anfänge, die zuallererst aufgetaucht sind und die Spirale der Angstattacke in Gang gesetzt haben. Sie schenken dabei der kleinsten Empfindung noch mehr Aufmerksamkeit, ein Zustand aktiver Hyperwachsamkeit stellt sich ein. Nun stecken Sie im Kreislauf der Eskalation der Angst, bei dem die Symptome Angst auslösen und die Angst die Symptome verstärkt.

Wie sollte man reagieren?

Sie haben zwei Wahlmöglichkeiten. Entweder bekommen Sie eine Panikattacke und geben der Angst nach, die Sie für unumgänglich halten, oder Sie tun etwas für die Deeskalation der Situation.

Das beste Verfahren ist, innezuhalten, sich zu beruhigen, ruhig zu atmen und den Kopf leer zu machen, indem Sie an etwas Angenehmes denken, beispielsweise an etwas, das tagsüber geschehen ist. Leider ist das am häufigsten gewählte Verhalten, um gegen die Panikattacke zu kämpfen, die Flucht (den Ort oder die Situation überstürzt verlassen) oder die Vermeidung (die Verabredung absagen).

Es gibt einen ganz simplen Unterschied zwischen jemandem, der an Panikattacken leidet, und jemandem, der nicht mehr daran leidet. Wer nicht mehr daran leidet, hat keine Angst mehr vor ihnen. Ein solcher Mensch betrachtet die körperlichen Empfindungen nur noch als bloße Empfindungen und nicht mehr als Bedrohung. Er reagiert auf Angstgedanken nicht mit einer Emotion. Darin besteht der ganze Unterschied, denn bei der phobischen Angst gibt es ein sichtbares Objekt, das fälschlicherweise als bedrohlich erlebt wird.

Die wichtigsten Punkte im Überblick

1. Sich seinen Ängsten stellen beinhaltet eine doppelte Strategie:
   - sich seinen Ängsten aussetzen; das ist das äußere Vorgehen,
   - seine Ängste akzeptieren; das ist das innere Vorgehen.

     Geben Sie nicht auf, es ist kein unabwendbares Schicksal.

     Schämen Sie sich nicht und sprechen Sie sich nicht schuldig.
2. Die Erfahrung lehrt mehr als jeder Rat: Das Studium und Verständnis des Phänomens erlauben, die Vorgänge zu identifizieren. Das Verstehen erlaubt anschließend das Handeln.

Sich Panikattacken stellen	Flüchten oder vermeiden
Sie erhöhen Ihre Toleranzschwelle gegenüber den körperlichen Empfindungen und der Angst.	Ihre Toleranzschwelle gegenüber den körperlichen Empfindungen und der Angst sinkt.
Das erlaubt Ihnen ein besseres Ertragen Ihrer negativen Emotionen, eine veränderte Weltsicht, eine Entwicklung adäquater Verhaltensweisen und die zunehmende Auflösung der emotionalen Hyperreaktivität.	Das hat zur Folge, dass die kleinste, banalste Situation im Alltag zum Drama werden kann und Sie nicht mehr loslässt. Sie geraten in einen Zustand der Hyperwachsamkeit. Ihr Selbstwert und der Eindruck, dass Sie mit der Situation fertigwerden, nehmen von Tag zu Tag ab. Ihr Lebensstil ändert sich schließlich komplett. Sie beginnen, Menschen und öffentliche Orte zu vermeiden, und geraten in den Kreislauf der Agoraphobie.

3. Die Konfrontation mit Angstsituationen:
   - muss mit der Zustimmung und Motivation des Betroffenen geschehen;
   - muss allmählich erfolgen;
   - muss länger andauern;
   - muss wiederholt werden, muss engmaschig und regelmäßig sein.
4. Sie sollten Ihre Angst von einem Spezialisten diagnostizieren lassen, der Ihnen die passende medikamentöse und/oder psychologische Behandlung empfehlen wird.

Weiterführende Informationen finden Sie auf der Seite 460.

Die Konfrontation mit Angstsituationen sollte vorzugsweise von einem professionellen Therapeuten für Angststörungen geplant und begleitet werden, der mit Ihnen ein auf Sie zugeschnittenes Programm der Konfrontation ausarbeiten und die eventuellen Faktoren erkennen kann, die Ihren Fortschritt möglicherweise bremsen.

6

Benjamin Schoendorff

Ein langer Weg des Lernens und der Selbstakzeptanz

Ich praktiziere die Akzeptanz- und Commitment-Therapie, bekannter unter der Abkürzung ACT (gesprochen wie das englische Wort »act«). Die ACT-Therapie ist eine Form der kognitiven Verhaltenstherapie der neueren Generation. Ihr Ziel ist es, Menschen, die im Kampf mit dem inneren Leiden feststecken, zu helfen, sich daraus zu befreien und durch Handeln den Weg zu einem sinnerfüllten Leben zu finden. In meinen Augen ist ACT eine humanistische und existenzielle Verhaltenstherapie.

Was ist der innere Kampf?

Der innere Kampf ist alles, was wir unternehmen, um unangenehmes oder schmerzhaftes Erleben – Empfindungen, Emotionen, Gedanken oder Erinnerungen – zu vermeiden oder abzuwandeln. Er kann verschiedene Formen annehmen: vermeiden, flüchten, sich beruhigen lassen, grübeln, arbeiten, sich zerstreuen, sich isolieren, Rituale durchführen, sich Sorgen machen, essen, trinken oder auch … Drogen nehmen.

Wie die wissenschaftliche Psychologie aufzeigt, erweist sich dieses Kämpfen gegen das eigene innere Erleben langfristig als sinnlos.

Zu versuchen, die eigenen Gefühle zu unterdrücken, zu modifizieren oder zu vermeiden, ist nicht nur ein illusorisches Unterfangen, es birgt auch die Gefahr, dass sie noch mehr Raum einnehmen und stärker werden – als würden sie sich von der Energie nähren, die man aufwendet, um sie zu bekämpfen. Der Kampf kann zur Falle werden, zu einer veritablen Sucht, bei der man ständig die Dosis erhöhen muss.

In meinem Beitrag möchte ich Sie ein wenig an meiner persönlichen Erfahrung mit der Sucht des Kämpfens teilhaben lassen. Viele Jahre lang habe ich verschiedene Drogen genommen, weil ich das, was ich innerlich empfand, ändern wollte. Das hat mich nicht zum Spezialisten für Drogensucht gemacht – weit davon entfernt. Meine Spezialität ist eher die Sucht des inneren Kampfes. Wenn ich mich heute entscheide, meine Erfahrung mitzuteilen, dann mit der Befürchtung, dass ich von meinen Kollegen in eine Schublade gesteckt, beurteilt und abgelehnt werde. Noch heute ist Drogensucht schambesetzt, geheim und stigmatisiert, sodass die Menschen, die in diese Art des inneren Kampfs verstrickt sind, dreifach gefangen sind. Ich würde mir wünschen, dass dieser kurze Text auf seine Weise einen kleinen Beitrag dazu leisten kann, den Gedanken zu verbreiten, dass Menschen, die Drogen nehmen, Gefangene sind wie alle anderen Süchtigen auch und dass sie Hilfe, Beachtung und Liebe verdienen, so wie jeder andere Mensch, der im Kampf gegen sein Leiden feststeckt.

Ein Kampf, der uns gefangen setzt

In meiner Arbeit als Psychotherapeut habe ich beobachten können, dass auch die meisten meiner Klienten an der Sucht des inneren Kampfes leiden. Obwohl sie die besten Absichten der Welt haben, werden sie schließlich zu Gefangenen eines zu langen Kampfes gegen ihr Leid. Ihre Siege sind nur kurze Verschnaufpausen zwischen zwei Schlachten, und oft besteht der Preis, den sie zahlen, darin, sich nicht mehr weiter auf das hinzubewegen, was wirklich wichtig im Leben ist.

»Ich wollte immer das, was ich empfand, verändern«

So weit ich zurückdenken kann, fühlte ich mich oft allein, traurig, unverstanden und ungeliebt. Warum? Ich weiß es nicht. Ich weiß nur, dass ich das, was ich empfand, nicht akzeptieren konnte und verzweifelt zu verstehen versuchte, warum es so war. Begierig, das Geheimnis zu ergründen, verbrachte ich meine Kindheit mit Lesen. Das Geheimnis blieb. Ich lernte eine Menge aus den Büchern, aber in der Schule langweilte ich mich zu Tode. Die Lehrer fanden mich frech, und ich wurde es immer mehr. Die Schulverweise häuften sich. Mein inneres Unglück und meine Überzeugung, in der Schule und im Leben fehl am Platz zu sein, nahmen ständig zu. Meine hilflosen Eltern versuchten alles: staatliche Schulen, Privatschulen, Internate, die Wiederholung der Klasse und sogar ein Austauschjahr in den USA. Nichts klappte, nichts schien mir zu helfen. Ich war auf mehr Schulen, als es Schuljahre gibt.

Als Kind hatte ich sehr viel Angst vor Drogen. Ich stellte mir vage vor, dass Drogen ihre Konsumenten augenblicklich in Ungeheuer verwandelten. Eines Tages – ich war elf – sah ich, wie sich meine Betreuer im Ferienlager einen Joint teilten. Es wuchsen ihnen keine Hörner. Sie fingen einfach an, aus vollem Hals zu lachen. Und vor allem benahmen sie sich weiter wie verantwortungsbewusste Betreuer und nicht wie Ungeheuer. Ich fing an, die offiziellen Informationen über Drogen anzuzweifeln. Man behauptete damals, es gebe keinen Unterschied zwischen »harten« und »weichen« Drogen. Die weiche Droge war mir nicht wirklich gefährlich erschienen, und da es ja keinen Unterschied zwischen hart und weich gab, konnten harte Drogen auch nicht so gefährlich sein … Mit dieser unreifen Logik im Hinterkopf begann ich eine lange Karriere als Konsument bewusstseinsverändernder Drogen.

Im tiefsten Innern hatte ich immer verändern wollen, was ich fühlte. Mit 12 oder 13 Jahren machte ich mich auf die Suche nach dem

Mittel, das mein inneres Erleben weniger unerträglich machen würde. Ich erinnere mich an einen Versuch, mich massiv zu betrinken im Alter von 13. Nachdem ich mit dem Kopf in meinem eigenen Erbrochenen aufgewacht war, vermied ich mehrere Jahre lang den Alkohol – ich hatte Bekanntschaft mit der negativen Konditionierung geschlossen!

Als es eines Tages mit meinen Eltern besonders schlecht lief, beschloss ich abzuhauen. Ich war 15 und schlüpfte bei einem befreundeten Pärchen unter, das gerade zwanzig war. Dort blieb ich mehrere Wochen und nahm zum ersten Mal Heroin.

Wenn der innere Kampf zur Sucht wird

Durch das Heroin empfand ich eine große innere Wärme, den Eindruck, dass alles in Ordnung und alles möglich war, dass die augenscheinlich unlösbaren Konflikte, mit denen ich mich herumschlug, sich endlich auflösten. Was die angebliche Gefahr der Droge anging, so hielt ich sie für eine kleinkarierte Lüge.

Es war die Zeit der subversiven Rockmusik, und ich meinte, für die Musik zu leben. Drogen zu nehmen erschien mir als Form der Rebellion und als Mittel der Gruppenzugehörigkeit.

Ich entwickelte mich rasch zum ständigen Heroinkonsumenten. Nach einer chaotischen zwölften Klasse beendete ich meine offizielle Schulzeit mit Anfang 16. Auf Vorschlag meiner Eltern meldete ich mich jedoch als externer Kandidat zum Abitur. Ich schaffte es knapp bei der Nachprüfung. Obwohl ich praktisch nicht gepaukt hatte, verdanke ich mein Abitur wahrscheinlich meiner Leidenschaft für Bücher und vor allem dem Umstand, dass mein Vater mich am Tag der schriftlichen Prüfung aus dem Bett holte, weil ich nicht aufgewacht war, nachdem ich am Abend vorher ein bisschen zu viel konsumiert hatte. Meine Eltern taten alles, was sie konnten, um mir zu helfen, auch wenn sie es nicht immer klug anstellten.

Nachdem ich mein Abitur in der Tasche hatte, schrieb ich mich für Literatur und Geschichte ein. Doch die Universität erschien mir auf Anhieb als sehr unpersönlicher Betrieb, und ich fühlte mich dort genauso fremd wie auf dem Gymnasium. Trotz meines ausgeprägten Interesses an Geschichte, Literatur, dem aktuellen Tagesgeschehen, Politik und besonders an der Liebe verbrachte ich meine Tage im Wesentlichen damit, dem zeitraubenden »Beruf« eines Heroinkonsumenten nachzugehen.

Das Heroin war für mich ganz einfach die wirksamste Methode, die ich gefunden hatte, um meinen inneren Kampf zu führen. Das Problem war, dass es funktionierte, wenn auch nur kurzfristig. In dieser kurzfristigen Wirksamkeit liegt das Suchtpotenzial des inneren Kampfes in all seinen Formen.

Das Entstehen des Teufelskreises

Anfangs war der Motor meines Konsums das Vergnügen, das mir das Heroin verschaffte. In behavioristischen Begriffen nennt man das die positive Verstärkung: eine angenehme Folge wird hinzugefügt. Das Heroin schien alle meine existenziellen Probleme magisch zu beseitigen und meine schwierigen Gefühle in Beziehungen zu besänftigen – während es mich gleichzeitig daran hinderte zu sehen, dass meine Beziehungsschwierigkeiten weiter bestanden und oft sogar schlimmer wurden. In behavioristischen Begriffen nennt man das die negative Verstärkung, das heißt, dass eine unangenehme Folge entfernt wird. Doch ich erlebte sehr schnell, dass nicht zu konsumieren mich krank machte. Und durch die Linderung dieser Symptome wurde wiederum mein Drogenkonsum verstärkt.

Die Spirale der inneren Gefangenschaft

Während mein Kampf auf kurze Sicht funktionierte, verengten sich meine Lebensperspektiven auf lange Sicht ganz unmerklich immer mehr. Auch wenn ich mich nicht als absoluter Sklave meines Drogenkonsums fühlte, steckte ich doch tatsächlich in einem Leben fest, in dem ich keine Möglichkeit sah, einen Weg einzuschlagen, der mich wirklich inspirierte. Ich war oft traurig und deprimiert. Ebenso wenig gelang es mir, mich auf meine Liebesbeziehungen wirklich einzulassen.

Ich wollte etwas lernen, ich träumte davon zu schreiben. Ich träumte davon, nützlich zu sein, einen Beitrag zu leisten. Ich versuchte es mit politischem Engagement. Aber die Zwänge meines Konsumenten-»Jobs« waren schwer mit einem konsequenten und beständigen Engagement zu vereinbaren. Ein Teufelskreis setzte ein: Meine Sucht hinderte mich daran, mich voll und ganz auf Aktivitäten einzulassen, die mich mit anderen Quellen der Verstärkung in Kontakt gebracht hätten als jenen, die meine Sucht mir verschaffte. Es ist derselbe Kreislauf, der viele Süchtige im inneren Kampf festhält.

Ein wohlwollender Blick verhilft zur Veränderung

Eines Tages lernte ich durch einen gemeinsamen Freund Maria kennen, eine Dame im Alter meiner Eltern. Maria verstand es, das Potenzial in mir zu sehen statt meine Probleme. Sie warf mit ihrer Freundschaft ein Licht auf Qualitäten, die ich nicht oder nicht mehr wahrnahm. Sie beschloss, meine intellektuelle Neugier und die Vielseitigkeit meiner Interessen anzuerkennen und zu unterstützen. Jemand, der mit der kleinen Welt der Drogenkonsumenten nichts zu tun hatte, bot mir seine volle Unterstützung und seine ganze Wertschätzung an. Das hatte auf mich eine größere Wirkung, als ich in Worten ausdrücken könnte. In wenigen Monaten gelang es Maria, mich dazu zu bewegen, mich auf die Aufnahmeprüfung an der Oxford University vorzubereiten. Zugunsten dieses Projekts und mithilfe einer kurzen medikamentösen Behandlung hörte ich auf, Heroin zu nehmen. Wenn ich daran denke, welche Rolle Marias Freundschaft für mich gespielt hat, ist mein Herz von Freude und Tränen erfüllt.

Nach Oxford zu gehen war ein radikaler Umgebungswechsel. Ich studierte dort Philosophie, Politik und Wirtschaftswissenschaften und konnte dabei meinen Wissensdurst und meine intellektuelle Entdeckerfreude stillen. Ich engagierte mich politisch und schrieb einige Artikel für Zeitschriften. Und ich hatte die Freude, eine Ehepartnerin zu finden. Als ich mein Diplom in der Tasche hatte, begann ich in England zu arbeiten.

Aber es ging schnell wieder bergab. Meine Arbeit gefiel mir nicht, und die Beziehung zu meiner Frau funktionierte nicht. Der frühe Konsum von Rauschmitteln hatte meine emotionale Entwicklung vermutlich beeinträchtigt. Mir fehlten die notwendigen Kompetenzen, um eine tiefe und offene Beziehung zu einem Menschen herzustellen und aufrechtzuerhalten. Aufgrund dieser fehlenden Kompetenzen fühlte ich mich in Situationen von Nähe und Verletzlichkeit extrem unwohl und kämpfte gegen dieses Unwohlsein durch Flucht oder Vermeidung. Meine Vermeidungsstrategien, die kurzfristig dafür sorgten, das Unwohlsein zu besiegen, hinderten mich daran, Nähe in einer Beziehung herzustellen, die ich mir eigentlich wünschte. Ich hatte vielleicht aufgehört, Drogen zu nehmen, aber ich blieb ein Gefangener meiner Abhängigkeit vom inneren Kampf.

Meine Vermeidungsstrategien hinderten mich daran, Nähe in einer Beziehung herzustellen, die ich mir eigentlich wünschte.

Es genügt nicht wegzugehen, um sich zu finden

Also kamen die Niedergeschlagenheit und die Müdigkeit wieder. Da ich glaubte, ein Umgebungswechsel könne mir meine Energie zurückgeben, nahm ich ein Stellenangebot in Frankreich an. In Wirklichkeit lief ich weg. Es wurde nicht besser, und bald hatte ich wieder meinen alten Drogenkonsum aufgenommen. Ich war noch viel tiefer in den Kampf zurückgefallen. In der ersten Zeit schien es zu funktionieren. Ich schöpfte durch den Drogenkonsum wieder Energie, um mich an meinem neuen Arbeitsplatz zu engagieren. Aber nach einigen Monaten ließen die positiven Wirkungen der Droge nach. Ich ging zu mehreren Psychotherapeuten. Einige verweigerten mir die Hilfe und erklärten mir, ich solle zunächst mein Suchtproblem in den Griff bekommen. Ich begann damals eine Substitutionsbehandlung, in deren Verlauf ich mich entschied, das Heroin aufzugeben und mich der elektronischen Musik zu widmen.

Aber ich war noch nicht fertig mit den Drogen. Etwa weitere zehn Jahre pendelte ich von einem Jahr zum anderen zwischen Abstinenz und dem Konsum verschiedener Rauschmittel hin und her. Mit der Abstinenz stellten sich die große Müdigkeit und die Niedergeschlagenheit wieder ein. Und mit ihnen ging der Gedanke einher, dass der Drogenkonsum dem sofort ein Ende setzen würde. Kurzfristig funktionierte das auch. Doch dann verblassten die von mir erwünschten Wirkungen, und die physische Abhängigkeit trat wieder in den Vordergrund. Ich verließ die Arena … bis zum nächsten Mal.

Aus künstlerischer Sicht befriedigte mich die Musik, die ich komponierte, nicht, und die Musiker, deren Arbeit ich schätzte, schienen die meine nicht zu schätzen. Ich wurde in meiner Kunst nicht bestärkt. Deshalb fühlte ich mich in meinem Leben blockiert.

Den Unterschied zwischen sich, seinen Gedanken und seinen Gefühlen erkennen

Im Laufe dieser Jahre entdeckte ich die Zen-Meditation. Ich praktizierte sie unregelmäßig – doch häufig genug, um ihre tiefe Wirkung zu erleben. Während ich saß und meine Gedanken beobachtete, konnte ich die fast unglaubliche Erfahrung machen, dass ich nicht meine Gedanken war. Das war eine Offenbarung, denn ich hatte bis dahin blind geglaubt, was mir meine Gedanken gesagt hatten: dass das, was ich dachte, von sehr großer Wichtigkeit sei, und dass ich war, was ich dachte. Mithilfe der Meditation konnte ich lernen, zu beobachten, wie Gedanken und Emotionen durch mich hindurchzogen wie Wolken, die über einen Herbsthimmel ziehen, ohne irgendein Bedürfnis zu verspüren, zu intervenieren. Das erlaubte mir, mich etwas weniger an den Inhalt meiner Gedanken zu binden.

Dadurch dass ich mich von meinen Gedanken ein wenig löste, konnte ich mehr Raum lassen für das, was meine Erfahrung mir offenkundig zeigte: Das Hin und Her zwischen Drogenkonsum und Abstinenz funktionierte nicht. Es hielt mich in einem Loch gefangen, und je mehr ich strampelte, desto tiefer versank ich darin. Und mit mir versank mein Leben – ein Leben, das weitgehend dem Versuch diente, vor meinen unangenehmen Gefühlen wegzulaufen.

Eines Tages im Dezember 2002 beschloss ich, mich dem zu stellen, was mir das Leben präsentieren würde, ohne je wieder zu Drogen Zuflucht zu nehmen. Ich könnte nicht wirklich sagen, was mich dazu motivierte, wenn nicht die Aussicht, ein anderes Leben zu führen als dieses Leben des Kampfes: ein Leben des Standhaltens statt des Flüchtens. Die Entscheidung, mich zu stellen, war ein Jasagen und ein Verzicht in einem. Ich verzichtete auf den inneren Kampf, ich verzichtete auf kurzfristige Lösungen, und besonders verzichtete ich darauf, verstehen zu wollen. Ich sagte ja zu einer Lebensweise, die in vollem Kontakt mit dem Leben war. Eine ruhige Sicherheit kam in mir auf. Und es entstand die ungewöhnliche und tiefe Überzeugung, dass mein Lebensweg beinhaltete, Frieden mit meinem inneren Leid zu schließen, und dass der Verzicht auf den inneren Kampf der Preis für meine Freiheit sein würde.

Mich in Drogen zu flüchten war eine Krücke gewesen in all den Situationen im Leben, mit denen ich nicht umzugehen wusste noch wagte. Aber indem ich mir diese Hintertür offen gelassen hatte, hinderte ich mich daran, zu lernen, Fortschritte auf dem Weg zu dem hin zu machen, was für mich im Leben am meisten zählte. Und was für mich am meisten im Leben zählte, war auch das, was mir die größten Schwierigkeiten und das größte Leid bereitete und immer noch bereitet: zwischenmenschliche Beziehungen und der Wunsch, mich nützlich zu machen, sprich zu lieben.

Der Verzicht auf den inneren Kampf würde der Preis für meine Freiheit sein.

Ein langer Lernweg

Ich glaubte lange, dass Mut hieß, meine Müdigkeit, Traurigkeit und Niedergeschlagenheit zu bekämpfen. Doch was, wenn der wahre Mut darin bestand, den Kampf aufzugeben und mich dem zuzuwenden, was ich bereit war zu tun, um die von mir gehegten Werte der Liebe und des Dienens zu verkörpern?

Ich ließ mich darauf ein zu lernen, wie ich meine Beziehungen zu anderen entwickeln, pflegen und vertiefen konnte – ebenso wie meine Beziehung zu mir selbst. Wie die meisten wichtigen Lernprozesse im Leben geht das nur durch die Praxis. Wie jede Form des inneren Kampfes blockiert die innere Flucht, die die Drogen erlauben, oft auch diesen Lernprozess. Die Drogen isolierten mich von der Welt, den anderen und meinen tiefen Gefühlen. Als ich auf sie verzichtete, entschied ich mich, mich meiner Angst vor anderen zu stellen und an ihr zu arbeiten, statt zu versuchen, sie zu eliminieren. Mit dieser Entscheidung gab ich mein Einverständnis, mich auf die Schwierigkeiten des kommenden Lernprozesses und die Zeit einzulassen, die es kosten würde, bevor sich greifbare Fortschritte einstellten. Ganz offensichtlich hatte die frühe Berührung mit Drogen meine emotionale und soziale Entwicklung gehemmt und mich in meinen Beziehungen ernsthaft behindert. Aber heute weiß ich, dass man soziale Kompetenz ebenso wie Beziehungskompetenz in jedem Alter erwerben kann. Für mich setzt sich dieser Lernprozess fort.

Man kann soziale Kompetenz ebenso wie Beziehungskompetenz in jedem Alter erwerben.

Sich für die Werte einsetzen, die man im Leben hat

Anfangs ging es mir noch schlechter als gewöhnlich. Mein inneres Unwohlsein wie auch der Eindruck, von den Blicken anderer beurteilt zu werden, nahmen noch zu. Das dauerte viele Monate. Zunächst änderte sich nichts weiter in meinem Leben, als dass ich das – manchmal schwache – Gefühl hatte, endlich in Kontakt mit etwas für mich fundamental Wichtigem zu sein, mit einem meiner tiefsten Werte: mein Herz zu öffnen, Beziehungen zu entwickeln, in denen ich nah und zugewandt sein und mich eines Tages nützlich machen könnte. Ich kann heute sagen, dass es dieser Kontakt mit meinen Werten im Leben war, wie verschwommen auch immer er damals war, der es mir ermöglichte, die notwendige Zeit durchzuhalten, damit dieser Lernprozess anfangen konnte, Früchte zu tragen.

Ein Therapeut, den ich zwei Jahre nach dem Ende meines Drogenkonsums aufsuchte, schlug mir vor, ein kurzes Resümee meines Lebenswegs in Form einer Grafik zu ziehen, in der ich die Phasen unterstrich, in denen ich am glücklichsten, und diejenigen, in denen ich am wenigsten glücklich gewesen war. Durch diese Aufgabe wurde mir klar, dass das, was mir die tiefste Befriedigung gebracht hatte, das Studium und das Engagement für andere gewesen waren. Ich beschloss also, noch einmal zu studieren – dieses Mal Psychologie. Ich wollte besser begreifen, wie Menschen funktionierten, und vor allem wirksame Methoden entdecken, um dem Leid zu begegnen. Auf der Suche nach therapeutischen Methoden, die wissenschaftlich am überzeugendsten sind, fing ich an, mich für die kognitive Verhaltenstherapie zu interessieren.

Heute beginne ich, die Früchte dieser wegweisenden Entscheidung zu ernten. Ich habe die wertvolle Chance, endlich im Rahmen meiner Möglichkeiten nützlich sein zu können. Insbesondere spricht mich die Möglichkeit an, meine Klienten positiv zu bestärken. Ich schenke meine Aufmerksamkeit der Kraft einer tiefen und authentischen therapeutischen Beziehung. Es ist mir kostbar, einem Kind, Jugendlichen oder Erwachsenen in Not die Versicherung wohlwollender Aufmerksamkeit schenken zu können und ihm bedingungslos zur Seite zu stehen. Es ist ein Privileg, zusammen mit einem Menschen seine Träume und inneren Ressourcen zu erforschen und ihm zu helfen, in seinem inneren Leid ein wenig Raum zu schaffen, damit er im Leben weiterkommen kann. Ich weiß aus eigener Erfahrung, welche lebensverändernde Macht eine solche Aufmerksamkeit und diese Methoden haben können. Ich bin gegenüber allen Menschen von Dankbarkeit erfüllt, die mich auf meinem Weg unterstützt und geliebt haben. Der Beruf des Therapeuten ist eine der von mir gewählten Weisen, um die Dankesschuld zu begleichen, die ich gegenüber all den Menschen – und es sind viele – empfinde, die mir das Geschenk ihrer Wertschätzung, ihrer wohlwollenden Aufmerksamkeit und ihrer Liebe gemacht haben.

Das Leben statt das innere Erleben ändern

Heute befasse ich mich mit der Entwicklung und Verbreitung wirksamer Therapien und arbeite mit an der Erforschung und Entwicklung noch effektiverer Therapien. Für mich beinhaltet dieses Vorgehen, wissenschaftliche Strenge mit klinischer Sensibilität, objektive Maßstäbe mit der Berücksichtigung der subjektiven Andersartigkeit jedes Menschen zu kombinieren. Das impliziert auch die Bereitwilligkeit, mich in meinem Beruf wie auch in meinem persönlichen Leben zu hinterfragen und mein Beziehungs- und therapeutisches Verhalten zu verbessern. Ich bin von der Hoffnung beseelt, im Rahmen meiner Möglichkeiten als Wissenschaftler und Ausbilder dazu beizutragen, das Wissen voranzutreiben und neue Techniken zu testen und zu validieren.

Mithilfe der Meditation konnte ich die Erfahrung machen, wie wohltuend es ist, sich von seinen Gedanken und Emotionen zu distanzieren. Ich konnte auch erfahren, welche Kraft darin steckt, wenn man den Prozess der persönlichen Veränderung mit einem Handeln kombiniert, das die eigenen Werte verkörpert. Und ich bin der Akzeptanz- und Commitment-Therapie begegnet, die diese beiden Aspekte mit einem soliden Engagement für den Fortschritt der psychologischen Wissenschaft kombiniert. Durch meine Ausbildung in den kognitiven Verhaltenstherapien der neuen Generation hatte ich die Chance, weltweit außergewöhnlichen Persönlichkeiten zu begegnen – Klinikern und Wissenschaftlern, die mich in ihre Reihen aufgenommen haben. Kürzlich hatte ich die Freude, mein erstes Buch zu veröffentlichen, ein Werk, das die ACT-Therapie dem französischsprachigen Publikum näherbringt.

Ich bin kein Suchtspezialist, aber durch meine klinische Praxis und persönliche Erfahrung bin ich Spezialist in der Abhängigkeit von dem Kampf geworden, das eigene innere Erleben zu ändern. Ich habe diesen Kampf lange für den einzigen Weg gehalten und geglaubt, das Problem bestehe nur darin, eine Methode des Kämpfens zu finden, die sich langfristig als effektiv erweist. Die Erfahrung hat mir gezeigt, dass es eine Falle war, diesem Gedanken Glauben zu schenken. Ich habe entdecken können, welche Macht darin liegt, auf den Kampf zu verzichten und meine Energie stattdessen in das Handeln für meine Werte zu stecken. Indem ich die Waffen gestreckt und allmählich mein inneres Erleben, so wie es ist, bezähmt habe, ist es zu einem – wenn auch manchmal übellaunigen – Freund geworden, der mich an das erinnert, was mir wichtig ist. Indem ich durch mein Handeln Schritt für Schritt auf die Dinge zugegangen bin, die mir wirklich wichtig sind, konnte ich beginnen, ein Leben nach dem Bild des Menschen zu gestalten, der ich sein will. Ich bin weit davon entfernt, angekommen zu sein. Doch sehe ich, um einen Satz von Gaston Bachelard aufzugreifen, die Zukunft heute nicht mehr als das, was auf mich zukommt, sondern als das, was ich daraus machen werde.

Weiterführende Informationen finden Sie auf der Seite 460.

7

Jacques Lecomte

Von der Resilienz zur positiven Psychologie

Die Interessenschwerpunkte, die mein berufliches Leben geprägt haben, sind eng mit meinem persönlichen Weg verknüpft. Deshalb habe ich als Erstes versucht zu begreifen, wie Resilienz oder psychische Widerstandsfähigkeit entsteht. Allmählich hat sich mein Horizont erweitert, sodass ich mich inzwischen für alle positiven Aspekte des Menschseins interessiere, ob es sich um den Sinn des Lebens, Empathie, Konfliktlösungen oder Ähnliches handelt.

Mein Interesse an der Resilienz

Viele Fragen, die die Psychologie und das menschliche Verhalten betreffen, faszinieren mich. Diejenige, die mich viele Jahre am meisten beschäftigt hat, ist folgende: Wie gelingt es bestimmten Menschen oder Gruppen, der Gewalt den Rücken zu kehren und sich der Gewaltlosigkeit zu verschreiben?

Diese Frage hat stark mit meiner persönlichen Geschichte zu tun, und zwar in doppelter Hinsicht. Als Sohn eines misshandelnden Vaters bin ich selber ein liebevoller Vater geworden. Als Jugendlicher, der sehr vom politischen Terrorismus angezogen war, wurde ich von meinem achtzehnten Lebensjahr an nach meiner Bekehrung zum Christentum zu einem Verfechter der Gewaltlosigkeit.

Von der Gewalt zur Gewaltlosigkeit

Ich bekam die Gelegenheit, dieser Frage von 1998 an verstärkt nachzugehen. Davor war ich sechs Jahre lang als Journalist bei der Zeitschrift *Sciences humaines* für die Rubrik Psychologie verantwortlich. Es war für mich eine spannende Phase intellektueller Bereicherung, die mir ein echtes interdisziplinäres Verständnis vom Menschen gab. Besonders die wöchentliche Redaktionskonferenz bot mir die Gelegenheit, mich mit der Sicht vielfältiger Fachgebiete (Psychologie, Soziologie, Anthropologie, Geschichte, Politikwissenschaften etc.) zu Themen wie Gedächtnis, Gewalt, Glück usw. auseinanderzusetzen. Dennoch empfand ich im Laufe der Jahre eine gewisse Frustration: Von Zeit zu Zeit hätte ich mir gewünscht, eine Fragestellung zu vertiefen statt – so war mein Eindruck – wie ein Schmetterling von Blume zu Blume zu gaukeln, ohne mir wie eine Biene die Zeit zu nehmen, genügend Nektar zu sammeln, um daraus Honig zu machen. So entstand der Wunsch, mich in ein Gebiet zu vertiefen. Und die Frage: »Wie gelingt es manchen Menschen, von der Gewalt in die Gewaltlosigkeit zu gehen?« war jene, die sich mir innerlich am deutlichsten stellte.

Zwei Forschungsschwerpunkte schienen mir eine erste Antwort auf meine Frage bieten zu können: einerseits die Verhandlungsführung und Mediation bei schweren Konflikten, andererseits die Resilienz oder Widerstandsfähigkeit trotz der Gewalt, der jemand vonseiten anderer Menschen ausgesetzt war (besonders bei Kindesmisshandlung).

Ich schwankte sehr zwischen diesen beiden Themen und entschied mich schließlich für das Thema Konfliktlösung. Dann schrieb ich meine Magisterarbeit über die »goldene« Zeit der israelisch-palästinensischen Beziehungen (1992–1993), aus der das Abkommen von Oslo und der Friedensnobelpreis für die drei Hauptakteure Jassir Arafat, Shimon Peres und Jitzchak Rabin resultierte. Diese Arbeit fesselte mich und ließ mich vor allem besser verstehen, wie die Eigenschaften von Führungspersönlichkeiten die Geopolitik beeinflussen können.

Die Wege der Resilienz sind vielfältig

Auch wenn eine Doktorarbeit gewöhnlich eine Vertiefung des Themas der Magisterarbeit darstellt, entschied ich mich schließlich, meine Doktorarbeit über die Resilienz nach Kindesmisshandlung zu schreiben. Ich glaube, dass der Hauptgrund für mein ursprüngliches Zögern, dieses Thema für die Magisterarbeit zu wählen, meine Angst war, mit dem konfrontiert zu werden, was ich negative »Spiegeleffekte« nenne. Damit meine ich das Auftauchen schmerzbesetzter Emotionen, wenn die von mir befragten Personen mir Situationen geschildert hätten, die ich aus eigener Erfahrung kannte. Tatsächlich erlebte ich solche Effekte mehrmals im Laufe meiner Doktorarbeit, aber sie waren vor allem lehrreich und niemals unheilvoll. Sie halfen mir auch zu verstehen, dass die Wege der Resilienz vielfältig sind, denn Menschen, die Situationen erlebt hatten, die meiner ziemlich glichen, reagierten manchmal ganz anders.

Mithilfe der Dissertation konnte ich zahlreiche Entdeckungen machen. Eine von ihnen war, dass in der Tat alle misshandelten Kinder, die sich zu liebevollen Eltern entwickelten, eine Erfahrung teilten, die auch ich gemacht hatte.[1] Alle, die ich kennenlernte, trafen die Entscheidung für das Gegenmodell, wie ich es nenne, das heißt den (gewöhnlich in der Vorpubertät oder Pubertät, aber manchmal noch viel früher getroffenen) Entschluss, sich bei der Erziehung ihrer zukünftigen Kinder diametral entgegengesetzt zu ihren Eltern zu verhalten.

Aus den Eltern ein Gegenmodell machen: eine schwierige Kunst

Der Entschluss, später das umgekehrte Verhalten wie das der eigenen Eltern an den Tag zu legen, ist bei resilienten Menschen nach einer Misshandlung in der Kindheit außerordentlich häufig anzutreffen. Vermutlich gilt das auch für anderes Verhalten, also für Eltern, die zu viel trinken, die sehr rigide oder umgekehrt sehr lax sind, Eltern, die auf Geld aus oder umgekehrt sehr locker im Umgang mit Geld sind etc.

Doch wenn man die Gegenposition zu einem unbefriedigenden Verhalten einnimmt, läuft man selbstverständlich Gefahr, über das Ziel hinauszuschießen. Zwei Gefahren lauern für die Betreffenden: das Überbehüten und die übermäßige Toleranz.

Der resiliente Mensch, der Kindheitsblessuren überstanden hat, meint es manchmal zu gut. Manche Menschen, die vom Wunsch durchdrungen sind, perfekte (oder fast perfekte) Eltern zu sein, laufen Gefahr, ihren Kindern möglichst jeden Stress ersparen zu wollen. Zweifellos hat jedes Kind das Bedürfnis, sich emotional sicher zu fühlen, aber auch, sich mit der Realität der Existenz auseinanderzusetzen. So lernt es, über sich hinauszuwachsen. Ich habe Fälle gekannt, in denen das Kind seine Eltern in der Pubertät oder als Erwachsener heftig ablehnte mit dem Vorwurf, es psychologisch erdrückt zu haben.

Übermäßige Toleranz ist die zweite Klippe. Hier müssen die Eltern begreifen, dass die Kunst der Erziehung auf dem Gleichgewicht zwischen Liebe und Regeln beruht. Nein sagen können ist ebenso notwendig wie ja sagen können. Zahlreiche wissenschaftliche Studien haben belegt, dass Kinder sich am besten entfalten, wenn Eltern sowohl ihre Wünsche achten als auch Wert auf Regeln legen.

Sich dieser Klippen bewusst zu sein erleichtert die Elternrolle in hohem Maße. Mehrere Eltern haben mir signalisiert, wie sehr diese Bewusstmachung und die praktische Umsetzung dieser einfachen Regeln ihnen in ihrer Beziehung zu ihren Kindern geholfen haben.

Vergebung als Selbsttherapie

Eine weitere Feststellung, die sich mit meiner persönlichen Erfahrung deckt, beeindruckte mich sehr. Die meisten Menschen, die ich kennenlernte, hatten ihren Eltern verziehen. Einige taten dies aufgrund ihrer religiösen Überzeugung, aber nicht die Mehrheit. Was ich vor allem zu hören bekam, war das Bedürfnis nach Entlastung: »Ich habe es nicht mehr ausgehalten, ihn/sie zu hassen; das hat mich innerlich fertiggemacht. Ich musste einen anderen Weg finden.« Ich habe diese Einstellung deshalb »Vergebung zum Zweck der Selbsttherapie« genannt. Noch ein weiterer Umstand beeindruckte mich sehr: die sehr deutliche Unterscheidung, die einige Menschen zwischen der Person und der Handlung trafen. Sie sagten beispielsweise: »Ich habe meinem Vater/meiner Mutter total vergeben, aber was er bzw. sie mir angetan hat, bleibt in meinen Augen inakzeptabel.«

Einige häufige Irrtümer zum Thema Vergebung

Viele Resilienzerfahrungen bauen auf der Vergebung gegenüber den misshandelnden Eltern (oder einem misshandelnden Elternteil) auf. Aber man sollte dabei bestimmte Fehler vermeiden.

Zunächst einmal ist es unzutreffend zu glauben, Vergebung sei nur etwas für Menschen, die gläubig sind. Es gibt eine streng »laizistische« Verwendung des Begriffs. Es gibt meines Wissens nach kein areligiöses Wort, das diese Erfahrung voll und ganz spiegelt.

Ein weiterer Irrtum besteht darin, Vergebung und Vergessen gleichzusetzen. Man kann offensichtlich nur das vergeben, woran man sich erinnert. Die Vergebung ist keine Vertuschung der Vergangenheit, sondern eine Investition in die Zukunft.

Desgleichen ist jemandem verzeihen nicht synonym damit, seine Taten zu entschuldigen oder zu rechtfertigen. Der Betreffende kann verzeihen, weil er sich voll und ganz darüber im Klaren ist, wie schwerwiegend das, was er durchgemacht hat, ist. Tatsächlich ist es das hauptsächliche Charakteristikum der Vergebung, eine Trennung zwischen der Tat und dem Menschen vorzunehmen. Dieser wird nicht auf seine Taten reduziert.

Im Übrigen ist die Vergebung ein Entschluss aus freien Stücken, nicht eine von jemand anderem auferlegte Pflicht. Außerdem darf sie nicht mit der Versöhnung verwechselt werden. Gewiss ist die Vergebung eine Voraussetzung für die Versöhnung, aber sie hat nicht immer Versöhnung zur Folge, entweder weil der Schuldige sein Unrecht nicht zugibt oder weil das Opfer ihm nicht begegnen möchte, denn dies wäre zu schmerzhaft für das Opfer.

Zweitens muss man sich vor Augen führen, dass die Vergebung zwei Seiten hat, eine kognitive und eine emotionale. Die erste – der Wille, den Kreislauf der Gewalt zu durchbrechen – stellt den eigentlichen Akt der Vergebung dar. Die zweite – das Verschwinden der bitteren Gefühle – kann sehr viel mehr Zeit in Anspruch nehmen und hängt weniger vom Willen des Betroffenen ab. Ein Mensch kann also vergeben, bevor sich seine Gefühle beruhigt haben.

Die Suche nach dem Sinn der Existenz

Resilienz und die Frage, wie man Konflikte löst, bleiben Schwerpunkte meiner persönlichen Forschung. Ich habe mehrere Bücher speziell über die Resilienz verfasst, und nach einer Weiterbildung am CNAM* betätige ich mich ab und zu als Mediator. Aber ich habe meinen Blickwinkel allmählich erweitert. So haben mich meine Studien über die Resilienz logischerweise dazu geführt, über den Sinn

* CNAM: Conservatoire national des Art et Métiers (Universität der Berufstätigen in Frankreich); *Anm. d. Übers.*

der Existenz nachzudenken. Die Beschäftigung mit dieser Frage ist in der Tat eine der häufigsten psychologischen Reaktionen nach einem Trauma. Sie kann sehr verschiedene Folgen haben, vom Aufblühen, wenn der Mensch schließlich eine positive Antwort findet, bis hin zur Verzweiflung, wenn die Suche fruchtlos bleibt.

Allerdings kann sich jedem die Frage nach dem Sinn des Lebens stellen. Das Buch, das ich über dieses Thema[2] geschrieben habe, verdankt seine Entstehung verschiedenen Beweggründen: der Unzufriedenheit angesichts der vielen Bücher zum Thema Wohlbefinden und Glück, die mir diese essenzielle Dimension zu entleeren schienen, und dem Wunsch, den zahlreichen Menschen, die sich Fragen über ihr Leben stellen, positive Wege aufzuzeigen. Aber auch da hat sicher meine persönliche Geschichte hineingespielt. Ich erinnere mich, dass ich als Jugendlicher manchmal ein sehr beunruhigendes inneres Bild sah: Ich befand mich in einem undurchdringlichen Wald; jemand sagte zu mir: »Du musst dorthin gehen«, aber ohne mir die Richtung anzugeben oder mir eine Karte oder einen Kompass in die Hand zu drücken. Ich empfand dabei ein Gefühl absoluter Verzweiflung, hin- und hergerissen zwischen der zwingenden Notwendigkeit, in meiner Existenz voranzugehen, ihr einen Sinn zu verleihen, und der fehlenden Orientierung.

Mir scheint heutzutage, dass ich ein Thema nicht intellektuell vertiefen kann, solange ich es nicht zuerst emotional »verdaut« habe. So habe ich das Buch über den Sinn des Lebens erst geschrieben, als die glücklichste Phase meines Lebens begann – die sich immer noch fortsetzt, vor allem dank der emotionalen Verbindung zu meiner Frau Carmen und meinen beiden Töchtern Audrey und Aurélie.

Die Entdeckung der positiven Psychologie

Ein weiteres Thema, das mich fesselt, ist die Beziehung zwischen Individuum und Gesellschaft, insbesondere die Frage: Was steht an erster Stelle, das Individuum oder die Gesellschaft? Ich habe viel über das Thema gelesen, und ich stelle fest, dass die Antwort sehr verschieden ausfallen kann, je nachdem, ob jemand Biologe, Psychologe, Soziologe, Anthropologe, Historiker etc. ist. Auch hier wurde die Fragestellung ganz deutlich durch meinen persönlichen Weg beeinflusst. Meine Jugend hat sich in der Folge des Mai ’68 abgespielt, und ich war deshalb geprägt von Parolen wie: »Alles ist politisch.« Das Individuum hatte in meinen Augen nur wenig Bedeutung, das Dringlichste war, die Welt zu verändern. Eine ebenso unerwartete wie radikale Erfahrung der Bekehrung zum Christentum mit 18 Jahren führte mich zur entgegengesetzten Denkweise: Die wirkliche Veränderung findet im Innern und persönlich statt. Im Laufe der Jahre habe ich mir allmählich eine Vorstellung von der Komplexität der Existenz zu eigen gemacht. Ganz selten ist eine Person, Situation oder Sache völlig nur das eine oder das andere; im Allgemeinen stellt sie eine Mischung aus beidem dar. So bin ich zu der dialektischen Sicht gelangt, derzufolge die persönliche und die soziale Veränderung Hand in Hand gehen sollten und nur dann einen wirklichen Sinn haben, wenn sie eine Aufwärtsspirale bilden, bei der die eine die andere unterstützt.

Die wirkliche Veränderung findet im Innern und persönlich statt.

Ich habe im Übrigen viele Menschen getroffen, die zur gleichen Schlussfolgerung gelangt sind: einerseits politisch Engagierte oder Gewerkschafter, die enttäuscht feststellen mussten, dass kleine persönliche Zwistigkeiten die größten Ideale unterminieren können, und andererseits Menschen auf dem psychologischen oder spirituellen Weg, denen bewusst wurde, dass das persönliche Glück nur Sinn hat, wenn es Sensibilität für andere, sprich den Willen zu sozialer Veränderung, nach sich zieht.

Überdies hat sich mein Interesse an bestimmten positiven Aspekten des Menschseins (Konfliktlösung, Resilienz, Sinn des Lebens) immer mehr vertieft und auch auf Themen wie Altruismus, Empathie, Sinn der Gerechtigkeit, Gefühl persönlicher Wirksamkeit, Mut etc. ausgedehnt. In diesem Geist habe ich zur Jahrtausendwende die positive Psychologie entdeckt. Eine ganze Ausgabe der Zeitschrift *American Psychologist* war diesem Thema im Januar 2000 gewidmet. Seither war dieser Ansatz Gegenstand zahlreicher Untersuchungen und wird allmählich auch in der breiten Öffentlichkeit bekannt. Die positive Psychologie ist die »Untersuchung der Bedingungen und des Prozesses, die zur Entfaltung und dem optimalen Funktionieren von Menschen, Gruppen und Institutionen beitragen«.[3]

Wie die Definition schon andeutet, liegt dieser Richtung keine egozentrische Konzeption zugrunde, die durch eine quasi exklusive Suche nach persönlicher Entfaltung charakterisiert ist. Sie beschäftigt sich sowohl mit zwischenmenschlichen Beziehungen als auch mit sozialen und politischen Fragen. Die Entfaltung von Schülern im Unterricht kann also genauso gut als Untersuchungsgegenstand dienen wie die Schaffung guter Beziehungen in einem Arbeitsteam oder die Kommunikation unter Diplomaten, die einen Friedensvertrag ausarbeiten. Ich engagiere mich heutzutage sehr für die Verbreitung der positiven Psychologie, besonders mithilfe der Herausgabe eines kollektiven Werks, das auf diesem Ansatz der drei Ebenen basiert,[4] sowie der Erstellung einer Internetseite[5] und der Gründung eines Verbands,[6] zu dessen Präsident ich ernannt wurde.

Wahrscheinlich ist es deutlich geworden, dass die positive Psychologie genau zu der Zeit in Erscheinung getreten ist, als sich in mir ein doppeltes Vorgehen zeigte: mein Interesse für die positiven Aspekte des Menschseins und mein Bewusstsein für die notwendige Verflechtung von sozialer und persönlicher Veränderung.

Meine Sicht vom Menschen: der »Optirealismus«

Heutzutage bemühe ich mich, die möglichen sozialen und politischen Implikationen der positiven Psychologie besser zu begreifen. Nachdem ich die Ergebnisse zahlreicher empirischer Untersuchungen über Erziehung, Arbeitswelt, Justiz, Umweltschutz, Wirtschaft, öffentliches Gesundheitswesen etc. gelesen habe, stelle ich – im Übrigen ohne Verwunderung – fest, dass man, wenn man positive Erwartungen an Menschen hegt, sie mit größerer Wahrscheinlichkeit auch erleben wird. Natürlich existieren Ausnahmen, aber sie bestätigen nur die Regel. Die Schlussfolgerung, die ich daraus ziehe, ist sehr deutlich: Die beste Art, realistisch zu sein, ist, zutiefst idealistisch zu sein. Deshalb bezeichne ich mich heute als »Optirealisten«.[7] Es handelt sich dabei in keiner Weise um eine naive Sentimentalität, sondern vielmehr um eine rationale Feststellung.

Das wirft die Frage auf, was der Mensch im Grunde seines Wesens ist. Tatsächlich ist unser Lebensgefühl und die Art, wie wir die Zukunft betrachten, unausweichlich von unserem bewussten oder unbewussten Menschenbild geprägt. Das grundlegende Vertrauen oder Misstrauen, dass wir gegenüber der Spezies Mensch haben, konditioniert unsere alltäglichen Beziehungen ebenso wie die öffentliche Politik. Im Übrigen waren die großen sozialen Reformer im Laufe der Geschichte immer »Optirealisten«: realistisch, was die Situation anging, in der sie sich befanden, aber auch optimistisch, was die Möglichkeiten einer Änderung von Individuen und Strukturen anging.

In dieser Hinsicht stimme ich ganz mit zwei politischen Aktivisten überein, die mich durch ihren Humanismus und Mut zutiefst geprägt haben: Martin Luther King und Nelson Mandela. Beide waren Opfer von Hass und Rassismus, beide haben im Gefängnis gesessen. Doch hat ihre Erfahrung des radikalen Bösen und ihr klarer Blick, was die dunklen Seiten des Menschen angeht, sie nicht daran gehindert, auch die helle Seite zur Kenntnis zu nehmen, die es in uns allen gibt.

Nelson Mandela drückte es so aus: »Ich habe immer gewusst, dass auf dem tiefsten Grund des menschlichen Herzens das Erbarmen und die Großzügigkeit herrschen. Niemand wird mit Hass auf einen anderen Menschen wegen seiner Hautfarbe, seiner Vergangenheit oder seiner Religion geboren. Die Menschen müssen lernen, wie man hasst, und wenn sie lernen können, wie man hasst, kann man sie auch lehren, wie man liebt, denn die Liebe erwacht natürlicher im Herzen des Menschen als ihr Gegenteil. Selbst in den schlimmsten Augenblicken im Gefängnis, wenn meine Kameraden und ich am Ende waren, habe ich immer einen Schimmer der Menschlichkeit bei einem der Wärter gesehen, vielleicht nur eine Sekunde lang, aber das hat mir gereicht, um ruhig zu werden und mir zu erlauben, weiterzumachen. Das Gute im Menschen ist eine Flamme, die man verstecken, aber niemals auslöschen kann.«[8]

Und Martin Luther King sagte: »Es ist etwas im Wesen des Menschen, das auf das Gute reagieren kann. So ist der Mensch weder an sich gut noch an sich schlecht; er hat das Potenzial zu beidem. Deshalb kann ein Jesus von Nazareth oder ein Mahatma Gandhi an die Menschen und an das Gute in ihnen appellieren, und ein Hitler kann an das Böse in ihnen appellieren. Aber wir dürfen niemals vergessen, dass es etwas im Wesen des Menschen gibt, das auf das Gute reagieren kann.«[9]

Weiterführende Informationen finden Sie auf den Seiten 460 f.

Das ist meine Vorstellung vom Menschen, die Leitlinie meiner Existenz seit vielen Jahren. Und wie steht es bei Ihnen?

Teil II

Ruhig werden und das innere Gleichgewicht finden

Es gilt nicht nur, die schlimmen Zeiten in unserem Leben zu überwinden. Es gibt auch das kleine Lahmen unserer Seele, die Angstwinkel, den Staub der Scham, die Ängste und Zweifel. Muss man also unermüdlich daran arbeiten, sein Gleichgewicht aufrechtzuerhalten? Ja. Und das ist ganz schön viel Arbeit. Glücklicherweise ist sie faszinierend …

8
Jean-Louis Monestès

Akzeptieren, was in mir vorgeht

Is this what it means to be a man?
Boxing up all your emotion?
(»Heißt es das, ein Mensch zu sein?
All deine Emotionen zu ersticken?«)

MARILLION: Gazpacho

Wenn man der Etymologie Glauben schenken darf, liebt der Philosoph, während der Psychologe studiert. Wieso kann der Psychologe seinen Untersuchungsgegenstand nicht lieben? Vielleicht ganz einfach, weil er es vorzieht, das, was er beobachtet, von außen zu betrachten. Oder vielleicht vor allem deshalb, weil der Psychologe wie auch alle anderen Menschen die Vorgänge in seinem Inneren nicht immer liebt. Und da der Mensch das, was er nicht mag, unweigerlich zu kontrollieren versucht, entgeht auch der Psychologe nicht der Versuchung, sein Seelenleben zu kontrollieren.

Doch unsere Gedanken, Emotionen und Empfindungen sind unkontrollierbar. Gerade wenn man versucht, diese psychischen Phänomene zu unterdrücken, gewinnen sie an Bedeutung und stellen uns vor die massivsten Schwierigkeiten. Unser Seelenleben scheint viel öfter unser Feind als unser Freund zu sein. Es ist jedoch unser wertvollster

Partner. Wie hört man auf, gegen seinen besten Verbündeten anzukämpfen?

Es ist unmöglich zu kontrollieren, was in unserem Kopf vor sich geht

Jeder Mensch würde gern einen Teil von dem loswerden, was das Leben in ihm auslöst: schlechte Erinnerungen, eine plötzliche Besorgnis, eine Traurigkeit, die aus heiterem Himmel kommt, oder auch unablässige negative Urteile über sich selbst. Hier ein Beispiel für das, was sich in meinem Kopf abspielen kann:

»Ich würde mir gern den Motorroller kaufen. Aber ich kann ihn nirgendwo abstellen. Ich kann ihn schließlich nicht auf der Straße lassen, weil er sehr schnell geklaut werden könnte. Wir müssten in ein Haus mit einem kleinen Hof umziehen. Ich habe eine Annonce von einem Haus mit einem kleinen Vorhof gesehen. Wenn wir unser Haus verkaufen und die Hypothek vielleicht ein bisschen aufstocken, sollte es gehen. Aber ich bin mir nicht sicher, ob sich gewiefte Diebe von einem einfachen Gartenzaun abhalten ließen. Das reicht nicht, ich werde einen höheren Zaun setzen lassen. So ein Zaun ist bestimmt nicht gerade billig. Ich werde mich mal über die Preise von Zäunen im Internet informieren. Sieh an, ich habe eine E-Mail von Ian bekommen. Was schreibt er denn? Na, so was?! Die Spanier haben eine Untersuchung über das Gedächtnis bei Zwangsstörungen veröffentlicht? Ich muss mir den Artikel sofort auf der Verlagsseite ansehen. Es ist ja unglaublich, wie viele Artikel dieser Autor publiziert. Sein Name taucht dauernd auf. Ich werde mir mal seine Publikationsliste anschauen. Na, so was, es geht nicht mehr. Das muss der Router sein, der mal wieder spinnt. Schauen wir mal nach (ich durchquere das Wohnzimmer). Wir sollten darüber nachdenken, unseren Provider zu wechseln. Was machen denn die Schuhe hier? Ich werde sie sofort wegstellen. Ich habe diese Unordnung im Haus satt (Gang durch die Küche). Ah, das ist keine schlechte Idee. Ich werde einen Joghurt essen.«

Tumult im Kopf

Was Sie gerade gelesen haben, entspricht ungefähr dem, was in 180 Sekunden in meinem Kopf abläuft. In kaum drei Minuten habe ich mich damit abgeplagt, ein nichtexistentes Problem zu lösen (einen Zaun vor ein Haus zu setzen, das ich mit Sicherheit niemals kaufen werde, um einen Roller zu schützen, den ich noch gar nicht besitze!), habe mich anschließend von einer E-Mail ablenken lassen, die ich gar nicht vorhatte zu lesen, um mich dann, angelockt von einer vielversprechenden Studie und überkommen vom Wunsch nach Abwechslung am Schluss vor einem Joghurt wiederzufinden.

In drei Minuten habe ich tausend Handlungen gedacht und keine einzige ausgeführt!

In drei Minuten habe ich tausend Handlungen gedacht und keine einzige ausgeführt, abgesehen vom Joghurt! Der Tumult in meinem Kopf kann in manchen Phasen des Lebens quasi permanent sein.

Menschen, die wie ich diese chronische Ablenkbarkeit kennen, wissen, wie unerträglich sie ist: Man fühlt sich am Ende ausgelaugt, obwohl man absolut nichts Konstruktives gemacht hat. Soweit ich zurückdenken kann, begleitet mich das Gefühl, dass mein Gehirn ständig rattert. Es war unerträglicherweise immer so. Während meines Studiums musste ich mit dem Lernen warten, bis ich so müde war, dass sich dieses Geschwätz ein wenig legte. Das begann im Allgemeinen gegen 23 Uhr. Und vor noch nicht allzu langer Zeit hielt ich es überhaupt nicht mehr aus. Ich fühlte mich wie ein echter Versager, weil ich nicht imstande war, das geschäftige Treiben meiner Gedanken zu kontrollieren und zur Ruhe zu kommen. Es musste mir gelingen, das abzustellen. Auf diese Weise habe ich gelernt … dass es unmöglich ist.

Sie haben bestimmt schon einmal versucht, nicht traurig zu sein, sich nicht von der Angst überwältigen zu lassen, denselben Gedanken nicht länger wiederzukäuen oder wirklich Selbstvertrauen zu haben. Und wie allen anderen Menschen ist es Ihnen nicht gelungen. Vielleicht haben Sie es sich sogar verübelt, dass es Ihnen nicht gelungen ist, diesen oder jenen Gedanken aus Ihrem Kopf zu vertreiben. Das ist nichts Ungewöhnliches. Einfach weil Sie, um eine störende Erinnerung zu vergessen, zwangsläufig an sie denken müssen (und dadurch erinnern Sie sich sogar noch mehr an sie!); um Ihre Ruhe zu bewahren, müssen Sie aufmerksam das kleinste Anzeichen von Nervosität beobachten (und die kleinste Spur von Ängstlichkeit macht Sie nervös!); um nicht mehr traurig zu sein, versuchen Sie auf andere Gedanken zu kommen, aber Sie wissen, dass Sie, wenn Sie Fernsehen gucken, es genau deshalb tun, weil Sie Ihre Traurigkeit vergessen wollen (die doppelt und dreifach zurückkehrt!).

Den Versuch aufzugeben, unsere inneren Vorgänge unter Kontrolle zu bringen, scheint allerdings unserem gewohnten Verhalten zu widersprechen. Jedes Mal, wenn wir ein Problem haben, besteht seine Lösung darin, dass wir Änderungen an unserer Umgebung vornehmen. Wir sind daran gewöhnt, dass unsere Handlungen sichtbare Folgen haben. Aber das gilt nur für das, was sich im Äußeren abspielt. Bei allem, was sich in unserem Innern abspielt, gilt diese Regel nicht. Wir sind jedoch so sehr daran gewöhnt, dass sie funktioniert, dass wir immer nach demselben Muster vorgehen.

Und manchmal gelingt es uns tatsächlich, unsere Gedanken oder Emotionen ein Stück weit zu verändern. Manchmal können wir uns ein wenig von dem ablenken, was uns unruhig oder traurig macht. Doch im Allgemeinen funktioniert das nicht sehr lange. Das Lästige bei psychologischen Problemen ist, dass alles, was Sie zur Tür hinauswerfen, über kurz oder lang zum Fenster wieder hereinkommt …

Man kann seine Emotionen nicht betäuben

Schließlich – und das ist für uns kein geringer Beweggrund, immer wieder die Kontrolle über unsere Innenwelt erlangen zu wollen – sind wir davon überzeugt, dass es anderen Menschen leichtfällt und wir die Einzigen sind, denen es nicht gelingt, zur Ruhe zu kommen oder angesichts von Widrigkeiten keine Miene zu verziehen. Und hier kommt ein Knüller: Diejenigen, die uns glauben machen wollen, dass man seine Emotionen betäuben kann – und sogar *muss* –, sind im Allgemeinen diejenigen, die am stärksten an ihnen leiden! Zu meinen Patienten sage ich oft: »Für Ihr Inneres gilt, dass Sie genau das erleben werden, was Sie auf keinen Fall erleben wollen!« Je mehr Energie wir aufwenden, um bestimmte Emotionen oder Gefühle nicht zu haben, desto stärker suchen sie uns heim.

Wer seine Emotionen unter Kontrolle bringen will, läuft Gefahr, sie zu verstärken

Nehmen Sie Ihre Erfahrung zu Hilfe: Sie haben bestimmt schon mehrere Methoden ausprobiert, um den ungeliebten psychischen Ballast loszuwerden, der Sie plagt. Ist es Ihnen gelungen? Wenn die Antwort nein lautet, liegt es nicht daran, dass Sie unfähiger sind als andere. Wir können schlichtweg nicht auf Kommando ändern, was in uns vorgeht. Das Klügste ist also, all diese psychischen Regungen zu akzeptieren und nicht zu versuchen, die Botschaften unserer Gedanken loswerden zu wollen, selbst wenn sie unangenehm oder schmerzhaft sind.

Was im Inneren abläuft, ist nicht identisch mit dem, was im Äußeren abläuft

Die wichtigsten Begriffe der neuen psychologischen Ansätze heißen »Akzeptanz« und »Loslassen«. Leider müssen sie oft für alles Mögliche herhalten. Auch wenn Akzeptanz wichtig ist, ist sie auf keinen Fall ein Synonym für Resignation oder Passivität. Dass wir versuchen, unser Leben zu verbessern oder uns gegen Gefahren zu schützen, ist vollkommen legitim. Die Fähigkeit, Vorkehrungen zu treffen und vorauszudenken, ist das, was es unserer Spezies erlaubt hat, so erfolgreich zu sein. Aber auch wenn wir angesichts der Wechselfälle des Lebens nicht passiv bleiben dürfen, geht es doch darum, sie nicht mit dem zu verwechseln, was sie in uns auslösen. Wir haben Emotionen und Gefühle, weil diese uns sehr nützlich sind. Das gilt auch für Emotionen und Gefühle, die wir unangenehm finden. Angst schützt uns vor Gefahren; Niedergeschlagenheit veranlasst uns, um Hilfe zu bitten; Wut erlaubt uns, einen falschen Schritt zu revidieren. Wir brauchen Erinnerungen, um zu vermeiden, wieder in dieselben gefährlichen Situationen zu geraten, und Grübeleien sind Vorbereitungen unseres zukünftigen Verhaltens. Kurzum: Allem, was wir empfinden, und besonders allem, was wir nicht gern empfinden, kommt eine bestimmte Bedeutung zu.

Zwischen Emotionen und Realität unterscheiden

Das Hauptproblem ist, dass intensive Emotionen für uns vollkommen die Wirklichkeit widerzuspiegeln scheinen. Wir verwechseln dann das, was in der Realität geschieht, mit den Wirkungen, die es möglicherweise auf unser Inneres hat. Der Fakt, der eine Angst verursacht – beispielsweise ein Autounfall –, ist nicht identisch mit der Emotion, die wir erleben. Die Angst, die wir empfinden, wenn wir nach einem Unfall wieder ins Auto steigen, ist an und für sich nicht gefährlich für uns. Es ist ebenso wenig gefährlich, diese Angst zu empfinden, wie es nicht gefährlich ist, traurig, unruhig oder besorgt zu sein. Die Umstände, die diesen Emotionen zugrunde liegen, stellen die Gefahr dar, nicht die Emotionen selbst. Diese Emotionen liefern uns manchmal sogar wertvolle Hinweise darauf, dass etwas nicht stimmt und dass wir handeln sollten.

Handeln, um die Realität zu verändern

Tatsächlich gehen wir ein beträchtliches Risiko ein, wenn wir unsere Beängstigung zurückweisen, unsere Traurigkeit bekämpfen oder gegen unsere Unruhe ankämpfen. Dieses Risiko besteht darin, den Schmerz in Leiden zu verwandeln. Unsere Handlungen müssen daher auf das reale Leben gerichtet sein, nicht auf das, was es in uns auslöst. Wenn Bemühungen notwendig sind, dann mit dem Ziel, das zu ändern, was wirklich geändert werden kann, und nicht um die eigenen Emotionen unter Kontrolle oder zum Schweigen zu bringen.

Tatsächlich gehen wir ein beträchtliches Risiko ein, wenn wir unsere Beängstigung zurückweisen und unsere Traurigkeit bekämpfen.

Die permanenten Kontrollversuche

Betrachten wir, worin unsere erste Reaktion besteht, wenn wir eine Emotion verspüren, die wir nicht mögen: Mit allen Mitteln versuchen wir, sie zu verscheuchen und die Kontrolle über das zu erlangen, was sich in uns abspielt. Die Methoden, die wir verwenden, um zu versuchen, diesen Teil von uns zum Schweigen zu bringen, sind unzählige. Sie reichen vom subtilsten Vermeiden bis zur kompletten Betäubung mithilfe von Alkohol oder Medikamenten. Sie kennen bestimmt die Beschwörungsformeln, die wir an uns selbst richten: »Denk nicht mehr dran«; »Beruhige dich«; »Es hat keinen Zweck zu jammern«; »Du musst nicht traurig sein«; »Vergiss das jetzt«. Wir kämpfen gegen uns selbst. Stellen Sie sich eine Fußballmannschaft vor, deren Spieler während des ganzen Spiels darüber streiten würden, wie sie spielen sollen! Es geht nicht darum, unseren Emotionen zu gehorchen. Wir sollten nicht die Ratschläge der pessimistischsten, unruhigsten oder furchtsamsten Spieler befolgen, sondern uns einfach daran erinnern, dass sie Teil der Mannschaft sind und dass der Sieg nur gemeinsam möglich ist.

Die eigenen Emotionen akzeptieren macht ruhig

Meistens erkennen die Patienten, die zu mir kommen, sehr schnell, wie wichtig es ist, ihre Emotionen zur Tür hereinzulassen, ihnen im Innern Raum zu geben. Menschen kommen in die Therapie, weil sie zur Einsicht gelangt sind, dass der Kampf gegen ihre Emotionen und Gefühle ihnen keine Besserung gebracht hat. Schlimmer noch: Er hat sie in eine Spirale hineingeführt, aus der es ihnen nicht mehr gelingt herauszukommen. Die Bedeutung der Akzeptanz ist an sich nicht schwer zu begreifen. Ganz im Gegenteil: Die ersten Schritte der Akzeptanz gehen im Allgemeinen mit einer großen Erleichterung einher. Genau auf diese Art habe ich sie am Anfang entdeckt: ein Gefühl des Loslassens und inneren Friedens, der Harmonie. Die Worte mögen groß erscheinen, aber von einem Zustand, in dem das Leben ein Kampf gegen innere Vorgänge zu sein scheint, zu einem Gefühl des Mit-sich-in-Einklang-Seins zu gelangen, ist Teil der Erleichterung und Beruhigung. Die meisten Menschen, denen das gelingt, sagen sogar, dass sie körperlich weniger erschöpft sind. Es ist kein Zufall, dass, wie Studien belegen, die gestresstesten und deprimiertesten Menschen diejenigen sind, die am stärksten versuchen, ihre Emotionen zu kontrollieren.

Seine Emotionen zu akzeptieren ist erlernbar

Wenn Sie jedoch das Natürliche vertreiben, kommt es im Galopp wieder zurück. Im gegebenen Fall liegt es in unserer Natur, das loswerden zu wollen, was uns wehtut, und psychische Regungen sind manchmal ebenso schmerzhaft wie körperliche Verletzungen. Sobald wir also ein Problem haben, gehen wir wieder in die Falle und versuchen, unsere Gedanken und Emotionen zu kontrollieren. Ungeachtet all dessen, was ich über Akzeptanz und die Unmöglichkeit weiß, die Vorgänge in meinem Kopf zu kontrollieren, stelle ich nicht selten fest, dass ich über einem Problem brüte, auch wenn es nachweislich keine Lösung gibt. Und ebenso schimpfe ich immer wieder auf die ständige Betriebsamkeit, die in meinem Kopf herrscht, und versuche, mich zu beruhigen, was mich noch hektischer macht. Akzeptanz ist eine Arbeit, die in jedem Augenblick geleistet werden muss, eine Kompetenz, die sich mit der Zeit verfeinert. Selbst mit einer gewissen Übung braucht man eine Weile, bis man wahrnimmt, dass man gerade versucht, eine Emotion, eine Erinnerung oder einen unangenehmen Gedanken loszuwerden – und noch ein bisschen mehr Übung, um sie wirklich zu akzeptieren.

Akzeptanz ist eine Arbeit, die in jedem Augenblick geleistet werden muss.

Wie können wir akzeptieren, was in uns vorgeht?

Ich schlage Ihnen eine kleine Übung vor, die ich selbst von Zeit zu Zeit mache, wenn ich merke, dass mich etwas so sehr beschäftigt, dass es mich daran hindert, mich auf meine Aufgaben zu konzentrieren.

Kleine Akzeptanzübung

Nehmen Sie sich einen Augenblick Zeit, um über ein Problem nachzudenken, das Sie gerade beschäftigt. Vielleicht haben Sie sich mit einem alten Freund gestritten; vielleicht machen Sie sich Sorgen um die berufliche Zukunft Ihres Kindes.

- Lassen Sie die Katastrophengedanken zu, die in Ihnen im Zusammenhang mit diesem Problem, dem befürchteten Ausgang oder dem, was Sie an dieser Situation nicht mögen, auftauchen.
- Versuchen Sie nun, sich vorzustellen, dass es für dieses Problem nie eine Lösung geben wird. Sie werden sich mit diesem Freund nie mehr versöhnen; Ihr Kind wird nie die Stelle bekommen, die es sich erträumt.
- Spulen Sie den Film vor und stellen Sie sich vor, dass die Schwierigkeit, die Sie gerade erleben, immer da sein wird.
- Überlassen Sie sich diesem Tatbestand einige Augenblicke. Lassen Sie zu, dass die Emotionen durch Sie hindurchgehen, sich in Ihnen ausbreiten und schließlich verschwinden, wenn es ihnen gefällt.

Schauen Sie sich an, wie Sie gedanklich gegen das ankämpfen, was diese Übung in Ihnen auslöst. Vielleicht ist Ihnen der Gedanke gekommen, es handele sich um eine dumme Übung. Vielleicht haben Sie sich gesagt, dass es sich ja nur um eine Übung handelt, die nichts mit der Wirklichkeit zu tun hat. Oder vielleicht hat sich ein Gedanke des Widerspruchs in Ihrem Geist gemeldet. Etwas in der Art von: »Ach was, so etwas wird nicht passieren.« Genau diese logischen und gewohnheitsmäßigen Reaktionen sind es, die man lernen muss aufzuspüren. Sie stellen den Kampf dar, der in Ihnen gegenüber diesem Problem tobt. Diese Reaktionen sind es, die Sie tagtäglich erschöpfen. Auch wenn Sie Ihr Problem lösen können, können Sie dennoch nicht die Emotionen unterdrücken, die es zur Zeit auslöst. Und wenn Sie bis zur Erschöpfung gegen diese Emotionen ankämpfen, verschwenden Sie einen Teil der Energie, die Ihnen vielleicht erlaubt, eine Lösung zu finden und aktiv zu werden.

Zum Zuschauer werden

Betrachten Sie jetzt einen Augenblick diese psychische Aktivität, von der wir sprechen. Wenn Sie sie beobachten können, heißt das, dass Sie nicht dessen Subjekt sind. Sie *sind* nicht traurig, Sie *empfinden* Traurigkeit. Sie *sind* nicht besorgt, Sie *empfinden* Besorgnis. Ich *bin* nicht hektisch, ich *empfinde* Hektik. All diese Wahrnehmungen tauchen in uns auf, und wir können sie aus größerer Distanz beobachten wie der Zuschauer eines Theaterstücks. Angesichts dieses Theaterstücks müssen wir eine Haltung der Neugier und Festigkeit einnehmen: uns fragen, was das Leben wohl noch für uns bereithält, und alles hinnehmen, was es uns bietet.

Wenn Sie eine Anspannung in sich entdecken, halten Sie einen Augenblick inne, statt zu versuchen, sie loszuwerden, und schauen Sie, wo der Kampf tobt. Finden Sie heraus, was Sie zu kontrollieren versuchen, ohne sich darüber überhaupt im Klaren zu sein. Danken Sie sich selbst, dass Sie immer wachsam sind, und danken Sie auch Ihrer Intelligenz dafür, dass sie ihre Arbeit tut. Dann lassen Sie die Abwehr fallen und lassen Sie die Emotion so zu, wie sie sich präsentiert. Anschließend begeben Sie sich mit diesem *Ich*, das ein unauflösliches Ganzes bildet, zu dem hin, was wirklich für Sie zählt. Beeinflussen Sie das, was in Ihren Möglichkeiten liegt. Das Übrige – was in Ihrem Innern abläuft – wird sich vielleicht entsprechend entwickeln oder auch nicht. Aber zumindest haben Sie nicht gegen Windmühlenflügel gekämpft.

Es gibt verschiedene Arten, ein Gemälde zu betrachten. Sie können versuchen zu begreifen, was der Künstler aussagen wollte, analysieren, zu welcher Kunstrichtung er gehört, die Wahl der Farben studieren etc. Sie können das Bild auch kritisch betrachten und bedauern, dass das Werk nicht farbiger oder figurativer ist oder Ähnliches. Schließlich können Sie es einfach nur betrachten, ohne zu versuchen, es zu analysieren, es ganz in sich aufnehmen und sich den Emotionen überlassen, die auftauchen.

Weiterführende Informationen finden Sie auf der Seite 461.

Was in uns abläuft, ist ein echtes Meisterwerk in ständiger Entwicklung. Lassen Sie uns lernen, geübte Beobachter, »Amateure« im wahrsten Sinne des Wortes, zu werden. Lassen Sie uns unsere Neugier auf diese so komplexen Phänomene entwickeln, die in uns auftauchen.

Und vielleicht wäre es nun ja an der Zeit, »Psychophile«, Liebhaber der Psyche, zu werden.

9

Nicolas Duchesne

Übereinstimmendes Verhalten im Beruf und im Privatleben

»Sie sehen heute Morgen müde aus, Herr Doktor. Sie unterstützen mich so sehr, wer kümmert sich denn um Sie? Wie halten Sie durch?«, fragt mich Christine, obwohl sie gerade eine neue depressive Phase ihrer bipolaren Erkrankung überstanden hat. Darf ich mich ihrer neugierigen Fürsorglichkeit entziehen? Werden die Mittel, die mir geholfen haben, Ihnen, den aufmerksamen Lesern, genügend Klarheit bieten? Meine humanistische Auffassung von der Psychotherapie beinhaltet ein gegenseitiges Engagement gegenüber den Menschen, die meine Hilfe in Anspruch nehmen und mir ihr Vertrauen schenken. Gelegentlich kommt es vor, dass ich unprätentiös und aufrichtig von den Schritten auf meinem eigenen Weg berichte. Die Übereinstimmung zwischen meiner Haltung als Therapeut und meinem Leben ist für mich ein zentrales Thema.

Angesichts der emotionalen Belastung, die eine Psychotherapie darstellt, führt ein Schutzreflex manchmal dazu, sich fest hinter dem Schreibtisch zu verschanzen, sich in seinen fragilen Status des diplomierten Therapeuten zu flüchten und »sich«, den angeblich Gesunden und Geschützten, so hermetisch wie möglich von »den anderen«, die leiden und ins Schleudern geraten, abzugrenzen.

Allerdings, liebe Christine, erfordert mein inneres Gleichgewicht ebenfalls stetige Aufmerksamkeit, und ich bitte meine Kollegen in regelmäßigen Abständen punktuell um ihren freundschaftlichen Rat beim Lehren oder der Supervision. Das trägt dazu bei, die Klarheit und den Frieden meines inneren Therapeutengartens wiederherzustellen. Klarheit und Frieden brauche ich, um meine Fähigkeit des »wirklichen Zuhörens« zu kultivieren, mit emotionalen Entgleisungen umgehen zu können und im Beruf eine konstruktive Haltung zu bewahren. Ich will erläutern, inwiefern meine heutige Selbstverwirklichung den Techniken zu verdanken ist, die ich meinen Patienten empfehle – ohne dass ich die Klugheit der Bemerkung des großen Humoristen Pierre Dac leugnen möchte: »Je mehr man wissen will, desto klarer wird einem, wie wenig man weiß.« Lassen Sie mich kurz das schöne »Wenige« darstellen, das Klarheit in mein Leben bringt.

Von Schuldgefühlen zur Dankbarkeit

Gesegnet mit Liebe, materieller Sicherheit und vielen intellektuellen Angeboten, trug ich lange ein meiner Familie eigenes Schuldgefühl mit mir herum, weil ich »wohlhabend, verwöhnt und privilegiert« war. Dieses Gefühl trübte für mich viele einfache Freuden in der Jugend und war die ambivalente Grundlage meiner therapeutischen Berufung. Meinem Weg mit der kognitiven Therapie verdanke ich einen objektiveren Blick auf das, was das Leben mir geboten hat. Ich empfinde jetzt große Dankbarkeit für die wunderbare Familie, die das Leben mir geschenkt hat, und die vielfältige Schönheit, die es mir bietet. Ich nehme auch mit größerem Stolz meinen Anteil an persönlicher Anstrengung auf meinem Lebensweg wahr.

Eine ständig im Werden begriffene Persönlichkeit

Als ich mich niederließ, schenkte mir meine Freundin Bénédicte eine Matroschka, eine dieser russischen Puppen, in denen weitere Puppen stecken. Dieses Geschenk, das bei skandinavischen Therapeuten Tradition hat, soll die Wirkung der ersten Lebensphasen auf den erwachsenen Menschen und die Einheit jeden Individuums in der fast endlosen Vielfalt der Modelle symbolisieren. Sie hat seither einen festen Platz in meiner Praxis.

Auch wenn die Kindheit eine unauslöschliche psychische Prägung hinterlässt, können sich das psychische Funktionieren und die Persönlichkeit durch die Arbeit der Selbsterforschung beträchtlich verändern. Mehrere Figuren und Ereignisse markieren die verschiedenen Abschnitte meines Lebens: vom »kleinen Nick« über das Medizinstudium und allerlei interessante Begegnungen bis zum »Grand Duduche«*, dann die Zeit der Reife, eine Liebesheirat, vier Kinder, der berufliche Werdegang. Da ich früh mit Beziehungs- und Gefühlsspannungen konfrontiert war, empfand ich die Selbsterforschung und das psychische Gleichgewicht von Anfang an als wesentliche und faszinierende Arbeit. Sozusagen als meine Berufung!

Ein Fundament der Sicherheit und Geborgenheit

Auch wenn ich meiner Arbeit einen beträchtlichen Teil meiner Zeit und Energie widme, ist doch meine Familie das Fundament, auf dem meine Existenz ruht. An manchen Tagen treffen die Einwendungen meiner Frau, die sensibel, intelligent und offen ist, bei mir zwar auf taube Ohren, doch sie bleibt mein liebevoller und sicherer Kompass. Es gehört zu den schönsten Erfahrungen meines Lebens,

* Eine bekannte französische Comicfigur aus den 1960er Jahren; *Anm. d. Übers.*

mit ihr gemeinsam und langfristig eine Beziehung von Nähe aufzubauen, die die Erziehung unserer Kinder mit einschließt. Wie könnte ich die Wichtigkeit der Botschaften zum Ausdruck bringen, die ich stets von meinen Kindern erhielt, ohne im Folgenden einige Beispiele zu erwähnen und die innere Öffnung, zu der sie mich führten? Ich lerne insbesondere, dass Liebe manchmal die Form der Weigerung annehmen kann (»Nein, du gehst heute Abend nicht weg!«), dass Zuneigung nicht identisch mit Beziehung ist und manchmal das Akzeptieren einer gegenteiligen Ansicht beinhaltet. Meinungsverschiedenheiten und Krisen begleiten die verschiedenen Lebensphasen von uns allen. Ich danke meiner Familie, meinen Freunden, Kollegen und Patienten, die mir ihr Vertrauen schenken und meiner Arbeit als Therapeut Sinn verleihen.

Wie ich meine Ausbildung für meine persönliche Entwicklung verwende

Ich möchte gern das Sprichwort widerlegen: »Der Schuster trägt oft die schlechtesten Schuhe.« Sehen Sie darin einen Ausdruck meiner rebellischen, perfektionistischen oder idealistischen Seite, ganz wie Sie wollen. Ich strebe eine möglichst große Übereinstimmung an zwischen dem, was ich empfehle, und dem, was ich praktiziere.

Jetzt ist die Gelegenheit, die alten Geister in meinem Leben heraufzubeschwören – Besorgnis, Zweifel, Schwermut von manchmal großer Intensität. Kommt herbei, ermüdende Selbstkritik, angsterregende Hirngespinste! Seid willkommen, Katastrophenszenarien, die mich früher so übermannten. Werfen wir noch einmal gemeinsam einen Blick auf das, was bestimmte Dummheiten mich gelehrt haben, wie bestimmte Ängste durch regelmäßige Konfrontation bezähmt wurden und wie die Kritik konstruktiv wurde, nachdem sie destruktiv war.

Ich biete meinen »Niederlagen« einen Ehrenplatz an, denn der Schmerz und das bewusste Wahrnehmen der Irrtümer haben mich auf die Arbeit der Veränderung vorbereitet. So war für mich der Umstand, dass ich nach meiner Zeit als Assistenzarzt nicht Oberarzt wurde, damals eine empfindliche Verletzung. Auch wenn fromme Ausreden eine Zeitlang meine Selbstliebe schützten, profitierte ich doch mehr von einem klaren Blick, einem Mich-selbst-Infragestellen, das meine damaligen Schwächen ans Licht holte – insbesondere meine emotionale Unreife und meine Inkompetenz in Beziehungen.

Auf sich selbst anwenden, was man anderen rät

Ich nahm Abstand von den emotionalen Programmierungen der Kindheit (ich überdachte noch einmal meinen Werdegang, schaute mir die guten Augenblicke in meinem Leben und meinen Träumen an, spürte die Teufelskreise meines Funktionierens auf) und ließ mich auf die notwendigen Lernprozesse ein, um sie zu korrigieren, insbesondere was die innere Verfassung und das Üben von Selbstbehauptung anging. Während meiner Ausbildung zum kognitiven Therapeuten fand ich es immer selbstverständlich, die Techniken, die ich kennenlernte, auf mich selbst anzuwenden, als Chance und *unverzichtbare* Voraussetzung, um ein authentischer und kompetenter Therapeut zu werden. Mein Platz in der Familie, meine Mitarbeit in verschiedenen Teams und Verbänden sind immer von der achtungsvollen Sorge um ein Gleichgewicht zwischen mir und den anderen getragen. Daher kann ich mir selbst jetzt Wertschätzung entgegenbringen, während ich gleichzeitig um meine Unvollkommenheit weiß.

Ein Beispiel des eigenen Fortschritts

Der Wettbewerb für ein Kurzfilmdrehbuch über die Depression 1992 faszinierte mehrere Psychiater an unserer Institution. Ich beschloss, daran teilzunehmen. Ich schrieb überhastet ein Drehbuch und ... scheiterte, während mein talentierter Kollege und Freund Max brillant gewann.

Ich bekam die Chance, unsere methodologischen Unterschiede kennenzulernen und von seinem Vorbild für den Wettbewerb 1993 zu profitieren. Diesmal sehr motiviert, organisiert und mit der nötigen Zeit ausgestattet, damit mein Projekt reifen konnte, lächelte mir der Erfolg.

Seinen Blick den Lösungen zuwenden

Der erste Lösungsschlüssel, den ich nennen möchte, ist das notwendige Bemühen um einen klaren Blick gegenüber den eigenen Problemen. Meine Schwierigkeiten im Leben, die Trauerphasen, die teilweise psychosomatisch bedingten Rückenprobleme, das Eintauchen in ein zu stressiges Leben, manche Streitigkeiten und ärgerlichen Zurückweisungen waren meine persönlichen Übungsfelder. Manchmal entschuldigte ich mich mit den äußeren Umständen, glaubte, dass sich nie etwas ändern würde, und ließ den Kopf hängen. Es ist nicht leicht zu untersuchen, was nicht funktioniert, und sich den Lösungen zuzuwenden.

Üben, üben und nochmals üben!

25 Jahre lang kämpfte ich eifrig um meinen bescheidenen Ranglistenplatz im Tennis (in der »dritten Serie«).* Die Nervosität am Anfang des Spiels, das Grübeln über einen »todsicheren« Ball, der in der Bande oder im Netz landete, die Verzweiflung nach einer schwachen Vorhand, all das kannte ich! Während meines Militärdienstes nach dem Medizinstudium hatte ich Gelegenheit, besser und ausgiebiger zu üben, bis es mir gelang, in die »zweite Serie« aufzusteigen, wovon ich meine ganze Kindheit lang geträumt hatte!

Auch in der kognitiven Verhaltenstherapie ist wiederholtes Üben notwendig, um Fortschritte zu machen. Meine Patienten relativ gelassen empfangen zu können ist bereits ein gutes Zeichen, denn nach meinem Diplom kostete es mich weitere fünf Jahre persönlicher Arbeit, bevor ich *wagte*, die Verantwortung eines Therapeuten zu übernehmen. Während dieser Phase benutzte ich selbst geduldig die Techniken, die ich heute empfehlen kann. Ich übte mich in einer jeden, bis ich sie gut beherrschte und sowohl ihre Vorzüge als auch ihre Grenzen aus eigener Erfahrung kannte.

Ich benutzte selbst geduldig die Techniken, die ich heute empfehlen kann.

Glauben Sie nicht, dass Übung der Spontaneität schadet! Wie die Tonleitern für den Musiker eröffnet mir das gewandte Spielen auf der Tastatur der Einstellungen und Beziehungen die Freiheit, mich emotional einbringen zu können, die notwendig ist, damit ich bei der Ausübung meines Berufs wirklich ich bin und daran Freude habe, indem ich mich auf einen anderen einstimme.

* In Frankreich werden Ranglistenplätze für Amateur-Tennisspieler je nach der erreichten Punktzahl in einer Saison vergeben und reichen von der »vierten Serie« bis zur »ersten Serie«. *Anm. d. Übers.*

Durch das Praktizieren der kognitiven Therapien habe ich eine bessere Selbststeuerung gelernt: Ich habe in persönlichen Tagebüchern eine große Anzahl »innerer Fotos« festgehalten, plötzliche Gefühle von Befangenheit bis hin zu existentiellem Unglücklichsein.

Ein Beispiel: Ich war verlegen, peinlich berührt und schämte mich, als der Chefarzt ein für mich nicht nachvollziehbares Wortspiel machte, während ich einen Fall vorstellte. »Ich muss etwas Dummes gesagt haben, der Chef schätzt mich nicht; ich bin das Gespött des ganzen Teams ...« Diese Interpretation, in Misskredit zu sein, implizit abgewertet und abgelehnt zu werden, führte dazu, dass ich mich sehr unwohl fühlte und mich in der übrigen Zeit, in der ich mit ihm arbeitete, innerlich zurückzog. Als ich ein wenig später in mich ging, diese Gedanken anschaute und sie näher untersuchte, erkannte ich meine abwertende Interpretation und reduzierte den Vorfall auf einen banalen Witz, wie unser Chef ihn gerne machte, wenn er gute Laune hatte. Nach dieser Episode übte ich mich darin, bei einer möglichen Wiederholung einfach meiner peinlichen Berührtheit und meinem Unverständnis Ausdruck zu verleihen.

Ich war lange in meinem Leben Regeln von großer tyrannischer Strenge unterworfen, die mir verboten, bestimmte Emotionen zu zeigen. Ich musste meine Wut oder meine Ängste im Zaum halten und nahm es mir regelmäßig stillschweigend übel, dass mir dies nicht gelang. Es kostete mich gründliche und wiederholte Arbeit, um die Manifestationen dieses blockierenden Selbstgesprächs rasch zu erkennen, es langsam infrage zu stellen und mich dann an die Ursachen dieser Regeln zu erinnern (sehr bewegende Erinnerungen an die Kindheit, in der ich glaubte, emotionale Äußerungen seien falsch und ich würde nur geliebt, wenn ich vollkommen war). Wie sagte Pierre Dac doch so weise: »Um etwas in der Ferne zu sehen, muss man es aus der Nähe betrachten.« Jetzt

Jetzt habe ich mehr Frieden mit meiner Emotionalität geschlossen, die endlich erhellend und konstruktiv ist.

habe ich mehr Frieden mit meiner Emotionalität geschlossen, die endlich erhellend und konstruktiv ist.

… und besser reagieren, um mit anderen besser auszukommen

In meiner Zeit als Assistenzarzt verhielt ich mich in Beziehungen unbeholfen und ungeschickt, was einer der Gründe dafür war, dass mir die Tür zu einer möglichen Universitätskarriere verschlossen blieb. An diesen oder jenen Kollegen eine kritische Bemerkung zu richten brachte mich in eine ungeheure Verlegenheit, während ich zwischen der Angst, ihn zu verletzen, und der Frustration, nichts zu sagen, schwankte. Eine persönliche Bitte vorzubringen war mir unmöglich, weil ich nicht wusste, wie, und weil mich meine eigenen Regeln der Unterordnung fesselten.

Ich werde mich mein Leben lang an meine erste Kommunikationsübung in einem Rollenspiel erinnern, die in einer Ausbildungsgruppe in Selbstbehauptung stattfand. Während ich darauf wartete, dass ich an die Reihe kam, meldeten sich meine perfektionistischen und selbstkritischen Gedanken im Hinterkopf und verzehnfachten sich durch die Aussicht, von den anderen Studenten beurteilt zu werden. Ich trieb buchstäblich in einem lähmenden Angstnebel, der alles, was geschah, seltsam färbte. Ich erinnere mich überhaupt nicht mehr an die eigentliche Übung, sondern nur noch an meinen Zustand, der glücklicherweise durch die unterstützenden und konstruktiven Kommentare meiner Kollegen und meines Lehrers Yvan Note aufgefangen wurde. Das Training in Selbstbehauptungstechniken war ein heilsamer Schlüssel, der mir half, meine Beziehungsprobleme abzubauen und zunehmend gelassener zu werden. Ich fand darin einen konkreten Leitfaden, der meinen Werten entsprach: die Wahrung meiner Rechte unter gleichzeitiger Achtung der Rechte anderer. Das ist nur möglich, wenn man über sich selbst hinauswächst.

Sich den Ängsten stellen

Als junger unerfahrener Vater setzte ich unseren ältesten Sohn vor eine denkbar harmlose Videokassette mit Walt Disneys Kurzfilm *Das hässliche kleine Entlein*. Sie kennen die Geschichte sicher. Je heftiger die Szenen der Ablehnung und des Leidens wurden, die der kleine Schwan durchmachte, der zufällig in eine Entenfamilie geraten war, desto mehr geriet mein Sohn außer Fassung, er wurde bleich und brach in Tränen aus. Entsetzt und von Schuldgefühlen gepeinigt, eilte ich rasch hinzu, um ihn in die Arme zu nehmen und seinem herzzerreißenden Schluchzen ein Ende zu machen. Wie groß war mein Erstaunen, als er zwischen zwei Schluchzern hervorstieß: »Noch einmal, noch einmal!« Und so stimmten meine Frau und ich uns ab und ließen ihn fünf oder sechs Mal nacheinander den für ihn so problematischen Kurzfilm sehen, bis er sich wieder beruhigt hatte. Im Psychologenjargon würde man sagen: »Eine Reduktion des emotionalen Schocks durch Gewöhnung und Verarbeitung der gewalttätigen Szenen und ihres glücklichen Ausgangs.«

Persönliche Desensibilisierung

Das überzeugendste Beispiel für die Überwindung meiner Angst, vor anderen zu sprechen, bekam ich einige Jahre später, als ich mich immer wieder mit der gleichen bedrohlichen Situation konfrontierte. Ich sollte die wissenschaftlichen Regionaltagungen unseres Psychotherapeutenverbands im Jahre 2000 in Montpellier eröffnen und zitterte bei dem Gedanken daran schon zwei Jahre im Voraus. In den 24 Monaten bis dahin meldete ich mich für acht mündliche Vorträge bei Kongressen und untersuchte dabei aufmerksam meine Gedanken und mentalen Bilder vor, während und nach jedem Vortrag sowie die Entwicklung meines Verhaltens, wenn ich das Wort ergriff. Ich ging allmählich vom schüchternen Ablesen meines Textes zu einer ans

Publikum gewandten und interaktiven Kommunikation über, in die ich meine Emotionalität sanft mit einfließen ließ. Volltreffer! Ich erlebte die Freude am Austausch und an meinen Fähigkeiten auf diesem Gebiet. Inzwischen habe ich jede Woche mit Menschen zu tun – in Form von Gruppenleitung, Unterricht oder Vorträgen – und erlebe darin eine große Chance der Selbstverwirklichung. Außerdem bin ich sehr engagiert in der Therapie der sozialen Angst, da ich sie am eigenen Leib gespürt habe.

Strukturierte Techniken und mehr

Das Wesentliche ist für die Augen unsichtbar

Meine Frau und ich lieben den *Kleinen Prinzen* wegen der poetischen Leichtigkeit, mit der er fundamentale Botschaften des Lebens durch den Blick eines aristokratischen und zarten Kindes vermittelt. »Eine seltsam zarte Stimme weckte mich auf. Sie sagte: ›Bitte zeichne mir ein Schaf‹ …«, erzählt Antoine de Saint-Exupéry. Vielleicht erinnern Sie sich, dass er nach mehreren missglückten Versuchen schließlich eine Kiste zeichnet und hinzufügt: »Dein Schaf ist da drin.« Im gleichen Sinne möchte ich sagen, dass der Reichtum, den die Übungen in der Praxis bringen, die Theorie übertrifft.

Keine Therapie ohne Herz

Da »man nur mit dem Herzen gut sieht und das Wesentliche für die Augen unsichtbar« ist (und sich dem Denken entzieht), ist der therapeutische Weg jener des Gefühlten und Erlebten. Am Ende einer Therapie, in der letzten dem gemeinsam definierten Ziel gewidmeten Stunde (das Schaf, das sie gesucht hatte, schien zum Vorschein zu kommen), teilte mir Marie bereitwillig mit, was für sie auf dem von uns zurückgelegten therapeutischen Weg wichtig gewesen war: »Besonders Ihre wohlwollende, positive Haltung, diese gemeinsame Zuversicht, was unseren heranwachsenden Sohn angeht, und die Geschichte vom angebundenen Elefanten, der nach seiner Dressur in der Kindheit resigniert hatte, die Sie mir am Anfang erzählt haben.« Bei einer Therapie gibt es viel effiziente technische Arbeit, die in solchen emotionalen Höhepunkten gipfelt.

Kindermund tut die Wahrheit des Herzens kund. Es war ein Wochenende im Dezember, wir waren müde und gereizt. Meine sechsjährige Tochter nahm mich nach einem flüchtigen Zusammenstoß, den ich mit ihrer älteren Schwester hatte, beiseite und sagte zu mir: »Papa, sie ist wütend. Entschuldige dich bei ihr und gib ihr ein Küsschen.«

Meine Schlüsselgedanken

- Meine Vorstellung von der Rolle des Psychotherapeuten beinhaltet, dass man das, was man anderen empfiehlt, selbst praktiziert hat.
- Unsere Fehler sind der Weg zum Erfolg, wenn wir es wagen, unsere Probleme anzuschauen.
- Wir sollten den Mut aufbringen, uns unseren Ängsten zu stellen.
- Hilfe akzeptieren zu können erfordert auch großes eigenes Engagement.
- Dem regelmäßigen Training mit klar definierten Übungen gebührt ebenfalls ein Platz in der Psychotherapie.
- Die kognitive Therapie ist eine gesunde Geistesgymnastik, die zu emotionalem Wohlbefinden führt.
- Was man sich erworben hat, sollte man jeden Tag von Neuem pflegen.
- Therapien und ein achtungsvoller Umgang mit dem Körper ergänzen sich.
- Nur mit der Präsenz des Herzens und Aufrichtigkeit wirken.

Die unauflösliche Verbindung zwischen Körper und Geist

Als ich in diesem Sommer bei einem Tunesienaufenthalt, zu dem mich die Familie meines Freundes Abdel freundlich eingeladen hatte, zusammen mit ihm die Vorschriften des Ramadan einhielt, bekam ich ein genaues Gespür für die Verbindung von Körper und Geist. Wir erlebten zusammen unsere schwankende Verfassung – von der Austrocknung am späten Nachmittag bis zur Sättigung am frühen Abend –, sei es in Form von Reizbarkeit, von harmlosen Streitigkeiten gegen sechs Uhr abends bis hin zur freundschaftlichen Versöhnung danach.

Ich bin Psychiater und Arzt und kann mir nicht vorstellen, dass man geistige Fortschritte machen kann, wenn man den Körper ignoriert. In dieser Hinsicht ist die bipolare Störung, mit der ich viel zu tun habe, ein perfektes Beispiel. Das gefährliche Auf und Ab der Laune, mal melancholisch, mal euphorisch, ist erwiesenermaßen die Folge einer anfälligen Hirnfunktion, die von der Psyche gefärbt, überaktiviert oder gebremst wird. Aber da die behutsame Durchführung einer medikamentösen und psychiatrischen Behandlung nur möglich ist, wenn der Betroffene freiwillig mitmacht, scheint mir eine psychotherapeutische Begleitung sehr wichtig.

Wenn Sie unter Schlafmangel oder einer körperlichen Krankheit litten, haben Sie wahrscheinlich selber mehr oder weniger gemerkt, dass »der Geist der Narr des Körpers« ist, wie Voltaire sagte. Daher bemühe ich mich, für mein körperliches Gleichgewicht Sorge zu tragen, um damit gleichzeitig mein psychisches Wohlbefinden sicherzustellen: mit Sport, Zeit zum Entspannen und Ausruhen. Ich habe inzwischen das Tennisspielen aufgegeben, weil es für mich zu sehr den Geist der Konkurrenz und Selbstüberwindung atmet, der sich manchmal negativ auf die Gesundheit auswirkt, und mir stattdessen Hobbys zugelegt, die Wohlbefinden erzeugen und dazu beitragen, in Form zu bleiben. Das schließt bestimmte persönliche Herausforderungen nicht aus, besonders in den Bergen, wobei ich mich an meinen eigenen Rhythmus halte.

So viele schöne Begegnungen

Bestimmte Begegnungen und Erfahrungen haben mein Leben nachhaltig beeinflusst, mich befreit von bestimmten neurotischen Knoten und mich zu dem gemacht, der ich geworden bin.

Sollten wir uns genauso viel Mühe in unserem Leben geben wie in unserem Beruf?

Wie viel Jahre und welchen Fleiß wenden wir für unsere Berufsausbildung auf! Wie viel Lebenszeit, wie viel Energie für unsere Arbeit, um abends oft müde und gereizt nach Hause zu gehen, in der Hoffnung, dass zu Hause alles gut und reibungslos läuft. Im Lehrplan der Schulen ist kein Unterricht darin vorgesehen, wie man eine glückliche Beziehung führt, nichts über die Elternrolle oder über die Entwicklung von Gelassenheit. Ich empfinde meinen Beruf als Psychiater als militantes Engagement für den Vorrang des Seins, des Erlebten und Gefühlten vor dem Handeln, Tun und Besitzen.

Durch meine Arbeit auf dem Gebiet der Psychologie habe ich von den Lehren auf diesem Gebiet profitiert. Meine persönliche Integrität bestand darin, diese Fertigkeiten auch in meinem eigenen Leben zu trainieren. Ich habe versucht, Ihnen den Nutzen, den mir das gebracht hat, zu schildern.

Also, danke, Christine, Ihre Fürsorglichkeit hat mich tief berührt. Das Vertrauen zahlreicher Patienten zu besitzen und festzustellen, dass es ihnen dank der psychotherapeutischen Bemühungen allmählich besser geht, ist eines der wunderbarsten Privilegien meines Berufs.

Mein kritisches Selbstgespräch zu überwinden war eine neue persönliche Herausforderung. Möge Ihnen besonders das, was ich dazu geschrieben habe, eine Ermutigung auf Ihrem Lebensweg sein, der zwischen Vulkanausbrüchen und eisiger Erstarrung schwankt, bis Sie einen dauerhaften Frieden in Ihrem inneren Garten erfahren.

Weiterführende Informationen finden Sie auf den Seiten 461 f.

10

Fatma Bouvet de la Maisonneuve

Vertrauen zur eigenen Weiblichkeit im Beruf und anderswo

Durch die Erwerbstätigkeit hat die Frau zum großen Teil die Distanz überwunden, die sie vom Mann trennte; nur die Erwerbstätigkeit kann ihr eine konkrete Freiheit garantieren.

SIMONE DE BEAUVOIR

Ja, doch wie die französische Band Cookie Dingler in den 80er Jahren sang: »Eine befreite Frau zu sein ist nicht so einfach« ... Schon lange hatten wir vage das Gefühl, dass sich hinter der Emanzipation mithilfe der Erwerbstätigkeit, die wir nie infrage stellen würden, die Kehrseite der Medaille verbirgt, und tatsächlich zeigt eine kürzliche Umfrage, dass die Krux darin liegt, das Privatleben mit dem Beruf zu vereinbaren.[1]

Wann kommt der konstruktive Umgang mit der Gleichstellung?

Die Frauen wollen gleichzeitig auf beiden Gebieten erfolgreich sein, und sie haben wahrscheinlich recht, denn in bestimmten Ländern ist das möglich. In Frankreich machen die wenigen vorhandenen Studien über die psychische Gesundheit der erwerbstätigen Frauen deutlich, dass sie für diesen Versuch einen hohen Preis zahlen: häufigeres Unwohlsein am Arbeitsplatz, zweimal so viele Selbstmordversuche, mehr Burnout- und Mobbingopfer im Beruf, eine steigende Einnahme von Psychopharmaka.[2] Stellen wir dem einige bekannte soziologische Tatsachen gegenüber, wie die Ungleichheit der Gehälter, die Häufung der Verantwortung und die medizinischen Zahlen, dann wird der Zusammenhang völlig klar. Was ich den »konstruktiven Umgang mit der Gleichstellung« nenne, wird sich nur realisieren lassen, wenn man der psychosozialen Dimension des Problems Rechnung trägt.[3]

Frau sein in der Arbeitswelt

Die Frauen, die in meine Sprechstunde kommen, erleben Situationen, die man heutzutage als normal betrachtet. Wir sind zu Unrecht von dem Gedanken geprägt, dass die Erschöpfung der Frauen unausweichlich ist. »Es ist normal, dass du müde bist. Du arbeitest, du hast Kinder, du musst dich um den Haushalt kümmern«, bekommen wir zu hören. Also halten die Frauen aus Gewohnheit, aus Mangel an Vertrauen, aus Schuldgefühlen oder aus Angst, nicht immer auf der Höhe zu sein, unbefriedigende Situationen aus, die manchmal an die Grenze des Erträglichen gehen. Zwei Hindernisse für ihre Selbstverwirklichung werden regelmäßig genannt: die Schwierigkeit, einen Kinderbetreuungsplatz zu finden (die sich je nach den familiären, wirtschaftlichen und sozialen Umständen mehr oder minder leicht lösen lässt), und die schlechteren Entwicklungschancen im Beruf. Das Wort »Entwicklungschancen« ist in dem Sinne zu verstehen, dass man sich einerseits in das Arbeitsumfeld integriert und andererseits Zugang zu Aufstiegsmöglichkeiten und verantwortlichen Positionen hat.

In der psychiatrischen Sprechstunde drücken die Frauen ihr Gefühl der Überforderung aus. Sie sprechen von ihrer Müdigkeit, ihrer

Depression, ihren Ängsten und den Mitteln, die sie benutzen, um Stress loszuwerden. Dann kommen regelmäßig viele Fragen, die sich um ihre bedrohte Weiblichkeit drehen, denn diese ist eingezwängt zwischen zwei paradoxen Botschaften: »Seid Frauen«, sagt man ihnen, »aber bitte nicht allzu sehr.« Wie soll man seine Weiblichkeit ausdrücken, wenn man ständig unter Hochdruck arbeitet, ohne zu merken, wie die biologische Uhr tickt? Und wenn den Frauen klar wird, dass es zu einem bestimmten Zeitpunkt manchmal zu spät ist, um ihren Wunsch nach einer Familie zu realisieren, haben sie das Gefühl, dass sie, obwohl sie in sozialer Hinsicht mehr als ihre Mütter erreicht haben, in anderen Bereichen einen Verlust erlitten haben. Das Paradigma der Unternehmenswelt gründet auf Methoden, die nach veralteten männlichen Kriterien ersonnen wurden. In der Arbeitswelt hat man sich niemals ernsthaft mit dem Eintritt der Frauen auseinandergesetzt. Im Übrigen gesteht eine große Anzahl von ihnen, dass sie sich in Männer »verwandeln« mussten, um Erfolg zu haben. Faktisch werden Frauen, die das ablehnen, oft von Führungspositionen ferngehalten, auch wenn sie immer besser ausgebildet sind und ihre Leistungen außer Frage stehen. Ihren großen Bemühungen steht oft ein ebenso großer Mangel an Anerkennung gegenüber. Ihr Schweigen und ihre Schuldgefühle bleiben mehrdeutig, aber zahlreiche Verantwortlichen scheinen sich damit zufriedenzugeben, dass die Erschöpfung ihrer Mitarbeiterinnen sich nicht lautstark äußert.

In der Arbeitswelt hat man sich niemals ernsthaft mit dem Eintritt der Frauen auseinandergesetzt.

Frau sein ist keine Krankheit

Einige Frauen erleben diese Situation der Unterlegenheit wie ein unabwendbares Schicksal. Aus dieser stummen chronischen Überzeugung möchte ich sie herausholen. Ich gehöre nicht zu denen, die wie Ibn Khaldun glauben, dass » die Neigung zur Tyrannei und gegenseitigen Unterdrückung in der Natur des Menschen liegt«[4], sondern ich meine, dass man die Zukunft verbessern kann, denn es gibt Lösungen. Um Sie davon zu überzeugen, stelle ich Ihnen einige Ausschnitte von typischen Lebensläufen heutiger erwerbstätiger Frauen vor, und anschließend werde ich einige Maßnahmen erörtern, mit deren Hilfe Sie sich in Ihrer Haut als Frau wohler fühlen können.

Wer hütet die Kinder?

Clara, Musikerin, hatte ihr Leben lang pausenlos gearbeitet, ohne zu merken, wie die Zeit verrann, und ohne eine stabile Partnerschaft aufzubauen. Immer noch ledig und mittlerweile in die Jahre gekommen, beschloss sie, wie es in einem anderen Chanson heißt, »ganz allein ein Kind zu machen«. Ihre Schwangerschaft war zweifellos die schönste Zeit ihres Lebens, ihr Glück schien mit den Händen greifbar. Dann begann für Clara wie für alle zukünftigen Mütter in Frankreich ein langer Hindernislauf, eine wahre Gralssuche nach einem Krippenplatz. Ihre Bemühungen waren fruchtlos, und selbst alternative Möglichkeiten der Kinderbetreuung kamen nicht zustande. Doch daran sollte es nicht scheitern. Clara gehörte nicht zu den Frauen, die sich entmutigen lassen: Dann würde sie das Kind eben selbst betreuen, indem sie von zu Hause aus arbeitete.

Isolation, soziale Unsicherheit, Depression

Die Euphorie der ersten Lebenswochen mit ihrem Sohn machte nach und nach den Schwierigkeiten Platz. Die Aufträge ließen sich unmöglich in Heimarbeit realisieren, weil die Kunden irgendwann immer einen direkten Kontakt forderten. Clara wurde von ihrem beruflichen Umfeld immer weniger unterstützt und schließlich ganz ins Abseits gedrängt. Das Ergebnis? Ein Absturz in die soziale Unsicherheit.

Ein solcher Verlauf ist leider sehr typisch. Eine Untersuchung aus dem Jahre 2002 ergab, dass 64 Prozent der Kinder unter drei Jahren von ihren Eltern betreut werden, wobei die Mutter bei über 50 Prozent der Kinder allein die Betreuung übernimmt.[5] Was soll man also von Frauen sagen, die ihre Kinder allein erziehen müssen? Heutzutage gibt es etwa 2,4 Millionen Kinder, die bei einem einzigen Elternteil leben, am häufigsten bei der Mutter.[6] Eine alleinerziehende Mutter entgeht nur schwer dem sozialen Absturz, der häufig selbst die Ursache von psychischen Störungen bildet, die sich oft auf die Kinder auswirken. Clara erlebte nach der Geburt ihres Sohnes eine wahre Talfahrt: beruflich, psychisch und sozial. Sie fühlte sich schuldig, wenn sie manchmal der Gedanke überkam, dass vielleicht ihr Sohn für diese Situation verantwortlich sein könnte. »Dieses Kind habe ich gewollt, und ich bin dafür verantwortlich!«, sagte sie wütend. »Darf man sein Kind im Stich lassen, damit man menschenwürdig leben kann?«

Der Konflikt zwischen Kindern und Beruf und das unvermeidliche Opfer, das daraus resultiert, scheinen leider das tägliche Los zahlreicher Mütter zu sein, die keine Alternative für die Kinderbetreuung haben und derart erschöpft sind, dass sie es aufgeben, Hilfe zu fordern. Clara isolierte sich immer mehr und brach jeden Kontakt zu ihrer Familie und ihren Freunden ab. Als einzige Ansprechpartnerin blieb ihr nur noch die Sozialhelferin der Gemeinde. Gepeinigt von Schuldgefühlen, abgestürzt in einen Abgrund von Pessimismus, versank sie langsam in einer Depression, die es ihr nicht erlaubte, wieder auf die Beine zu kommen. Obwohl sie zu viele Beruhigungsmittel nahm, die sie abstumpften, blieb ihr noch genug innere Klarheit, um sich deutlich zu machen, dass es gut wäre, ärztliche Hilfe in Anspruch zu nehmen.

Als sie zum ersten Mal in meine Sprechstunde kam, ohne Aussicht auf eine Arbeit und abhängig von Sozialhilfe, brach sie unter der Last ihrer Schulden fast zusammen und litt an ihrer Depression. Hinter der Wand ihres psychischen Schmerzes sah ich eine mutige Frau, stark und entschlossen, aber gebrochen von den Qualen des Lebens und durch die ständige Verschlechterung ihrer Situation aus der Bahn geworfen. Gewiss war wie auch bei so vielen anderen Frauen die mangelnde soziale und familiäre Unterstützung zum großen Teil der Ausgangspunkt ihrer augenblicklichen Not. Doch bei ihrem Versuch, ihr Leben selbst zu bestimmen, übersah Clara ein existenzielles Unglücklichsein, das sich als echte Depression enthüllte. Diese Frau hatte den schwindelerregenden Absturz erlebt, der die ungerechte Strafe für jene ist, die »zu viel« wollen. Im Grunde bestand Claras einziger Irrtum darin, Mutter sein zu wollen und so zu tun, als könnte sie beruflich weitermachen wie bisher. Das soziale Fallbeil ging auf sie nieder, und sie erlebte die negative Reaktion als Sanktion.

Wieder Selbstvertrauen gewinnen, um sich zu befreien

Aus medizinischer Sicht bestand die dringende Notwendigkeit, sie aus diesem lähmenden Gefühl einer grundlegenden Unfähigkeit herauszuholen und ihr wieder Selbstvertrauen einzuflößen. Die Depression musste schnell behandelt werden, und sie musste wieder auf die Schiene der Resozialisierung gesetzt werden. In Frankreich sind die Gesundheitsdienste, wenn sie gut funktionieren, so organisiert, dass der Patient umfassend betreut wird: medizinisch, psychologisch, aber auch sozial. Ich schlug Clara eine medikamentöse Behandlung vor, zusammen mit einer engmaschigen psychotherapeutischen Begleitung, die am Anfang im Wesentlichen auf positiver Verstärkung beruhte: »Nein, Clara, das ist nicht Ihre Schuld. Sie haben Charakterstärke bewiesen, dass Sie sich Ihren Wunsch erfüllt haben. Doch wie auch andere Frauen und Familien sind Sie Opfer einer Ungerechtigkeit geworden. Glücklicherweise ist Ihnen der anomale Aspekt Ihres Zustands aufgefallen, und Sie sind hergekommen. Wir werden die Sache gemeinsam in die Hand nehmen. Ihr Kind ist inzwischen größer, Sie sind zum Teil freier, vieles ist immer noch möglich.«

Sehr schnell begann Clara, ihr Leben gelassener zu sehen, und fand ihr wahres kämpferisches Wesen wieder. Ihr Sohn geht inzwischen in die Grundschule, was ihr einige Stunden verschafft, um sich mithilfe eines Verbandes um administrative Schritte zu kümmern. Inzwischen hat Clara wieder einen Broterwerb, der es ihr erlaubt, Würde und Vertrauen wiederzufinden und der Zukunft mit mehr Optimismus entgegenzusehen. Über kurz oder lang möchte sie – warum auch nicht? – eine eigene kleine Schule aufmachen, Musikstunden geben und von zu Hause arbeiten. Man weiß heute, dass viele »Ich-AG«-Mütter von denselben Zwängen motiviert sind, aber wie hoch ist die Überlebensrate dieser Projekte?

Sie sind nicht allein

Es gibt zahlreiche Frauen, die unter der mangelnden Kleinkindbetreuung leiden. Wir gehen aus diesem Grunde durch schwierige Situationen hindurch, die schmerzhafte Komplikationen nach sich ziehen können. Aber man sollte auf keinen Fall still vor sich hin leiden, sondern im Gegenteil schnell Hilfe fordern. Es gibt Fachleute, die Ihnen zuhören und helfen. Auch Frauen können Zugang zum Glück und zur Selbstverwirklichung finden. Studien[7] gehen in diese Richtung und zeigen, dass junge Mütter, die Unterstützung durch eine passende sozioprofessionelle Organisation haben, nicht nur viel fröhlicher, sondern auch im Beruf viel leistungsfähiger sind. Eines Tages – und ich bin davon überzeugt, dass es bald sein wird – wird sich die Familienpolitik dieses Landes an den Bedürfnissen der Frauen orientieren: Der Bewusstseinswandel ist im Gang, der Durchbruch wird kommen!

Merksätze, um den Alltag zu überstehen

Erkennen Sie sich in der Geschichte von Clara wieder? Hier einige Merksätze, die Ihnen das Leben vereinfachen, wenn es Sie hart getroffen hat:

- Nicht nur mir allein geht es so.
- Ich habe keinen Fehler gemacht und vor allem nicht den, dass ich ein Kind wollte. Mich trifft also keine Schuld.
- Die Entscheidung, sich zu opfern, ist zur Norm geworden. Das befriedigt mich nicht, ich muss eine Lösung finden.
- Ich darf nicht akzeptieren, dass ich leiden und schweigen soll. Ich muss meine Wünsche vielmehr äußern, denn wer nichts verlangt, bekommt auch nichts.
- Ich muss lernen, »aufzuspüren«, was in meinem Innern nicht gut läuft: Ein anhaltendes Stimmungstief, permanente Erschöpfung, Schlaflosigkeit, eine auffällige Verhaltensänderung, eine gewisse Lust an Schwarzmalerei oder Rückzugstendenzen sind Krankheitszeichen. Sie sind kein inhärentes Merkmal unserer Weiblichkeit und stammen von Faktoren, gegen die ich wirksam angehen kann.
- Es ist nicht gut, mit seinen Grübeleien allein zu bleiben. Damit erhält man nur ein Gefühl von Unfähigkeit, mangelndem Vertrauen und Schuld aufrecht.
- Ich überfordere mich und bin zu stolz. Das sind die Gründe, aus denen ich nie gewagt habe, anderen mein Scheitern und mein Leiden mitzuteilen. Ich hatte Unrecht, denn schließlich drückt sich Menschenwürde auch in der Demut aus, sich helfen zu lassen. Ich werde Hilfe bekommen, mich aus meinem Abgrund wieder zu erheben, ohne dass es meiner Ehre Abbruch tut.
- Die Meinung eines Dritten ist oft unerlässlich. Ein Arzt kann mir die fehlerhafte Sicht zeigen, mit der ich mein Leben betrachtet habe, wie es oft gilt, wenn man deprimiert ist, und er wird mir helfen, das Dunkel zu verlassen, um die hellere Seite der Dinge zu entdecken.

– Der Staat hat zu wenige Vorkehrungen getroffen, damit Familien Kinder unter befriedigenden Bedingungen bekommen können. Das Privatleben und berufliche Ambitionen zu vereinbaren bleibt für viele Eltern immer noch ein unmögliches Unterfangen. Das ist eine politische Fehlentscheidung, die schwerwiegende medizinisch-soziale Folgen haben kann. Wenn ich auch als Individuum nicht viel daran ändern kann, kann ich doch die Dinge zusammen mit anderen vorantreiben. Zum Beispiel ganz einfach, indem ich niemals eine Gelegenheit versäume, auf diesen Irrweg hinzuweisen.

Leiden ist verboten!

Muriel, 58 Jahre, verheiratet, ist Mutter dreier Kinder; überdies bekleidet sie ein hohes Amt in der öffentlichen Verwaltung. Um diese Stelle zu bekommen, musste sie schwierige Phasen durchstehen, die mit Opfern, Zweifeln und Sich-infrage-Stellen einhergingen. Seitdem einige Frauen auf verantwortungsvollen Posten sitzen, grassiert das Vorurteil, dass sie dafür mit jemandem ins Bett gegangen sind. Dieser absurde Gedanke ist immer noch sehr verankert in einer Arbeitswelt, die für Männer und von Männern gemacht wurde. Diejenigen, die solche Dummheiten verbreiten, können sich nicht vorstellen, dass sie beim beruflichen Aufstieg einer Frau keine Rolle gespielt haben könnten. Falls die Frauen sich dieses Mittels nicht bedient haben, dann, so lautet das gängige Vorurteil, haben sie es mit anderen Mitteln bewerkstelligt. Vor diesem Hintergrund chauvinistischer Äußerungen und des Umstands, dass man sie mundtot machte, dessen Wirkung sie erst viel später erkannte, musste Muriel ihren beruflichen Weg gehen. Sie brachte doppelt so viel Energie und berufliches Engagement auf, damit man die Rechtmäßigkeit ihrer Position nicht anzweifelte. Ich sah sie zum ersten Mal, als sie wegen einer chronischen Erschöpfung zu mir kam, die sie auf ihre Art selbst therapiert hatte: mit Medikamenten und Alkohol. Sie hatte sich in einem Job verausgabt, aus dem sie keinerlei Befriedigung mehr zog.

Die Mobbing-Spirale

Ihr neuer Vorgesetzter, ein Mann, den sie als pedantischen und unsympathischen Tyrannen beschrieb, hatte beschlossen, diese stolze Frau von stählernem Charakter zu brechen, weil er ihre Autonomie nicht schätzte. Sie war nicht sein erstes Opfer, aber auf die anderen, die jünger waren, übte seine Macht eine gewisse Faszination aus. Muriel hatte ihn nie angehimmelt, nur weil er ihr Vorgesetzter war. In keiner Weise von seinen Drohungen beeindruckt, hatte sie weitergemacht wie bisher, ohne die Attacke kommen zu sehen. Allerdings hatte dieser Mann sofort ein ungutes Gefühl bei ihr ausgelöst. Wie sie mir sagte, lief es ihr bei seinem Anblick »kalt den Rücken hinunter«. Kann man dieses Gefühl als Zeichen für ihr Gespür ansehen, dass sie es mit einem Mobber zu tun hatte? Vielleicht, denn tatsächlich erwies sich dieser Chef als wahres Raubtier.

Dennoch reagierte sie nicht und begnügte sich damit zu glauben, dass sie wie immer die Oberhand gewinnen würde. Sie rechnete nicht mit der typischen Hartnäckigkeit solcher Naturen, die nur von dem Leiden leben, das sie ihren Opfern zufügen. Von heimtückischen Bemerkungen unter vier Augen ging er dazu über, sie öffentlich durch autoritäre und widersprüchliche E-Mails im Befehlston unglaubwürdig zu machen. Muriel ging rasch zu Boden, und das war der Anfang eines Albtraums, dessen Tragweite sie erst mit der Zeit erkannte. Sie war Opfer einer echten Mobbing-Attacke mit den bekannten Anzeichen: Angst, zur Arbeit zu gehen, ständige ängstliche Grübeleien, unruhiger Schlaf, Albträume, in denen sie ihn sah.

Muriel verlor den Appetit und begann abzumagern. Sie glitt immer mehr in die Depression ab. Aus Stolz, aber vor allem weil sie immer noch glaubte, wieder die Oberhand gewinnen zu können, bewahrte sie Stillschweigen. Anschließend appellierte sie an andere Opfer; diese wollten sie nicht offiziell unterstützen, weil sie Repressalien befürchteten. Das Schweigen ist das Terrain, auf dem bösartige Menschen und die von ihnen geschaffenen unerträglichen Situationen gedeihen, deren Folgen wir in unserer Sprechstunde zu sehen bekommen. Da ihre Angriffsstrategie im Allgemeinen mit einer »untadeligen« Haltung gegenüber den Vorgesetzten einhergeht, schaffen sich diese Bürobestien eine wirkliche Position der Stärke, die sie vor jeder Denunziation schützt.

Das Schweigen ist das Terrain, auf dem bösartige Menschen gedeihen.

Sich aus dem Abgrund der Schuldgefühle wieder erheben

Muriel sprach über ihre Schwierigkeiten schließlich mit der Personalleiterin, aber sie erhielt als Antwort: »Du weißt selbst, dass du deinen Dickkopf hast und nicht leicht im Umgang bist.« Sie glaubte diesen Aussagen, weil sie darin eine Wertschätzung sah. Aber eine solche Anerkennung ist oft eine Falle; sie ist nur Sand, der den Betroffenen in die Augen gestreut wird, und dient der Beruhigung oder Beschwichtigung, wenn jemand nicht eingreifen will. Allzu oft müssen Frauen auf diese Weise Urteile über sich ergehen lassen, die sie demütigen, benachteiligen und schließlich in ihrer Karriere behindern. Zum Beispiel: »Sie können diese Art von Verantwortung nicht übernehmen, Sie sind zu emotional und nicht imstande, Ihren Stress auf einer solchen Stelle in den Griff zu bekommen.« Oder: »Sie nehmen sich die Dinge zu sehr zu Herzen, lernen Sie erst einmal Distanz.«

Einen Mann mit denselben Eigenschaften würde man für seine Autorität und die Führungsqualitäten beglückwünschen, die er unter Beweis stellt. Und das Schlimmste ist, dass die Frauen sich damit abfinden, der Rückmeldung, die man ihnen gibt, Glauben zu schenken. Pierre Bourdieu schrieb: »Die männliche Dominanz ist in unserem Unbewussten derart verankert, dass wir sie nicht mehr wahrnehmen; sie stimmt so mit unseren Erwartungen überein, dass es uns schwerfällt, sie infrage zu stellen.«[8] Das aktuelle System, das die Bösartigkeit toleriert, wird selbst bösartig, denn es übt Macht über die Opfer aus und führt dazu, dass sie sich für das verantwortlich halten, was ihnen widerfährt: »Vielleicht ist es meine Schuld?«

Der größte Teil der Ungerechtigkeiten, die Ihnen am Arbeitsplatz widerfahren, ist leider nur der simplen Tatsache zuzuschreiben, dass Sie eine Frau sind. Brigitte Gresy spricht vom Betrug des dreifachen Nicht: »nicht verfügbar, nicht flexibel, nicht mobil«[9], um die Anschuldigung zu entlarven, die Frauen in Unternehmen am häufigsten zu hören bekommen. Wenn man dem noch die Frauen unterstellte »emotionale Inkontinenz« und ihre angebliche »Schwierigkeit, mit ihrem Stress umzugehen«, hinzufügt, kann man sich fragen, wie Unternehmen überhaupt bestehen können mit den Verrückten, die wir sind! Doch aufgrund ihres mangelnden Selbstvertrauens knebeln die Frauen sich selbst, statt Anerkennung für ihre besonderen Fähigkeiten zu fordern. Tatsachen zeigen es, ebenso wie es Untersuchungen zu diesem Thema offenbaren: »Je mehr Frauen in verantwortlichen Positionen sind, desto besser floriert das Unternehmen«, bestätigt Michel Ferrary.[10] Doch wer zieht daraus die Konsequenzen?

Merksätze, um den Mund aufzumachen, statt zu grübeln

Wenn Sie sich wie Muriel allmählich in ängstlichen, zwanghaften und erschöpfenden Grübeleien verlieren, ohne je zu wagen, den Mund aufzumachen, folgen hier einige Schlüsselsätze, die Ihnen helfen, sich schnell Ihrer Haut zu wehren.

- Da ich mich nicht damit abfinden darf zu leiden, muss ich mich anderen öffnen, um meinen Schmerz herauszulassen und Lösungen zu finden.

- Als Erstes – wenn ich dazu noch den Mut habe – teile ich dem Mobber oder der Mobberin mit, dass ich seine oder ihre Angriffe nicht hinnehmen werde. Wenn sich nichts ändert, teile ich es erst den Vorgesetzten mit, dann dem Personalchef, anschließend der Personalvertretung, ohne den Arbeitsmediziner zu vergessen.
- Ich kann mir auch bei einem Arzt, Psychologen oder selbst bei Angehörigen Hilfe holen. Wenn ich das Schneckenhaus verlasse, in das ich mich verkrochen habe, werde ich von meiner Umgebung und meinem Arzt Unterstützung bekommen. Ihre Reaktionen bringen mich wieder in die Realität zurück. Bis dahin habe ich in einer Art Wahn gelebt.
- Ich habe geglaubt, dass ich etwas falsch gemacht habe, und die Figur meines Henkers hat mich innerlich total (oder fast total) verfolgt. Ich habe Zeit gebraucht, um die Anomalie meines Zustandes zu erkennen. Das ist, was mein Arzt *Anosognosie* (das Nichterkennenkönnen einer Körperstörung) nennt. Dadurch dass ich mein Leiden äußere, bekomme ich Unterstützung von Fachleuten und weiß, woran ich bin. Ich fühle mich stärker und kann nun darüber entscheiden, welchen Verlauf diese Geschichte nehmen soll.
- Das Problem kommt nicht von mir. Ich weiß jetzt, dass er oder sie in mir heimtückisch Zweifel an meinen Fähigkeiten gesät hat, und es war dieser Zweifel, der mich in einer Position der Passivität und Schwäche festgehalten hat. Wenn ich die Dinge mit kühlem Kopf analysiere, stelle ich fest, dass ich nicht weniger wert bin als andere und dass ich mindestens genauso kompetent bin.
- Ich bekomme wieder Vertrauen zu meinen Fähigkeiten, das ist wesentlich für alles Kommende. Ich habe die ganze Sache tatsächlich zu lange schleifen lassen. Inzwischen weiß ich, dass die Prognose umso besser ist, je eher das psychische Leiden behandelt wird.
- Achtung, man darf den Kampf niemals frontal aufnehmen. Es werden immer Sie sein, die Federn lassen oder Kopf und Kragen verlie-

ren, liebe Leserinnen! Bösartige Menschen sind stets die Stärkeren, wenn es um Angriffe oder Folterstrategien geht, denn nur davon leben sie. Gleichgültigkeit hingegen verletzt sie, emotionale Neutralität macht ihnen Angst, aber sie schützt Sie.

Haben es Psychiaterinnen leichter?

Wie Sie, liebe Leserinnen, habe auch ich jongliert. Ich habe immer die ersten drei Monate abgewartet, bevor ich die Katastrophe verkündet habe, die meine Schwangerschaften waren. Nach der Geburt habe ich meine Arbeitszeiten vorverlegt und in der Mittagspause ein Sandwich vor dem Computer gegessen. Ich musste wie Sie die Bemerkungen von Kollegen einstecken, die mich um 17.30 Uhr gehen sahen: »Ach, hast du deinen freien Nachmittag?« Wie Sie habe ich die Zurechtweisungen des Chefs geschluckt, wenn ich nicht bei Konferenzen zur Verfügung stand, die abends abgehalten wurden.

Ja, die Mutterschaft bringt das Leben der Frauen durcheinander, und ich will Ihnen erzählen, wie es mir ergangen ist. Am Arbeitsplatz war die eine Hälfte von mir woanders, während die andere präsent und effizient blieb. Aber es gab eine »dritte Hälfte«, diejenige, die dauernd versuchte, alles perfekt zu machen, und das an allen Fronten! Diese Hälfte – die der hohen Anforderungen an mich selbst und der Leistung um jeden Preis – drängte mich dazu, meine beruflichen Ambitionen realisieren zu wollen, als meine Kinder selbständiger wurden. Das ist mir schlecht bekommen! Wie Sie habe ich mehrere berufliche Disqualifizierungen hinnehmen müssen, die mich fertigmachten. Trotz guter Leistungen musste ich mir einen Schwall von Sätzen anhören in der Art von: »Du bist schwierig im Umgang« oder »Du nimmst dir die Sachen zu sehr zu Herzen«. Man warf mir sogar eine angeblich »mangelnde Einsatzbereitschaft« vor und so weiter und so fort …

Als ich meinen Kollegen davon erzählte, waren sie über meine Reaktionen erstaunt: »Du bist doch Therapeutin, du kannst die Dinge analysieren und besser damit umgehen als andere Menschen, oder nicht?« Nein! Das Leiden ist nicht das Vorrecht von »Laien«, und auch Psychologen bleibt es nicht erspart, die Perfidie des Lebens zu erdulden. Sicher erlaubt uns unser Beruf vielleicht mehr als anderen Menschen, ein Beziehungsproblem oder eine pathologische Persönlichkeit zu erkennen. Gewiss, unsere Fähigkeit zur Introspektion macht es uns vielleicht einfacher, Situationen neu zu bewerten, uns infrage zu stellen oder auch um Hilfe zu bitten. Psychologe sein kann dazu dienen, anderen zu raten und bestimmte Tricks zu erkennen. Worin bestehen nun die Geheimnisse der Therapeuten? Sie sind im Allgemeinen nichts weiter als gesunder Menschenverstand.

Ratschläge für Sie und nur für Sie, liebe Leserin

- Akzeptieren Sie nicht zu leiden.
- Überwinden Sie Ihre Selbstzensur und äußern Sie regelmäßig, was Sie stört. Brüten Sie nicht allein in Ihrem Stübchen über Ihrem Kummer.
- Befreien Sie sich von Schuldgefühlen, die eine Ängstlichkeit in Hinblick auf einen Fehler ausdrücken, den Sie nicht begangen haben.
- Wiederholen Sie sich regelmäßig: »Ich bin mindestens genauso kompetent wie die anderen, und ich bin zu Recht an meinem Platz.«
- Lassen Sie sich nicht von oben herab behandeln, als wären Sie ein dummes Ding oder ein Kind, Sie sind eine Frau mit Verantwortung.
- Stellen Sie Ihr Licht nicht unter den Scheffel. Sie sind nicht durch Zufall oder Betrug auf Ihre Stelle gekommen, sondern dank Ihrer Fähigkeiten.

- Sie sind eine Frau; stehen Sie dazu, verwandeln Sie sich nicht in einen Mann.
- Setzen Sie sich das Ziel, zu Beginn einmal pro Konferenz und Woche das Wort zu ergreifen, dann erhöhen Sie die Anzahl Ihrer Beiträge.
- Fordern Sie nicht zu viel von sich. Sie sind keine »Überfrau«, finden Sie Ihr eigenes Tempo.
- Müde? Gönnen Sie sich Ruhe.

Ratschläge für Ihre Beziehungen zu anderen

- Spüren Sie komplexe Persönlichkeiten[11] auf und lernen Sie, mit ihnen umzugehen.
- Erkennen Sie die Situationen, die sich verschlechtern könnten, und bereiten Sie Szenarios vor, damit sie sich zu Ihren Gunsten entwickeln.
- Machen Sie die Personen ausfindig, in deren Gegenwart Sie sich unwohl fühlen, nehmen Sie sich vor denen in Acht, denn Ihr Gefühl ist oft ein sehr verlässliches Indiz.
- Schützen Sie sich, gehen Sie nicht auf das Spiel derer ein, die Ihnen Böses wollen.
- Formulieren Sie Sätze um, die Ihnen unklar oder parteiisch erscheinen.
- Ziehen Sie, wenn Sie können, bedrohliche Situationen ins Lächerliche, um Konflikte zu vermeiden.
- Geben Sie Dingen ihre reale Dimension zurück, relativieren Sie, »solange es nicht Mord und Totschlag gibt«.
- Erkennen Sie Ihre Fehler an, bleiben Sie ehrlich.
- Suchen Sie sich einen Menschen, auf den Sie sich stützen können, eine Vertrauensperson.
- Vernetzen Sie sich: Erweitern Sie Ihren Bekanntenkreis und Ihren Einflussbereich.

- Appellieren Sie an die Solidarität unter Frauen.
- Seien Sie in Frieden mit sich, weil Sie Ihre Arbeit ehrlich, bescheiden, ohne Eitelkeit und ohne die Absicht tun, anderen das Leben schwer zu machen.

Abschluss

Selbst heute ist die Gleichberechtigung noch eine Schimäre. Sie wird erst zur Realität, wenn wir die sozialen Reflexe bis auf den Grund analysieren und wenn Frauen öfter an öffentlichen Debatten beteiligt werden, um Lösungsvorschläge zu unterbreiten. Sie würden auf diese Art beweisen, dass der Kodex vor allem männlich ist und dass sie dazu keinen Zugang haben, sprich, dass sie wissentlich ausgeschlossen werden. Sie würden das inzwischen inakzeptable Paradox aufzeigen, wonach die Frauen zwar den »Laden« am Laufen halten, aber die Chefs weiterhin Männer sind. Sie würden das Schweigen brechen angesichts von unverschämten Worten, die sie abqualifizieren, denn »die Verderbtheit des Gemeinwesens beginnt mit der betrügerischen Rede«, lehrt uns Platon.

Zahlreichen Beobachtern zufolge gehören die Arbeitsbedingungen in Frankreich zu den tadelnswertesten und krankmachendsten in Europa. Meiner Ansicht nach gibt es zwei Faktoren, die dafür die Hauptverantwortung tragen: die mangelnde Menschlichkeit und die mangelnde Transparenz im Umgang mit den individuellen Karrieren. Bei den Methoden der Personalführung gilt heute immer noch ein männliches Modell, das unpassend und überaltert ist. Frauen waren noch nie so qualifiziert und so ambitioniert, ohne jedoch Zugang zu den verantwortlichen Positionen zu haben, die die Männer für sich beanspruchen. Auch einige Männer leiden unter dem Anachronismus dieser Arbeitsmethoden, denn die Welt hat sich seither weiterentwickelt.

Wir Frauen haben neue Werte vorzuschlagen, damit Frauen und Männer auf gleiche Weise ans Leben herangeführt werden. Man müsste in der Erziehung kleinen Mädchen von Anfang an Selbstvertrauen geben und sie darin bestärken, ihre Wünsche so weit wie möglich zu verfolgen, ohne sich zu schämen, dass sie eine Frau sind. Denn das Frausein nimmt einem weder die Intelligenz noch die Kompetenz. Bestürzt über die traurige Botschaft vom Ende des Muts, die die brillante Cynthia Fleury[12] in ihrem Buch *La Fin du courage* verkündet hat, habe ich mich auf die Suche nach dem Mut gemacht. Ich habe ihn gefunden, aber er ist gut versteckt: Er ist bei den Frauen, sie sprühen vor Mut!

Weiterführende Informationen finden Sie auf der Seite 462.

11

Gilbert Lagrue

Die Angst
vor Alter und Tod verlieren

Der Tod ist ein Tabuthema. Wir weigern uns, darüber zu sprechen und sehr oft sogar daran zu denken, besonders wenn wir jung sind. Es ist ein im Wesentlichen persönliches Thema. Jeder hat dazu seine eigene Einstellung aufgrund seiner Erziehung, seiner im eigenen Leben erworbenen Erinnerungen, seiner philosophischen, religiösen und politischen Vorstellungen. Ein Thema, über das alles gesagt wurde und mit dem sich alle großen Philosophien und Religionen beschäftigt haben.

Meine Erfahrung mit dem Tod

Wir machen oder werden die Erfahrung machen, dass andere sterben, und sind besonders erschüttert von dem Ableben unserer Angehörigen und Freunde. Ich war zwanzig, als mein Vater plötzlich eines Nachts an einem Leiden starb, das heute leicht behandelbar wäre: an Bluthochdruck. Das war ein Schock. Mir bleibt die Erinnerung an einen recht jungen Mann, der mir den Sinn für Dichtung, Theater und Literatur vermittelte, aber auch die Gewohnheit, Sport zu treiben, was wir gemeinsam in den Ferien taten: Wir radelten und spielten Tennis. Ich habe erst später verstanden, was dieser plötzliche Tod bedeutete, und ich habe immer noch im Gedächtnis, was dieser Mann, der so voller Leben war, mich durch sein Beispiel gelehrt hat.

Bei meiner Mutter verhielt es sich anders: Sie starb mit 86 Jahren nach einem geistigen Abbauprozess – wahrscheinlich Alzheimer –, der schon einige Jahre vorher eingesetzt hatte. Gegen Ende ihres Lebens sagte sie jedes Mal, wenn ich sie besuchte, den Satz: »Vielen Dank für Ihren Besuch, lieber Freund.« Ihr Tod war für alle eine Befreiung, und es bleiben mir einige Jugenderinnerungen und meine Bewunderung angesichts ihres Muts, mit dem sie die Schwierigkeiten des Alltags allein bewältigte. Aber das Bild, das ich behalte, sind diese letzten Begegnungen.

Der Tod eines Onkels, eines Arztes, dem ich sehr nahe stand und der mir bei meinem Medizinstudium Tipps gab, prägte mich ebenfalls stark. Er war Atheist. Mit achtzig bekam er einen metastasierenden Krebs und nahm mir, bevor er hinfällig wurde, das Versprechen ab, ihn nicht leiden zu lassen. Ich habe dieses Versprechen gehalten und wünsche mir dasselbe auch für mich. Dieser Mann ist mir immer noch sehr gegenwärtig. Unsere häufigen Gespräche über das Leben, den Tod und die Medizin haben meine späteren Gedanken tief beeinflusst, und ich höre immer noch einige seiner Worte. All die Toten, die ich geliebt habe, sind nicht tot, denn sie leben in meinen Gedanken, Handlungen oder auf einem Foto weiter, nicht auf einem Friedhof inmitten anderer Gräber.

Die Ärzte, die Krankenschwestern und der Tod

Ärzte und Krankenschwestern haben eine enge Beziehung zum Tod. Für mich galt das in allen Phasen meines Lebens als Arzt.

Zunächst einmal während meiner Assistenzzeit (1950–1955); auf jeder Station war der Tod alltäglich. Es war die Zeit der großen Krankensäle. Wenn der Assistenzarzt morgens in den Saal kam, konnte er diejenigen, die in der Nacht verstorben waren, sofort sehen: ein Bett, von zwei weißen Laken verhüllt, die einen Vorhang bildeten. Auch während der Nachtdienste wurde man oft gerufen, um den Tod festzustellen oder Behandlungen vorzunehmen, die leider wenig nützten. Der Tod war alltäglich, und seine Ursachen waren so vielfältig wie unbekannt … bis zur Autopsie am nächsten Morgen. Eine grausame Anekdote aus dem Jahr 1952, als ich junger Praktikant war, hat mich sehr nachdenklich gestimmt: Der Chef, der damals nur morgens kam, sagte zur diensthabenden Schwester: »Gibt es Sterbende, die ich noch einmal begrüßen sollte?« … Nach dieser kurzen Visite hörte ich ihn dann öfter sagen: »Wir werden Professor Morgagnis Meinung einholen.« Professor Morgagni war ein berühmter Anatom und hatte sich auf Autopsien spezialisiert! Tatsächlich verbarg dieser offensichtliche Zynismus die tiefe Ratlosigkeit, die wir alle angesichts der hoffnungslosen Fälle empfanden, deren Ursachen und deren Behandlung wir nicht kannten.

Die Berührung mit dem Tod war für mich besonders schmerzhaft in den Jahren, in denen ich auf der Kinderstation tätig war. Es gibt leidvolle Erinnerungen an akute Leukämien, die in wenigen Wochen zum Tode führten: Sollte man den Eltern die unausweichliche Prognose mitteilen oder ihnen noch einige Wochen Hoffnung lassen? Heutzutage sind Leukämien wie auch viele andere Arten von Krebs in der Mehrzahl der Fälle glücklicherweise heilbar. Dasselbe gilt für das akute rheumatische Fieber mit seinen dramatischen Komplikationen für das Herz und vor allem auch für die akute Lungentuberkulose oder die Meningitis, die in wenigen Wochen zum Tode führten, bis wir das »Wunder« der ersten Behandlungen mit Streptomycin erlebten. Das alles ist heute praktisch verschwunden – in weniger als einem halben Jahrhundert. Mich frappierte immer die Würde dieser jungen Patienten, ihre fehlende Todesangst, die wahrscheinlich damit zusammenhing, dass sie nicht verstanden, was vor sich ging. Ich habe das alles noch einmal vor mir gesehen, als ich die erschütternde Erzählung von Eric Emmanuel Schmitt *Oscar und die Dame in Rosa* gelesen habe, bei der es darum geht, diese letzten Wochen mit Empathie und Sanftmut friedlich zu gestalten. Da ich den Anblick dieses Leids nicht mehr ertrug, gab ich die Kinderheilkunde auf.

Den Tod hinauszögern: ein immenser Fortschritt

Als ich mich von 1955 bis 1960 der Nierenheilkunde zuwandte, steckte diese noch in den Kinderschuhen. Wir hatten damals nichts oder so gut wie nichts in der Hand. Im Fall einer Urämie, also des Stadiums, in dem die Nieren krankheitsbedingt versagen, trat der Tod binnen weniger Tagen oder Wochen nach einem sehr schmerzhaften Todeskampf ein, den wir lediglich lindern konnten. Aber in den letzten fünfzig Jahren gab es rasche Fortschritte: Durch die Erkenntnisse der Physiologie war vorübergehende Abhilfe möglich. Besonders mithilfe der Dialyse konnte man die Nierenfunktion ersetzen, sodass sich der sichere Tod abwenden ließ. Bald danach kam die Nierentransplantation hinzu. Aber die ersten Jahre waren schwierig, denn nicht alle Kranken konnten vom Fortschritt profitieren. Man musste wählen, wer überleben – oder sterben sollte. Glücklicherweise wurden die Methoden rasch perfektioniert, sodass alle Betroffenen behandelt werden und sich einer längeren Lebenserwartung erfreuen konnten. In Frankreich wird auf diese Weise 60 000 Patienten pro Jahr das Leben gerettet.

In etwas mehr als einem halben Jahrhundert hat sich ein kompletter Wandel in der Medizin vollzogen: Auf den meisten medizinischen Gebieten hat sich alles geändert, sodass der Tod hinausgeschoben wird.

Eines Tages wird es schwieriger sein zu leben als zu sterben.

Aber all diese Beispiele lassen mich auch denken, dass es eines Tages aufgrund von körperlichen Schmerzen oder Lebensmüdigkeit schwieriger sein wird zu leben als zu sterben. Einer meiner Lehrer wurde hundert Jahre alt. Ich hatte ihm eine kleine liebevolle Glückwunschkarte geschrieben. Am Ende seiner Antwort schrieb er: »Hundert Jahre sind viel!«

Der Tod in der Geschichte der Menschen

Die Angst vor dem Tod ist dem Menschen angeboren. Sie entstand, als der Mensch ein Bewusstsein von sich und den anderen in seiner Umgebung entwickelte, also von jenen, die zur Gruppe gehörten, denn der Mensch ist ein soziales Wesen. In der Evolution der Arten ist das Auftauchen des Bewusstseins zweifellos in grauer Vorzeit angesiedelt. Es sind die »Uremotionen«, die Derek Denton beschrieben hat.[1] Sie haben zum Erwachen der Empfindungen geführt. Hunger, Durst und die Suche nach einem Sexualpartner waren bereits bewusste Zustände von dem Augenblick an, in dem sie zu gezieltem Verhalten führten.

Mit dem Auftreten der Hominiden kam es im Laufe der Evolution zu einer allmählichen Zunahme des Hirnvolumens, das sich von 400 bis 500 Kubikzentimetern beim Australopithekus auf 1 400 Kubikzentimeter beim Homo sapiens vergrößerte. Der Mensch verstand nun, dass ein anderer ein anderes Ich war und dass alle sterblich waren. Das weckte sogleich die Angst vor dem Tod: die Beängstigung des Menschen angesichts dieses schonungslosen und unverständlichen Phänomens, das ihn völlig aus der Fassung brachte. So entstand die Hoffnung, das Leben würde in einer anderen Form und einer anderen Welt weitergehen – also die instinktive Ablehnung dieser Situation.

Wie Religion und Philosophie versuchen, den Tod zu bezähmen

Um sich zu schützen, schuf der Mensch Mythen und stellte sich vor, dass das Leben in einem Jenseits nach dem Tod weitergehen würde. Um den Verstorbenen in dieses andere Leben hinüberzugeleiten, tauchten bei den ersten Menschen schon sehr früh Bestattungsrituale auf, auf deren Spuren man insbesondere im Mittleren Osten in prähistorischen Stätten gestoßen ist, die mehr als 100 000 Jahre alt sind. Der Tote wurde in einer Grabstätte beigesetzt, und man gab ihm unerlässliche Gegenstände mit, die ihn in seine andere Existenz, ins Jenseits, begleiten sollten. Es gibt unzählige Entdeckungen von Grabmälern auch in ganz Europa (50 000 bis 30 000 v. Chr.). Diese Entwicklung setzte sich fort mit dem Auftauchen der ersten Kulturen, der Entwicklung der Sprache und schließlich der Erfindung der Schrift mehr als 3000 Jahre vor unserer Zeit. Der Homo sapiens ist das einzige Geschöpf, das über eine artikulierte Sprache statt über Schreien und Knurren verfügt, sodass er Gelerntes, Ideen und Emotionen weitergeben kann.

Die Legende von Gilgamesch

Eines der ältesten Zeugnisse der menschlichen Geschichte, was das Problem der Vergänglichkeit angeht, ist die Legende von Gilgamesch, dem König von Mesopotamien. Gilgamesch hält sich für unsterblich und wird sich seiner Vergänglichkeit erst bewusst, als sein Bruder stirbt. Da er seinen eigenen Tod fürchtet, macht er sich auf die Suche nach etwas, das ihm ewiges Leben schenken könnte. Erst nach einer langen Irrfahrt findet er sich mit der Idee ab, dass er sterben wird. Dieses Epos unterstreicht die Tatsache, dass der Mensch die Erfahrung des Todes nicht an sich selbst machen kann; der Tod wird für ihn anhand der Vergänglichkeit anderer begreiflich. Dann wird ihm angstvoll bewusst, dass er dazu bestimmt ist zu sterben. Doch er stellt sich vor, dass ein Teil von ihm, die Seele oder der Geist, nach dem körperlichen Tod weiterlebt.

Bei den Ägyptern erlebte der Totenkult für die Pharaonen, Königinnen und hohen politischen Würdenträger seine Blüte. Aber auch alle gewöhnlichen Ägypter hatten ihr Grab. Man musste das Überleben in der anderen Welt sicherstellen, deshalb die Mumifizierung, die den Körper intakt halten sollte. Die langen Gänge, die zur Krypta oder den Gräbern führen, verzierte man mit Fresken, die vom Leben des Verstorbenen und seinen guten Werken erzählten. Das Grabmal enthielt zahlreiche Opfergaben und Gegenstände, die ihn in sein neues Leben geleiten sollten. Bei den Griechen und Römern tauchten die ersten philosophischen Debatten über den Tod auf, und dabei kristallisierten sich grob zwei entgegengesetzte Positionen heraus:

- Platon (428 bis 348 v. Chr.) zufolge besteht der Mensch aus zwei Teilen: dem Körper, der zum Sterben bestimmt ist, und der unsterblichen und unzerstörbaren Seele, die in die Hölle kommt oder in den Himmel, das Reich der Götter, eingeht.
- Andere große griechische Denker – Epiktet, Epikur und Demokrit – waren hingegen die Ersten, die die heutigen wissenschaftlichen Tatsachen mit genialer Intuition vorwegnahmen. Sie beschrieben schon damals eine bestimmte Anzahl von Fakten, die mit den Entdeckungen der modernen Neurobiologie übereinstimmen. Epikur sagt: »Das Leben fügt sich in den allgemeinen Kreislauf der Entwicklung des Kosmos und der Verwandlung der Materie ein. Wenn man lebt, ist der Tod nicht da; wenn man tot ist, ist das Leben nicht mehr da.« Man braucht daher nicht zu fürchten, was nicht da ist, denn bei unserem Tod verschwinden unser Körper und unser Geist, die sich aus Atomen und Leere zusammensetzen, und gehen wieder im Universum auf.

Der Wunsch nach Unsterblichkeit ist eine Illusion, denn Unsterblichkeit ist unmöglich. Also muss man diese ungeheure Chance zu leben so gut wie möglich nutzen und sie nicht egoistisch gebrauchen. Was von uns bleiben wird, ist nicht unsere Hülle, die dazu bestimmt ist, zu vergehen, sondern das, was wir getan haben oder als Erinnerung hinterlassen. Man soll deshalb seelische und emotionale Gelassenheit erwerben mit dem Ziel, ein glückliches und erfülltes Leben zu führen. Die Römer Lukrez und Seneca griffen diese Ansichten unter dem Namen der Stoa oder des Stoizismus wieder auf: Das menschliche Glück liegt in tugendhafter Askese und im freien Gebrauch der Vernunft.

Die meisten Griechen und Römer waren Polytheisten: Unter der Erde lag die Hölle, die von der Welt der Lebenden durch einen furchterregenden Fluss, den Styx, getrennt war, und der Himmel galt als das Reich der Götter. Die drei monotheistischen Religionen – das Judentum, das Christentum und der Islam – haben diese Ideen wieder aufgegriffen in Form der Auferstehung des Fleisches, der Vorstellung von der Unsterblichkeit der Seele und der Aussicht auf das Paradies für jene, deren Lebenswandel vorbildlich war, und der Hölle als Bestrafung für jene, die sich schlecht aufgeführt hatten.

Ganz anders sind die östlichen Vorstellungen, mit denen ich mich viel verwandter fühle als mit den monotheistischen. Sie kennen keinen Gott im westlichen Sinn des Wortes, sondern eine Ethik von einem harmonischen Leben und weise Ratschläge, die von Konfuzius und Buddha stammen, den beiden großen Weisen, die ungefähr zur gleichen Zeit lebten, zwischen dem 6. und 5. Jahrhundert v. Chr. In diesen Religionen gilt der Körper als sterblich, aber die Seele lebt ewig und geht nacheinander in verschiedene Körper ein: Sie reinkarniert sich.

Ein Lebensabschnitt: das Altern

Unser Leben läuft unerbittlich ab, und wir haben den Eindruck, dass die Zeit sich beschleunigt: Die Tage, Monate und Jahre vergehen immer schneller. Dieser Eindruck entspricht einer biologischen Realität. Das Altern, manchmal euphemistisch »die reiferen Jahre« genannt, stößt nicht unbedingt auf Begeisterung. Jedes Mal, wenn ein Mensch eine symbolträchtige Marke überschreitet, die fünfzig, die sechzig, die Rente, sinkt die Stimmung, und man hegt Bedauern: »Jetzt ist die gute Zeit vorbei!« Eine solche Einstellung ist ein Fehler; für mich ist das Älterwerden im Gegenteil eine Chance. Erste sichtbare Gewissheit: Ich lebe noch, und der Tod ist nicht da.

Der Eindruck der Beschleunigung der Zeit entspricht einer biologischen Realität.

Im Vergleich zu unseren Großeltern und entfernten Vorfahren gibt es eine gute Nachricht und zusätzliche Gründe, den Tod nicht zu fürchten: Wir können ihn hinausschieben. In den westlichen Ländern haben die heute Vierzigjährigen – eine Phase, in der man anfängt, sich Fragen zu stellen – im Schnitt eine mehr als dreißig Jahre längere Lebenserwartung als ihre Großeltern. Die Lebenserwartung ist innerhalb eines halben Jahrhunderts von 50 bis 55 Jahren auf 77 Jahre bei Männern und 83 Jahre bei Frauen angestiegen. Das hat mit den medizinischen Fortschritten zu tun. Es gibt unzählige Krankheiten, die früher tödlich verliefen und heutzutage in der Mehrzahl der Fälle heilbar sind. Auch die Lebensqualität hat sich beträchtlich verbessert, und bei vielen Altersgebrechen kann man inzwischen Abhilfe schaffen. Stellen Sie sich vor, dass es heute in Frankreich jedes Jahr 200 000 ältere Männer und Frauen gibt, die ein künstliches Hüft- oder Kniegelenk bekommen oder auch beides. Ich gehöre dazu. Ohne diesen Eingriff hätten sie ständig Schmerzen und wären zu zunehmender Immobilität verdammt. Und dann: die Operation des Grauen Stars, die alltäglich und zur Routine geworden ist und vielen das Augenlicht zurückgibt, Hörgeräte, die die Isolation verhindern, und viele weitere Fortschritte. Ich habe von alledem profitiert.

Die Chance, am Anfang des 21. Jahrhunderts länger und besser zu leben, ist also sehr groß, aber man darf sie nicht vertun, und das hängt von jedem Einzelnen ab. Tatsächlich treten trotz dieser Fortschritte Krankheiten auf, die vermeidbar sein müssten, denn sie stehen größtenteils im Zusammenhang mit unseren schlechten Gewohnheiten im Hinblick auf Rauchen, Ernährung, Alkohol und Beruhigungsmittel. So laufen wir Gefahr, den Nutzen des medizinischen Fortschritts zu einem großen Teil wieder zu verspielen. Diese Gewohnheiten bilden inzwischen die Hauptursache der vorzeitigen Hinfälligkeit und Sterblichkeit zwischen sechzig und siebzig.

Wie man Lebensjahre gewinnt

- **Das Rauchen** sollte eine der am leichtesten vermeidbaren Ursachen sein; es ist unter anderem verantwortlich für Krebs, Herz-Kreislauf- und Atemprobleme, für 80 000 Tote im Jahr und einen um zehn bis 15 Jahre früheren Tod. Wenn Sie Raucher sind, egal welchen Alters, versuchen Sie, so schnell wie möglich damit aufzuhören, in Ihrem Interesse und auch dem Ihrer Kinder. Wenn Sie nicht rauchen, haben Ihre Kinder ein geringeres Risiko, ebenfalls Raucher zu werden. Ich hatte das Glück, nicht zu rauchen, und seit über zwanzig Jahren widme ich mich der Aufgabe, Rauchern zu helfen, sich von dieser Sucht zu befreien.
- **Alkoholkonsum,** wenn es sich um mehr als zwei oder drei Gläser Wein täglich oder deren Äquivalent handelt, ist verantwortlich für mehr als 40 000 vorzeitige Sterbefälle im Jahr und sollte deshalb vermieden werden.
- **Eine zucker- oder fettreiche Ernährung** erhöht ebenfalls das Risiko einer frühzeitigen Erkrankung und führt zu einer starken Verbreitung von Fettleibigkeit und ihrer Begleiterscheinung, dem Diabetes.
- **Bewegung ist unerlässlich** für ein längeres Leben. Innerhalb eines Jahrhunderts hat sich unsere Art zu leben komplett verändert: Wir sitzen zu viel. Sport verhindert das Altern der Gefäße – man ist so alt wie seine Arterien – und übt eine günstige Wirkung auf das psychische Gleichgewicht aus. Kurzum: Er hat nur Vorteile! Dem Beispiel meines Vaters folgend fand ich sehr früh Gefallen an Sport – Laufen, Radfahren, Tennisspielen –, und ich habe es mein ganzes Leben lang beibehalten. Aber man muss ihn lieben und sich die Zeit dafür nehmen. Leicht gesagt und oft sehr viel schwerer getan! Denn es ist schwer, alteingefahrene Gewohnheiten zu verändern. Denken Sie an die Vorzüge: die zusätzlichen Lebensjahre mit erhöhter Lebensqualität. »Morgen ist ein anderer Tag, und er hängt von uns ab« (Gaston Berger).

Unsere Errungenschaften gegen das Altern

Sie können das Altern Ihres Gehirns hinausschieben. Anders als man lange geglaubt hat, muss es nicht zwangsläufig zu einer Verschlechterung der Hirnfunktionen kommen. Wir verlieren zwar mit fortschreitendem Alter Neuronen, aber eine Kompensation ist aufgrund zweier Prozesse möglich, die in jüngster Zeit entdeckt wurden:

- Die Neurogenese: Aus Stammzellen können sich neue Zellen entwickeln.
- Die neuronale Plastizität: Infolge äußerer Stimulationen können sich zahlreiche neue Nervenverbindungen bilden.

In Wirklichkeit ist das Gehirn eines unserer Organe, das dem Altern am besten widersteht. Aber das ist nur unter zwei Voraussetzungen der Fall:

- Dass man soweit wie möglich alle Gifte vermeidet, die die Neuronen schädigen könnten, in der Hauptsache Alkohol; dass man außerdem dem Altern der Gefäße entgegensteuert, das die Hirngefäße schädigt, denn diese transportieren den Sauerstoff, der für eine normale Funktion unerlässlich ist.
- Dass man dem Gehirn immer wieder Aufgaben stellt: *Use it or lose it*, was man frei übersetzen könnte mit: »Das Gehirn baut nur ab, wenn man es nicht gebraucht!« Alles bietet sich dafür an: vom Lesen über die Arbeit am Computer, Kreuzworträtsel, Gesellschaftsspiele und Schach bis hin zu den Seniorenuniversitäten, kurz, alles, was zum Nachdenken anregt und die sozialen Beziehungen fördert. Man muss sich auch ein Ziel im Leben stecken, beispielsweise sich nach der Pensionierung im Verbandsleben zu engagieren. Ich konnte auf diese Weise nach meiner Versetzung in den »Ruhestand« aus purer Freude und dem Wunsch, nützlich zu bleiben, weiterarbeiten: »Man hat das Alter seiner Arterien, aber man hat vor allem das Alter seines Gehirns.«

Schließlich müssen wir uns jeden Tag sagen, dass es ein ungeheures Glück ist, am Anfang des 21. Jahrhunderts und in einer Region der Welt zu leben, in der Frieden herrscht, was es uns ermöglicht, vom Fortschritt zu profitieren. Jemand, der ein halbes Jahrhundert lang alle Fortschritte der Wissenschaft – technischer, biologischer und medizinischer Art – miterlebt hat, kann darüber nur im höchsten Grade staunen.

Die Vorstellungen vom Tod

Unsere Vorstellung vom Tod ist aufgrund der neueren Erkenntnisse in der Biologie und Neurobiologie im Wandel begriffen. Nach der religiösen und philosophischen Phase der Auseinandersetzung mit dem Tod treten wir nun in das rationale Zeitalter ein: Zahlreiche Werke, die in den letzten zehn Jahren über den Tod veröffentlicht wurden, befürworten mehr oder minder eine Vorstellung davon, die auf wissenschaftlichen Erkenntnissen beruht. Ich möchte hier vor allem die Werke von P. Boyer[2], S. Atran[3], R. Edelman[4] und J.-P. Changeux[5] nennen.

Der Mensch ist das einzige Lebewesen, das wirklich um seinen Tod weiß. In der Tat ist er sich nicht nur seines individuellen Schicksals bewusst, er ist sich auch der anderen bewusst und hat deren Vergänglichkeit zu seinem Leidwesen beobachten können. Das Wissen um den Tod geht bis in graue Vorzeiten zurück, ins Paläolithikum, denn schon seit diesen uralten Zeiten (100 000 Jahre und mehr) gibt es mit dem Tod verbundene Mythen. Der Homo sapiens hat immer versucht, für all die seltsamen Phänomene, die ihn umgaben, das Übernatürliche und die feindliche Umwelt, Erklärungen zu finden: beispielsweise für Krankheiten, den Tod, das Sterben eines Angehörigen, Naturkatastrophen, Gewitter, Überschwemmungen, Brände oder die Überfälle von Raubtieren. Um sich dagegen zu schützen, suchte er nach Erklärungen, nach nachvollziehbaren Ursachen und nach dem »Warum«. Er suchte auf diese Weise Halt in magischen Überzeugungen und in übernatürlichen Kräften.

Da der Mensch weiß, dass er sterben muss, schuf er ein Jenseits, das angeblich von den Verstorbenen, von all unseren Vorfahren und wie manche auch glauben, vom Teufel, von Dämonen und magischen Mächten bevölkert wird.

Gestrige Ansichten und individuelle Überzeugungen

Pascal Boyer[6] hat in glänzender Weise die Geburt von Mythen und Legenden beschrieben. All diese Vorstellungen haben eine umso größere Chance, beibehalten zu werden, je mehr sie der Logik entbehren, das heißt im Widerspruch zur alltäglichen Erfahrung stehen. Es gibt unzählige Beispiele: sprechende Bäume oder Tiere – der Animismus –, was nicht unglaubwürdiger ist als ein Mensch, der auf dem Wasser wandelt, oder ein Reiter, der mit seinem Ross gen Himmel steigt. Diese Legenden, die von Generation zu Generation weitergegeben wurden, bildeten die Grundlage der Religionen. Scott Atran[7] hat das paradoxe Wesen dieser Überzeugungen hervorgehoben. Wie kann man sie von Geschichten für Kinder unterscheiden? Das ist das sogenannte *Micky-Maus-Problem*: Aufgrund welcher emotionalen Faktoren kann man *Micky Maus* von all diesen Mythen und Göttern unterscheiden, für die einige Menschen bereit sind zu sterben?

Die Erforschung der realen Ursachen des Lebens, der »sekundären Ursachen«, wie Claude Bernard sie nennt, ist noch ganz jung; sie ist gerade einmal etwas über hundert Jahre alt, was ein sehr kurzer Abschnitt in der Menschheitsgeschichte ist. Was man in dieser Zeit begriffen und in die Tat umgesetzt hat, ist bei genauerem Hinsehen wirklich unglaublich und fantastisch. Viele dieser Fortschritte wären vor zehn oder zwanzig Jahren noch für Science-Fiction gehalten worden.

Rationale Interpretationen sind möglich. Wir müssen den Tod heute als biologisches Phänomen von entscheidender Bedeutung betrachten, das in der Geschichte der Evolution der Arten unvermeidlich ist. Seit der Herausbildung mehrzelliger Lebewesen, die sich sexuell fortpflanzen, bestanden diese immer aus zwei Teilen:

- Zum einen aus Keimzellen, die die nichtsterblichen Gene enthalten – das »egoistische Gen« von Richard Dawkins[8]; sie geben das Leben und die Eigenschaften der Art weiter.
- Zum anderen aus Körperzellen, die eine vorübergehende Hülle bilden, das heißt, aus Materie, die dazu dient, die Weitergabe des Genoms zu sichern, um dann abzusterben.

Damit ist die objektive Bedeutung des Todes geklärt. Der Glaube, dass wir nach dem Tod ganz oder mit einem Teil von uns weiterleben, ist eine persönliche Angelegenheit, wie auch jene fundamentalen Überzeugungen, bei denen es niemals einen Beweis dafür oder dagegen geben wird:

- Der Glaube, dass es Gott gibt, entweder bei den Anhängern einer Religion oder bei denen, die keiner Religion folgen, den Deisten.
- Der Agnostizismus, die Haltung: »Ich weiß es nicht.«
- Der Atheismus, demzufolge es keinen Gott gibt – wozu ich tendiere.

Das alles gehört zum Gebiet der Leidenschaften und nicht der Vernunft, sagte Jean Hamburger.[9]

Der Glaube an ein Leben nach dem Tod ist selbstverständlich mit Religiosität verknüpft und bei zwei Dritteln der Gläubigen vorhanden, lässt sich jedoch auch bei 20 Prozent der Agnostiker finden und selbst vereinzelt bei Atheisten. Unter Menschen, die sich als religionslos bezeichnen, hängt jeder Zweite an religiösen Zeremonien – Hochzeit, Beerdigung etc. Ein Drittel glaubt an eine geistige Kraft und ein Zehntel sogar an das Paradies oder die Hölle laut *Le Monde des religions.*[10] Das bezeugt den Einfluss der jüdisch-christlichen

Kultur ebenso wie den Umstand, dass die kritischen Einstellungen gegenüber diesen Überzeugungen (die aus der Aufklärung stammen) noch jung sind.

Heutige Überzeugungen

Das magische Denken gibt es seit prähistorischen Zeiten. Es findet sich in der heutigen Zeit noch bei einigen primitiven Völkern und bestimmten Ethnien, aber paradoxerweise selbst noch in unserer Kultur. Ich bin immer erschrocken und erstaunt, wenn ich in bestimmten Zeitungen Anzeigen finde, in denen es von Magiern, Wahrsagern, Hellsehern und anderen Heilern und Magnetiseuren wimmelt. Da versucht man mit Worten und Ritualen die archaischen Ängste zu beschwichtigen, die weiterbestehen, so wie sie in den heiligen Grotten der vorgeschichtlichen Zeit bestanden. Der Aberglaube bewegt weiterhin die Massen. Die Zeiten, als es Gebete um Regen und Prozessionen gegen Krankheiten gab, sind gar nicht so fern.

Es herrscht ein absoluter Gegensatz zwischen diesem magischen Denken und dem heutigen rationalen Denken, das es noch nicht so lange gibt, obwohl es das Erbe des Homo sapiens ist. Ich verstehe nicht, wie sich im 21. Jahrhundert Wahrsagerei, Kartenlegen, Tarot, Handlesen, Exorzismus, ländliche Hexer und nicht zuletzt das Schlimmste, die Astrologie, die den Einfluss der Sterne auf das menschliche Schicksal behauptet, noch halten können. Letztere beruht auf abstrusen Vorstellungen, die völlig den heutigen präzisen Tatsachen der Astronomie widersprechen. In Tageszeitungen, Wochenzeitungen, Radio und Fernsehen gibt es zahllose Reportagen oder Sendungen über den Glauben an das »Paranormale«, an die absurdesten Formen von Aberglauben: Kommunikation mit dem Jenseits und den Toten, kirchliche und nichtkirchliche Exorzisten, Scharlatane, die die Leichtgläubigkeit und Not der Menschen ausnutzen. Aber noch immer glauben zu viele Menschen an diese Illusionen.

Man sollte die pseudowissenschaftlichen Bemäntelungen und nebulösen Theorien aufgeben, die es immer noch gibt, insbesondere in der Medizin. Hier eine Anekdote, die ich bei einem meiner Lehrer, Professor Robert Debré, erlebt habe, unter dem ich von 1950 bis 1955 nacheinander Praktikant, Assistenzarzt und Oberarzt war. Einer seiner Assistenten berichtete ihm erstaunt, dass die Eltern eines Kindes, das an einer schweren, aber medizinisch schon heilbaren Krankheit litt, sich monatelang an einen »Heiler und Magnetiseur« gewandt hatten. Debré antwortete: »Sie sollten wissen, dass sich 90 Prozent der Bevölkerung immer noch im vorrationalen Zeitalter aufhalten, dem des magischen Denkens.« Das gilt leider auch heute noch!

Einige Menschen versuchen allerdings, die Existenz der Seele und das Weiterleben nach dem Tod auf eine wissenschaftliche Grundlage zu stellen: Darunter fallen die Schilderungen von Nahtoderlebnissen. Menschen, die nach einem schweren Unfall im Straßenverkehr oder bei einer Operation reanimiert werden mussten, berichten scheinbar überraschende Dinge: Sie hatten den Eindruck, ihren Körper zu verlassen und ihn von oben zu sehen, während sie über ihm schwebten, und sich in einem schwarzen Tunnel zu befinden, an dessen Ende sie ein helles Licht sahen, das sie anzog. Tatsächlich haben diese Eindrücke, den Körper zu verlassen, inzwischen eine neurobiologische Erklärung gefunden. Sie können durch bestimmte Moleküle wie auch lokale Stimulationen spezieller Gehirnareale reproduziert werden.[11]

Die Angst vor dem Tod

Viele Menschen fürchten sich vor dem Tod. Einige sprechen nicht darüber, aber haben im Verborgenen Angst. Andere versuchen, diese Ängste zu besiegen, indem sie sie ständig zur Sprache bringen, Vorkehrungen für ihre Beerdigung treffen, den Ablauf der Feier planen und die Musik und den Grabschmuck aussuchen. Wieder andere werden gläubig, um ihr ewiges Leben sicherzustellen. Doch gläubig oder nicht: Bei vielen bleibt die Angst und die Furcht vor der Krankheit, das heißt vor dem Weg bis zum Tod. Sie laufen zum Arzt, lassen sich häufig röntgen und immer kompliziertere Untersuchungen durchführen, MRT, Ultraschall etc. Der wissenschaftlich klingende Name und die neue Methode beruhigen sie. Kaum haben sie sich beruhigt, finden sie etwas Neues, was sie ängstigt, und laufen weiter von Untersuchung zu Untersuchung. Die Griechen und Römer sagten: »Der Weise fürchtet den Tod nicht.« Leicht gesagt, aber schwer getan. Man müsste das Rezept dafür kennen. Hier gilt die Weisheit von Montaigne: »Wer sich vor dem Leiden fürchtet, leidet schon an dem, was er fürchtet.« Natürlich schieben wir den Gedanken beiseite, wir denken nicht mehr daran und leben jeden Tag; wir tun so, als lebten wir ewig, während wir genau wissen, dass es nicht stimmt.

Vielfältige Ängste

Worin bestehen unsere Ängste? Zunächst einmal darin, dass wir alles verlieren, was das Leben uns schenkt, alles, was wir um uns herum sehen, unsere Familie und die Gesellschaft, die selbstverständlich ohne uns weiterbestehen wird. Es ist ein frustrierendes Gefühl, nicht mehr bei diesem Theaterstück dabei zu sein, bei dem wir sowohl Schauspieler als auch Zuschauer sind. Natürlich kann uns auch Unglück widerfahren: der Verlust von geliebten Menschen, materielle oder soziale Not. Unsere Reaktion auf ein Unglück hängt auch da sehr stark von unseren psychologischen Möglichkeiten ab, diese Nöte gut zu analysieren, sie kennen und akzeptieren zu können.

Wir sollten nicht wie Montaigne denken: »Der Tod ist das Rezept gegen all unsere Übel.« Manchmal können diese Übel psychisch oder auch physisch sein, wie etwa die Schmerzen bei bestimmten Krankheiten besonders gegen Ende des Lebens. Sie können unerträglich sein, und alle Ärzte sind sich inzwischen einig, dass es besser ist, sie möglichst ganz zu unterdrücken, selbst auf die Gefahr hin, dass der Patient das Bewusstsein verliert und eher stirbt. Das Leiden kann auch psychischer Natur sein: Eine Depression beschert intensives Leiden, und es ist oft so stark, dass die Betroffenen es nicht mehr ertragen, in ihrem Leben mit diesem extremen gefühlsmäßigen Schmerz konfrontiert zu sein, und sich für den Selbstmord entscheiden.

Selbstachtung gegen Todesangst

Die beste Strategie, die ich gewählt habe, um keine Angst vor dem Tod zu haben, ist die Stärkung der Selbstachtung. Dafür war ich wie bei einer Art Desensibilisierung als Arzt oft genug mit dem Bild des Todes konfrontiert, was es mir ermöglichte, ihn schließlich zu akzeptieren. Dickens schildert in seiner *Weihnachtsgeschichte*, wie der alte Wucherer Scrooge im Traum sein eigenes Grab auf dem Friedhof sieht. Er kommt zur Besinnung, begreift, dass er dabei ist, sein Leben zu verpfuschen, ändert sein Verhalten, interessiert sich für andere, wird altruistisch und großzügig. Und jetzt lebt er gern!

Wenn man nach einem schweren Unfall begreift, dass man nur knapp dem Tod entronnen ist – wie es mir vor Kurzem passiert ist –, beginnt man, die Wichtigkeit zu hinterfragen, die man bestimmten Ereignissen zuschreibt. Unser aller Tage sind gezählt, man muss sich daher immer auf das Wesentliche konzentrieren, die Gegenwart voll und ganz leben und sie sich nicht dadurch verderben, dass man allzu sehr auf die »Dornen des Lebens« reagiert. Man muss daran denken, dass das Wichtigste im Leben ist, Dingen, die letztlich unwesentlich sind – oder die es jedenfalls einige Monate oder Jahre später sein werden –, keine Bedeutung zu geben. Leicht gesagt, schwer getan, besonders am Anfang. Es ist notwendig, Ab-

Es ist notwendig, Abstand zu nehmen, um zu erkennen, was man für richtig und nützlich hält.

stand zu nehmen, um zu erkennen, was man für richtig und nützlich hält. Das ist es, was die größte innere Befriedigung bringen wird. Diese Haltung sollten wir in allen Augenblicken unseres Lebens einnehmen.

Tolstoi beschreibt in der Erzählung *Der Tod des Iwan Iljitsch* die letzten Tage eines Krebskranken, der unter sehr starken Schmerzen leidet. Das war vor über einem Jahrhundert, zu einer Zeit, als es nur begrenzte Möglichkeiten gab, physische Schmerzen zu lindern. Iwan Iljitsch litt vor allem unter einem sittlichen Schmerz, einer tiefen Verwirrung: Er hatte zwar ein ehrliches und gerechtes Leben geführt, aber ihm war bewusst, dass sein seelisches Leben arm gewesen war, und er bedauerte, dass er den Sinn der Existenz nicht verstanden hatte.

Jeder wird in seinem Handeln letztlich durch seine Persönlichkeit und seine Vergangenheit bestimmt, das heißt durch eine Mischung von Angeborenem und Erworbenem, durch all die Ereignisse unseres Lebens von Kindheit an, die uns nach und nach geformt haben. Auf diesem Gebiet haben die Ärzte trotz ihrer Kompetenz und ihres Wissens natürlich keine speziellen Ratschläge und auch nicht das Recht zu urteilen. Sie kennen sich gut mit dem physiologischen Leben aus, aber ihre Meinung über den Tod ist subjektiv.

Die existenzielle Angst ist eine konstante Tatsache im menschlichen Denken. Sie ist permanent da, und einige nutzen sie, um die Gutgläubigkeit der Menschen zu missbrauchen und eine Kommunikation mit dem Jenseits zu versprechen. Es gibt auch die falschen »Psychologen«, die letztlich die Angst in Gang halten, während die heutige Psychologie, indem sie Gebrauch von unseren kognitiven Fertigkeiten macht, uns ermöglicht zu lernen, mit unseren Ängsten und Nöten umzugehen.

Gelassenheit lernen

Die Todesneurose lässt sich nicht durch Fiktionen oder nutzlose Illusionen heilen, sondern nur durch eine gut umrissene persönliche Arbeit philosophischer oder psychologischer Natur an sich selbst und den eigenen Gedanken: dem Erlernen von Gelassenheit. Dank dieser Art von rationaler Innenschau ist es möglich, den nötigen Abstand zu erwerben. Es ist würdiger und gleichzeitig auch wirksamer, wenn wir eine reale Vorstellung vom Tod haben und das Mittel, nicht daran zu leiden, in uns selbst finden, indem wir an all das denken, was das Leben uns gebracht hat. In meinen Augen besteht das beste Mittel, den Tod zu überleben, darin, in der Erinnerung jener gegenwärtig zu bleiben, die uns geliebt haben, all jener, denen wir im Leben begegnet sind, denen wir unsere Hilfe oder eine Erfahrung zuteilwerden lassen konnten und Ideen oder Wissen vermittelt haben; ebenso – das ist die Ausnahme – indem wir eine Spur hinterlassen in Form eines literarischen, künstlerischen oder wissenschaftlichen Werkes. Aber die Victor Hugos, Mozarts und Pasteurs sind sehr rar gesät …

Wie man keine Angst vor dem Tod hat

Der Gläubige dürfte keine Angst vor dem Tod haben, weil er weiß, dass er theoretisch unsterblich ist: Es gibt eine körperliche Auferstehung, und er wird in einem anderen Leben jene wiederfinden, die ihm teuer waren. Für die monotheistischen Religionen ist der Tod kein Ende, sondern der Durchgang zum ewigen Leben und Glück im Reich Gottes, nachdem über jeden Einzelnen und seinen Lebenswandel gerichtet wurde. Mit einem solchen Glauben ist es möglich, die Angst vor dem Tod zu überwinden, ohne ihn zu verleugnen, besser zu leben und es voll und ganz und vernünftig zu tun. Für die östlichen Religionen ist der Körper nichts, nur der Geist zählt, und er ist ewig. Ich persönlich bin der Meinung, dass eine philosophisch-wissenschaftliche Einstellung es nicht nur ermöglichen sollte, den Tod zu akzeptieren, sondern auch, weiter glücklich zu sein, dass man lebt. Eines der vorrangigsten Mittel dazu liefert uns das wissenschaftliche Denken. Es besteht darin, die eigene Person in die allgemeine Organisation der Materie im Universum und im Leben auf der Erde einzuordnen. Ich kann dazu nur wärmstens die Lektüre von *Poussières d´étoiles* (»Sternenstaub«) von Hubert Reeves[12] empfehlen, eines Werkes, das voller wissenschaftlicher Fakten wie auch tiefer Reflexionen steckt.

Das unendlich Große und das unendlich Kleine

Alles in der Geschichte, die uns die Astrophysik erzählt, ist unendlich groß oder klein. Einige Tatsachen erscheinen uns im Rahmen unserer linearen Zeit mit ihrem Vorher (Vergangenheit) und Nachher (Zukunft) und unseres dreidimensionalen Raums unvorstellbar. Zeit und Raum ergeben keinen Sinn mehr auf der Ebene des unendlich Kleinen – der Atome – und des unendlich Großen – des Kosmos.

Das Leben, das vor 3,5 Milliarden Jahren entstand, ist nur eine Phase in der immer ausgeklügelteren Organisation der Materie. In dieser langen Geschichte ist das Auftreten des Homo sapiens erst vor Kurzem erfolgt: vor 150 000 bis 200 000 Jahren, was Knochenfunde, und höchstens 35 000 Jahren, was die Spuren seiner Aktivität angeht. Die anfangs sehr langsamen Fortschritte haben sich mit Beginn der ersten Kulturen vor 3000 bis 4000 Jahren beschleunigt. Seit zwei bis drei Jahrhunderten findet eine exponentielle Explosion des Wissens statt.

Jeder von uns stellt einen Wimpernschlag in dieser langen Entwicklung dar. Ein bekannter Vergleich objektiviert die Relativität unserer Lebenszeit: Wenn man die 3,5 Milliarden Jahre, seit es Leben auf der Erde gibt, auf ein einziges Jahr konzentrieren würde, würde der Mensch am 31. Dezember um 23 Uhr 30 auftauchen, und ein menschliches Leben würde einige Hundertstelsekunden dauern!

Die Weisheit der Wissenschaft

Für Jean-Pierre Changeux, Gerald Edelman, Scott Atran und andere sind der Geist oder die Seele das Produkt der Tätigkeit unserer Gehirnzellen. Die Dualität von »Körper und Seele« ist überlebt, sie ist für Antonio Damasio *Descartes' Irrtum.*[13] Auch ich bin mit all diesen Autoren der Ansicht, dass die Unsterblichkeit der Seele ein überkommener Mythos ist, der mit allen modernen wissenschaftlichen Fakten kollidiert. Wenn die Gehirnfunktionen aufhören und das EEG nur noch eine gerade Linie anzeigt, ist der Verlust des Bewusstseins, der Seele, irreversibel. Die Mythen sind also durch wissenschaftliche Interpretation ersetzt worden, was es mir ermöglicht hat, die Angst vor dem Tod und dem daraus entstehenden Leiden abzulegen: Der Tod ist unvermeidlich, denn er ist Teil der biologischen Evolution. Ich akzeptiere die Naturgesetze mit Gelassenheit.

Gewöhnlich werden Materialismus und Spiritualität einander gegenübergestellt. Die Ethik, die Uneigennützigkeit, die innere Entwicklung, das Einfühlungsvermögen und die Transzendenz sind Züge, die der Spiritualität zugeschrieben werden. Der Sinn des Wortes Materialismus hat sich im Laufe der Jahrhunderte verändert. Bestimmte griechische Philosophen – Demokrit, Epikur, Aristoteles – glaubten an den »materiellen« Ursprung des Lebens und Denkens und waren gewissermaßen unsere echten Vorläufer in der Vorwegnahme unserer gesamten heutigen Vorstellungen über das Leben. Platon dagegen stellte Körper und Geist in einen Gegensatz. Die Monotheisten haben diese Position wieder aufgegriffen und die Existenz der Seele und parallel dazu den Mythos vom Leben nach dem Tod zum Dogma gemacht.

Später wurde der Materialismus nach der Definition des Wörterbuchs *Larousse* »zu der Art, wie diejenigen leben, für die nur materielle Güter und sofortige Vergnügungen zählen«: Lust, Habgier und Liebe zum Geld. Die Spiritualität ist lobenswert und tugendhaft; der Materialismus ein vulgäres und beschämendes Betragen.

Wissenschaft und Spiritualität

Tatsächlich ist es möglich, Materialist, Agnostiker oder Atheist und gleichzeitig spirituell zu sein: Ich bin Materialist, weil alle Errungenschaften der Neurowissenschaften in den letzten Jahren deutlich zeigen, dass der Geist oder die Seele das Produkt der Aktivität der Gehirnneuronen ist. Ich glaube nicht an die Dualität von »Körper und Seele«. Alles ist Materie, und ich fürchte und bekämpfe über alle Maßen alles Irrationale, den Aberglauben und das magische Denken. Aber ich bin auch spirituell, denn das Gesagte hindert unser Gehirn in keiner Weise daran, Emotionen bei Gedichten, Musik oder Kunstwerken zu erleben, ein Empfinden für das Gute, für Moral und Altruismus zu haben und ein inneres Leben zu führen. Wie André Comte-Sponville[14] sehr gut herausgearbeitet hat, kann ein Atheist sehr spirituell sein, ein Standpunkt, den ich voll und ganz teile. Daher muss man Spiritualität und Materialismus nicht mehr als Gegensätze begreifen. Gewiss lehne ich triviales Verhalten ab und vermeide es. Ich bin also Materialist im philosophischen und wissenschaftlichen Sinn des Wortes, während ich dennoch an der Spiritualität teilhabe, die uns das menschliche Gehirn gestattet.

Alles, was wir wissen, lehrt uns, dass es eine Chance ist zu leben, oft sogar trotz Krankheit und Behinderung. Ganz gleich, ob wir gläubig, agnostisch oder atheistisch sind, das Wesentliche ist die Art Leben, für die wir uns entscheiden. Das Leben kann erfüllt und ganz sein, wenn wir andere achten, altruistisch sind, fähig sind, zu helfen, zu verstehen und das Leiden anderer zu lindern. Ich denke, dass ich einen mehr oder minder langen Zeitraum überdauern werde, solange die Erinnerung an mich – mein Abdruck – im Geiste einiger Menschen lebendig bleibt. Wir sollten immer das Glück zu leben kultivieren, den gegenwärtigen Augenblick wertschätzen, die Vergangenheit nicht bedauern und uns unsere eigene innere Freiheit zu bewahren wissen. »Ich habe beschlossen, glücklich zu sein, weil es gut für die Gesundheit ist«, schrieb Voltaire. Alle modernen Erkenntnisse der Psychologie zeigen, dass der Erwerb der Gelassenheit möglich ist und dass sie eine Komponente einer guten physischen und mentalen Verfassung ist. Sich im Trubel des Lebens Zeit für die Reflexion oder Meditation zu nehmen ist unerlässlich.

Bleibt das Problem meines eigenen Endes. Ich möchte meinen Angehörigen nicht zur Last fallen oder ihnen Zwänge auferlegen. Ich ertrage Beerdigungsrituale nicht. Deshalb – und auch um noch ein letztes Mal nützlich zu sein – habe ich meinen Körper der Wissenschaft vermacht. Das wird meine Angehörigen und meine Freunde nicht daran hindern, sich zu versammeln, um meiner zu gedenken. Ich werde auf diese Weise präsenter sein als in einem Grab auf dem Friedhof. Wenn mein Tod plötzlich kommt, umso besser, wenn nicht, werde ich alles tun, um ein Siechtum zu vermeiden.

Weiterführende Informationen finden Sie auf den Seiten 462 f.

Die Entstehung des Lebens war ein Zufall und gleichzeitig eine Notwendigkeit, und wir haben davon profitiert. Die Dichter haben es wunderbar ausgedrückt …

Es wird immer ein zitterndes Paar geben,
für das dieser Morgen die erste Morgendämmerung ist.

Es wird immer das Wasser, den Wind, das Licht geben.
Nichts vergeht als das Vorübergehende!
Es ist etwas, was ich im Tiefsten nicht begreife,
Diese Angst vor dem Sterben, die die Menschen in sich haben,
Als wenn es nicht wunderbar genug wäre,

Dass der Himmel uns einen Augenblick lang so zärtlich erschienen ist. […]
Während ich als einziges Wort nur noch »Danke« auf den Lippen habe,
Werde ich trotz allem sagen, dass dieses Leben schön war.

LOUIS ARAGON

12

Dominique Servant

Wie ich die Entspannung und die Meditation entdeckte

Als Medizinstudent erntete ich bei einem Praktikum auf einer Herzstation vonseiten der Ärzte und Assistenzärzte ein allgemeines und leicht spöttisches Lächeln, als ich fragte, ob man einem sehr ängstlichen Patienten, der nach einem Herzinfarkt gerade einen Bypass bekommen hatte, nicht Entspannungsübungen verordnen könne. Man gab mir zu verstehen, dass das, was bei der Behandlung zählte, neben regelmäßigem Sport die Medikamente und die richtige Ernährung seien. Was Entspannung angehe, die unter der Rubrik »sanfte Medizin« lief – und als Spielerei ohne große Wirkung galt –, so habe sie auf einer Station mit Spitzentechnologie nichts zu suchen.

Heutzutage hat sich die Einstellung ein wenig geändert, und man erkennt an, dass Entspannungs- und Meditationstechniken bei der Rehabilitation von Herzpatienten und der Begleitung gesundheitlicher Probleme physischer und psychischer Art tatsächlich einen Platz haben. Aber in der Praxis kennen wenige Fachleute wirklich die verschiedenen Methoden und wann sie angezeigt sind, und noch weniger haben sie sie selbst praktiziert. Doch ist es nicht besser, selbst zu wissen, wovon man spricht, wenn man seine Patienten gut beraten will? Überdies war ich, von Natur aus etwas scheu und von bestimmten Ängsten besetzt, über die ich noch sprechen werde, sehr früh von Methoden angezogen, mit denen man diese besiegen konnte. Deshalb beschloss ich, mich für solche Techniken zu interessieren, und die beste Art und Weise bestand vor allem darin, sie selbst zu üben.

Eine Anleitung finden

Ich interessierte mich also während meines Medizinstudiums für die Entspannung, aber erst in den Anfangsmonaten als Assistenzarzt in der Psychiatrie begann ich, sie wirklich zu praktizieren. Erster Reflex, wenn man etwas studiert: Man besorgt sich ein Buch, um die Sache schnell verstehen und anwenden zu lernen. Wie groß war meine Enttäuschung, als ich ein Buch kaufte, das man mir empfohlen hatte, und es zu Hause aufschlug! Nichts als Text, ein wenig Geschichte, Theorie und wieder Theorie, aber nicht viel, was mir wirklich für die Praxis half. In den wenigen Sätzen, die am verständlichsten waren, war von einem deutschen Psychiater namens Schultz die Rede, der das Autogene Training begründet hatte und von dem die Formel stammt: »Mein Arm ist schwer, ganz schwer, er wird immer schwerer …« Ich war nicht wirklich begeistert von der Autosuggestion, die ein wenig der Methode von Coué ähnelt, aber ich entdeckte dort einige Grundlagen der Praxis: dass man sich einen ruhigen Ort sucht, sich still hinsetzt, sich seines Körpers bewusst wird und einen Zustand der Lockerheit herstellt. Ich entwarf mein erstes Programm mit Entspannungsübungen ausgehend vom Autogenen Training und änderte dessen Übungen so ab, dass sie nicht mehr so lang und schwerfällig waren und mit weniger Wiederholungen auskamen.

Dann klappte ich das Buch zu und stellte es ins Regal. Es steht bis heute noch dort, und ich habe es nie mehr gebraucht. Ich war enttäuscht und ziemlich ratlos. Ich glaube nicht, dass ich in jenem Augenblick bewusst beschloss, selber eines Tages praktische Entspannungs- und Meditationsanleitungen zu schreiben, die die Leser inspirieren und ihnen konkret helfen würden, aber unbewusst muss dieser Gedanke schon sehr stark da gewesen sein.

Mein erstes Mal

Ich lag mit dem Rücken auf einer Matratze und fühlte mich ein wenig schwindelig, weil ich am Abend vorher mit einigen befreundeten Assistenzärzten aus der Psychiatrie ausgegangen war, und es war wohl ein wenig spät geworden. Die Psychologin, die auf der Station arbeitete, hatte mich zu einem Einführungstag eingeladen. Warum spürte ich diese seltsame Beklemmung, als ob ich nicht atmen könnte? Ich hörte die sanfte Stimme der Therapeutin, aber ich hatte Probleme mit meinem Atem, obwohl sie mich aufforderte, ganz ruhig und langsam zu atmen. Ich spürte, wie mir das Herz in der Brust schlug, obwohl es mir kurz davor noch gut gegangen war.

Im Laufe des Tages verschwand diese unangenehme Empfindung dann nach und nach. Ich lernte, mich auf meine eigenen Empfindungen zu konzentrieren, ein Echo von dem zu spüren, was im Innern geschah, auf mich selbst zu lauschen. Ich ließ alles los, ich dachte nicht nach. Wenn ich eine körperliche Empfindung hatte, wartete ich, ich sagte mir, dass sie vergehen würde. Mein Atem wurde fließender, ich spürte meinen ganzen Körper und nicht nur die begrenzte Partie meines Brustkorbs. Geschafft, ich hatte das erste Hindernis überwunden. Um sich zu entspannen, muss man lernen, nach innen zu hören. Eine Übung ist nicht gelungen oder gescheitert: Sie bringt stets etwas und stellt immer eine Etappe der Entdeckung dar. Nur die Wiederholung derselben Übungen, ohne sich unter Druck zu setzen, bringt das Empfinden des Gelöstseins, das ich mit der Zeit erreichte.

Um sich zu entspannen, muss man lernen, nach innen zu hören.

Kleine Empfehlungen für den Anfang
Entspannung ist eine sehr offene Technik. Man kann ein paar geeignete Einstiegsübungen finden und dann im eigenen Tempo weitermachen. Man braucht eine gewisse Anleitung, aber das eigene Üben ist das Einzige, was wirklich zum Erfolg führt. Wenige Techniken sind so offen und allgemein zugänglich, und man kann sich aus den verschiedensten Gründen mit ihnen beschäftigen: um etwas für sich zu tun, um eine neue Lebenskunst zu entwickeln oder um sein Leben gelassener anzugehen.

Die Wege des Lernens

Ich habe meinen Beruf als Psychotherapeut in vielerlei Hinsicht durch meine Patienten gelernt. Durch sie hat sich mein Wissen über die menschliche Natur und auch über mich selbst erweitert. Das gilt besonders für die Entspannung, bei der das Praktizieren der Übungen auf der Grundlage der erlebten Erfahrung einen sehr bereichernden Austausch erlaubt.

Ich mache inzwischen regelmäßig jeden Tag und sogar mehrmals am Tag Übungen, die im Laufe der Zeit manchmal den Charakter eines Innehaltens annehmen, einer Brise des Wohlbefindens oder der Ruhe, einer Zeit der Regeneration und des Zu-sich-Kommens, oder im Gegenteil den Charakter des Sich-Wegträumens, des Von-sich-Weggehens und Loslassens. Ich reserviere mir auch ein wenig Zeit, um vollständigere und dementsprechend längere Übungen zu machen, für die man im Tempo unseres modernen Lebens nicht immer Zeit findet.

Dank des Austauschs mit anderen Therapeuten und der Anregungen aus einigen Büchern habe ich im Laufe der Zeit meine eigenen Übungen entwickelt, immer inspiriert und abgewandelt aus den klassischen Techniken, die man in mehreren der bekannten Methoden findet. Ich interessierte mich für das Autogene Training von Schultz, für die Progressive Muskelentspannung nach Jacobson, für Autosuggestion, Yoga, Hypnose und Meditation. Sie alle tragen unterschiedliche Aspekte bei und haben gleichzeitig vieles miteinander gemein. Ich habe daraus etwas veränderte, einfache Mittel geschöpft, die ich zuerst für mich selber angewendet und anschließend anderen Therapeuten, meinen Patienten und allen Interessierten gezeigt habe, etwa anlässlich von Praktika zur Stressbewältigung in der Arbeitswelt. Daraus haben sich vier Haupttechniken ergeben, die ich vor allem verwende.

Meine vier Lieblingstechniken

Die Atemtechniken: Ich verwende sie im Laufe des Tages ständig, um, wenn ich kann, negative Emotionen zu entschärfen, und auch zu Beginn und zur Vertiefung der anderen Techniken.

Die Körperentspannung: Sie ist unerlässlich, wenn man beispielsweise seinen Tag sitzend im Büro verbringt und sich der Körper zwangsläufig verspannt. Erdungsmethoden, wie beispielsweise ein- oder zweimal die Fäuste ballen und sich beim Öffnen der Fäuste der Entspannung bewusst werden, das Sich-Zentrieren auf die verschiedenen Körperpartien, die Selbstsuggestion eines Gefühls der Leichtigkeit erlauben mir im Laufe der Zeit sehr rasch, eine Entspannung des Körpers herbeizuführen.

Die Achtsamkeit: Schon unzählige Male habe ich diese Rückbesinnung auf das Jetzt verwendet, die zu einer Gewohnheit und einer Methode geworden ist, den Druck zu senken und einen anderen Blick auf das zu werfen, was wir Stress nennen.

Die Visualisierung: Wenn ich etwas tun muss, wovor ich mich fürchte, hatte ich früher die Tendenz, darüber nachzudenken und es zu analysieren. Inzwischen versuche ich immer mehr, mir die Situation mithilfe der Visualisierung vorzustellen und mich darin zu sehen, um die negative Emotion abzuschwächen, die sie mit sich bringt.

Auf der Grundlage dieser vier Haupttechniken ist eine Vielzahl von Übungen möglich. Ich fordere die Übenden immer auf, sie ganz nach Wunsch abzuwandeln und sich eigene Übungen auszudenken.

Meine Lieblingsübungen

Ich habe über fünfzig Entspannungs- und Meditationsübungen zusammengestellt und werde manchmal gefragt, welche mir am liebsten sind. Ich möchte Ihnen einige einfache, aber sehr unterschiedliche Übungen vorstellen, die ich selbst praktiziere.

Die Ganzkörperatmung

Diese Atemübung ist eine Technik sowohl für Anfänger als auch für die versiertesten Praktiker. Atmen heißt vor allem, das Steuer haben, die Kontrolle über die eigenen Empfindungen übernehmen, und danach ist die Reise unendlich. Ich nehme mir im Büro häufig einige Minuten Zeit und lasse mich von meinem Atem tragen, indem ich ihm lausche und besondere Aufmerksamkeit schenke. Beim Einatmen halte ich auf der Höhe des Brustkorbs und des Bauches einige Augenblicke inne und achte auf die Empfindungen, die meinen Atem begleiten, und die regelmäßige Bewegung der Schultern. Ich lasse die Luft frei durch meine Nasenlöcher und meine Luftröhre strömen und sich in meiner Lunge ausbreiten, bevor sie den umgekehrten Weg geht. Ich werde dann zur Atmung, der Atem wird zum Allerwichtigsten, und ich lausche ihm. Ich lasse die Luft einige Minuten zirkulieren, ich nehme es bewusst wahr, ich hole etwas tiefer Luft, lasse meinen Brustkorb weiter werden und atme, indem ich alle Spannungen in meinem Körper zum Fließen bringe, wie eine Welle, die durch meinen Körper geht und deren Wirkung sich überall verteilt.

Wenn ich ausatme, entspannt sich mein Gesicht, dann meine Schultern, mein Hals und mein Nacken. Anschließend die inneren Organe: Das Herz, der Darm, die Muskeln werden friedlich. Die Luft zirkuliert frei in meinem Körper, bringt mir Entspannung und Beruhigung. Vielleicht wird es Menschen, die es niemals probiert haben, schwerfallen zu verstehen, wie die simple Tatsache zu atmen eine solche Entspannung im Körper zur Folge haben kann. Alle, die sich dafür ein wenig Zeit genommen haben, werden es verstehen.

Reisen im Kopf

Einigen Menschen gelingt das Visualisieren auf Anhieb sehr gut, anderen anfangs weniger gut, aber man lernt es mit der Zeit. Stellen Sie sich einen Ort, ein Haus, ein Zimmer, einen Augenblick oder eine Umgebung vor, wo Sie mit sich allein sind. Lassen Sie die Farben, die Umrisse, die Einzelheiten oder den Gesamteindruck vor Ihrem inneren Auge erstehen. Behalten Sie dieses Bild im Innern, kultivieren Sie es: Das ist der Auslöseimpuls für Ihr Wohlbefinden. Jeder hat ein anderes Bild. Hier ist das meine:

Der Ort, an dem ich mich geborgen fühle

Es handelt sich um ein kleines weißes Haus auf der Ile de Ré, wohin ich mich, wann immer es mir möglich ist, zurückziehe, um mich zu regenerieren und ansonsten die ganz einfachen Dinge zu erleben, die sich im Laufe der Jahre in mein emotionales Gedächtnis eingegraben haben: das Rauschen des Windes auf dem Fahrrad, die Liebkosungen der Sonne, den Geruch der Gezeiten, der sich mit dem der Felder, der Weinberge, des Pinienwaldes und vielen anderen Düften mischt, diese so besondere Mischung aus Land und Meer auf dieser Atlantikinsel. Ich beginne die Visualisierung immer mit einem einfachen und unbewegten Bild, auf dem ich vollkommen allein bin. Wenn ich mir die alte Steinmauer auf der Terrasse, das Grau der Fensterläden und der Tür vor den weißen Mauern vorstelle, versetzt mich das fast augenblicklich in einen anderen Zustand und löst in mir ein Empfinden von wiedergefundener Zeit, von Augenblicken der Fülle, aus.

Der Imagination die Macht überlassen

Diese Fähigkeit, Reisen im Kopf zu unternehmen, beinhaltet noch weit mehr, als nur mithilfe der Visualisierung Empfindungen auszulösen oder einen Ort der Geborgenheit aufzusuchen: Sie ermöglicht auch, sich von Blockaden zu befreien, Ängste zu überwinden, kreativer zu sein und anders mit anderen zu kommunizieren. Man kann sich auf eine echte Fantasiereise begeben und in Situationen versetzen, die sich von unseren gewöhnlichen Abwehrstrategien unterscheiden.

Die Visualisierung hilft nicht nur, angenehme Empfindungen auszulösen. Man lernt mit dieser Technik, seiner Fantasie freien Lauf zu lassen; sie wird zu einem virtuellen Lern- und Übungsfeld.

Bei vielen Tätigkeiten, vor denen wir uns fürchten, ist die Visualisierung ein sehr effektives Werkzeug zur Befreiung und zu einer anderen Art des Lernens. Sie macht es uns möglich, unsere unbegreiflichsten Ängste und Phobien zu überwinden, wie etwa die Angst, sich in einer Menschenmenge, einem Auto oder einem Flugzeug aufzuhalten, aber auch am Arbeitsplatz vor anderen das Wort zu ergreifen, eine bestimmte Sportart oder das Tangotanzen zu lernen etc.

Ich konnte die Erfahrung machen, dass die Visualisierungsübungen eine ungeahnte Hilfe darstellen, wenn man lernen will, sich von seinen Blockaden und Hemmungen zu befreien. Sie ergänzen oft die psychologischen Ratschläge und üblichen mentalen Übungen, mit denen man uns überhäuft.

Ich fahre Ski im Kopf

Als Kind und Jugendlicher fuhr ich ein wenig Ski und danach lange nicht mehr. Als ich viele Jahre später meine Frau kennenlernte, fing ich wieder damit an. Sie half mir, mich wieder auf die Bretter zu stellen. Sie bog sich mehrmals vor Lachen, als sie sah, wie ich buchstäblich blockiert und voller Panik oben auf einer harmlosen Anfängerpiste stand. Die Angst verwandelt unser Erleben und hemmt den Körper bei der Suche nach der natürlichsten Position. Der Körper verspannt sich, man hat nichts mehr unter Kontrolle, und der Sturz ist vorprogrammiert. Ich beobachtete die anderen Skifahrer. Eine Gruppe von befreundeten Psychiatern ermutigte mich. Sie zeigten mir, dass meine Haltung auf dem Abhang die Auflage meiner Skier auf dem Schnee und mein Körpergewicht auf den Skiern veränderte. Ich ließ den Film im Kopf immer wieder durchlaufen. Ich stellte mir die ideale Haltung und das Geschwindigkeitsgefühl vor. Durch diese wiederholte Visualisierungsübung bekam ich langsam Spaß an der Sache und konnte vor allem meine Angst und meine Blockaden überwinden. Auch wenn ich von Natur aus nicht besonders sportlich bin, habe ich inzwischen wirklich Freude am Skifahren und bin stolz darauf, dass ich durch die Visualisierungsübungen alles in allem bescheidene Fortschritte gemacht habe, natürlich in Verbindung mit Beharrlichkeit und Übung.

Meditieren, um nicht mehr an das zu denken, was Leiden auslöst

Vor einiger Zeit wollte eine junge Psychologin bei einem meiner Seminare über Achtsamkeit von mir wissen, ob ich selbst übte und was es mir brachte. Ich versuchte, ihre Frage aufrichtig zu beantworten. Ich erinnere mich an eine Zeit vor einigen Jahren, als mich die Gesundheit eines meiner Kinder beunruhigte, eine Sorge, die inzwischen glücklicherweise verflogen ist, aber die damals viele Ängste auslöste. Wenn man in seinen Gedanken feststeckt und die Dinge gerade erlebt, ist es schwierig klarzukommen, nicht später, wenn die Situation vergangen ist oder die Sorgen durch die Zeit gemildert wurden. Die Achtsamkeitsmeditation hat mich gelehrt, mit einem Problem zu leben und nicht nur ein Problem zu sein und dauernd darüber nachzudenken, um eine Lösung zu finden. Grübeln heißt nicht handeln, die Gedanken sind keine Tatsachen, lautet der Schlüsselgedanke der Achtsamkeitsmeditation.

Ich habe die sehr spezifische Wirksamkeit dieser Technik beobachtet, die einzig und allein darauf gründet, sich des gegenwärtigen Augenblicks bewusst zu werden. Durch regelmäßiges Üben habe ich selbst die wohltuenden Wirkungen auf die Gedanken, die innere Öffnung und die Beobachterposition, die wir dann einnehmen können, erfahren.

Meditieren, wenn man weit weg von zu Hause ist

Es gab eine Zeit, in der ich sehr viel reiste, um an Kongressen auf der ganzen Welt teilzunehmen, oft hin- und hergerissen zwischen der Einsamkeit, weil ich weit fort von zu Hause war, und dem Interesse an allen Dingen, die ich sah und lernte, und den Menschen, denen ich begegnete. Es gibt auch die Momente der Einsamkeit, wenn man abends ins Hotel kommt und praktisch niemanden kennt. Solche Augenblicke sind oft günstig für das Nachdenken und den Dialog mit sich selbst. Auf diese Weise entdeckte ich die Achtsamkeitsübungen. Ich lernte, fern von zu Hause meine Traurigkeit zu beobachten, dass ich nicht bei meiner Familie war; ich lernte, empfänglich zu sein für all die kleinen neuen Erfahrungen, die Reisen und Begegnungen mit sich bringen, und für die Unterschiede, die man dabei entdeckt. Die Achtsamkeit bereichert all diese Augenblicke, in denen man mit sich allein ist. Es ist eine Alternative zum Träumen oder Nachdenken, und es ist zweifelsohne eine menschliche Fähigkeit, die in unserer Kultur allerdings noch nicht ganz selbstverständlich geworden ist.

In die tiefsten Tiefen des eigenen Bewusstseins reisen

Wie jeder von uns habe auch ich manchmal das Bedürfnis, aus dem Alltag auszubrechen, aber es ist nicht leicht, sich der Welt zu entziehen, die uns umgibt. Ich habe manchmal Lust, woanders zu sein und mich tief zu entspannen. Wenn ich Zeit habe, mache ich gern tiefere Entspannungsübungen, die ein Ausspannen auf der körperlichen wie auch der mentalen Ebene herbeiführen. Ich strecke mich auf meinem Bett aus und suggeriere mir mental ein immer tieferes Loslassen. Ich lasse mithilfe der Assoziation, der Zentrierung des Geistes auf den Körper die Reise geschehen und mich in einen Zustand zunehmender Entspannung versetzen, der mit Empfindungen von Leichtigkeit und anderen körperlichen Vorstellungen einhergeht. Anfangs geht es ein wenig langsam, aber dann beschleunigen sich die Dinge und laufen auf ein für diesen Zustand charakteristisches Loslassen hinaus, bei dem man hier ist, aber gleichzeitig auch woanders. Der Körper entspannt sich und erreicht einen immer tieferen und intimeren Zustand, in dem Empfindungen und Gefühle befreit werden und von selbst in den Vordergrund treten. Was den Geist angeht, so streift er umher und entwickelt eine überschwängliche Fantasie und Kreativität. Das Nachlassen des bewussten Denkens öffnet neue Zugangspforten zu verschütteten Erinnerungen und zum Blick, den man auf sich und seine Umgebung wirft.

Ich mache auch kürzere und weniger tiefe Übungen, wenn ich nicht zu Hause bin. Im TGV lasse ich mich manchmal einfach fünf oder zehn Minuten ganz auf das Geräusch des Zuges ein, wobei das hypnotische Schaukeln des Zugs mir hilft, die Augen zu schließen und woandershin abzutauchen. Ich lasse mich an einen anderen Ort versetzen, den ich kenne, und durch die assoziative Aufeinanderfolge der Bilder entwickelt sich dieser Ort weiter, wobei manchmal die Logik verloren geht wie in einem Tagtraum, wo ein Teil von uns sich von der Selbstkontrolle, den Regeln und Zwängen befreit.

Es ist schwierig, von außen zu beurteilen, was diese Art Übung, die nah an der Selbsthypnose und Autosuggestion ist, mir bringt. Ich glaube, dass sie mich regeneriert, mir erlaubt, mich zu erforschen und, wie ich hoffe, neue Inspirationen und Ideen in mir zu wecken.

Was mir Entspannung und Meditation gebracht haben

Entspannung und Meditation haben nicht mein ängstliches Naturell geändert, aber sie haben mir für bestimmte Dinge die Augen geöffnet. Sie ermöglichen mir, meine Orientierung wiederzufinden, mich von Automatismen und Wiederholungen zu befreien und es zu vermeiden, ewig zu grübeln.

In meiner psychotherapeutischen Praxis hat die Entspannung die Art und Weise bereichert, wie ich meinen Patienten helfe. Ich schlage Entspannung nicht systematisch vor, aber ich erwähne diese Möglichkeit fast immer irgendwann als sehr wirksames und hilfreiches therapeutisches Werkzeug für Stress- und Angstprobleme.

Überdies zeigt die Entspannung sofort, was im eigenen Innern los ist, sie lässt Möglichkeiten erahnen, wie man aus den eigenen Ängsten herausgehen kann. Die Erfahrung der Entspannung ist auch ein prompter Beweis, dass man sein inneres Unglück überwinden kann, und sie ist einfacher zu handhaben als andere Formen der Psychotherapie oder der Arbeit an sich selbst.

Meine drei wichtigsten Ratschläge

Üben Sie auf Ihre eigene Weise
Entspannung und Meditation dürfen kein Zwang sein. Ich habe bereits erwähnt, dass ich nichts an den neuen Entspannungsübungen erfunden, sondern diese nur freier und zugänglicher gestaltet habe. Wenn Sie Schwierigkeiten haben loszulassen, praktizieren Sie Achtsamkeitsübungen im Alltag.

Lassen Sie sich von der Erfahrung leiten
Sie werden feststellen, dass der Nutzen sich sehr schnell einstellt, aber erst durch die Vertiefung findet man den wahren Schlüssel zu Wohlbefinden, Antworten auf Stress, Ängstlichkeit und auf zahlreiche Formen von innerem Unglück.

Entdecken Sie eine neue Lebenskunst
Entspannung und Meditation laden uns ein, einen anderen Blick auf die Dinge und uns selbst zu werfen, sie setzen in uns schlummernde Eigenschaften und Möglichkeiten frei, sie bieten einen anderen Weg der Befreiung als nur über das Wort, einen Weg, der vielen offensteht.

Zum Abschluss

Die Technik der Entspannung und Meditation, die von einigen Ärzten und Psychiatern immer noch scheel angesehen wird, sollte im Gegenteil weithin empfohlen und praktiziert werden. Mir ist es ein Anliegen, dazu beizutragen, dass aus der Entspannung ein Fachgebiet wird und dass sie weiter verbreitet wird. Ich habe die Unterstützung vieler Kliniker und Übender, die mir helfen, sie einer größeren Anzahl von Menschen als natürliche und nachhaltige Methode nahezubringen, die andere Methoden ergänzt. Auch wenn sie nicht alle Leiden heilen kann, bringt sie den Betroffenen doch einen Gewinn. Ich habe anhand meiner eigenen Erfahrung feststellen können, dass es möglich ist, innezuhalten, sich Zeit zu nehmen, die Dinge voll und ganz zu erleben und wieder einen ruhigeren Zustand zu erreichen. Ich bin überzeugt, dass es für jeden möglich ist.

Weiterführende Informationen finden Sie auf der Seite 463.

13

Jean-Louis Monestès

Frieden mit der Vergangenheit schließen, um in der Gegenwart zu leben

Wir sind nicht Herr über unsere Erinnerungen. Sie kommen und gehen nach Belieben. Was wir erleben, verwandelt uns und wirkt in uns nach ohne unseren Willen, manchmal sogar gegen ihn. Es gibt im Grunde nur zwei Methoden, mit unserer Vergangenheit umzugehen: Kampf oder Waffenstillstand. Erstere ist gewalttätig, bei letzterer macht man es sich zur Pflicht, geduldig zu sein. Die eine ist anstrengend, die andere friedenstiftend. Beide bedürfen der regelmäßigen, fast täglichen Arbeit, denn ob wir wollen oder nicht, tragen wir das, was wir erlebt haben, ständig mit uns herum.

Die Erinnerungen kennenlernen, die in mir stecken

Vermutlich kann ich inzwischen fast vollständig die Signale aufzählen, die darauf hindeuten, dass die Wehmut vor der Tür steht. Die Tage werden kürzer, die Sonne steht tiefer am Horizont, ein leichter Nebel liegt morgens über dem Land. Und in den Nachrichten wird das Ende der großen Ferien angekündigt mit banalen Reportagen über lange Einkaufslisten für den Schulbeginn, angefangen von Schreibheften mit Karopapier bis hin zu Schnellheftern. Die Stadt scheint ihren alten Rhythmus wiederaufzunehmen, der vorübergehend verloren gegangen war, und so auch das Dorf, in dem ich wohne. Die Bushaltestelle füllt sich von Neuem mit abenteuerlustigen Jungen und Mädchen – die funkelnagelneue Schuhe, Jacken und Ranzen tragen.

Ich bin nur ein Passant, der zur Arbeit geht, mit meiner alten Aktentasche, die seit 15 Jahren dieselbe ist. In meinem tiefsten Inneren beneide ich diese Kinder. Ein unaufhörlicher Schwall von Erinnerungen überkommt mich im Laufe des Tages. Da sind sie alle wieder: François, Pierre, Christophe und Stéphanie. Wir werden das Murmelspiel, das wir im Juni unterbrochen haben, zwischen den Wurzeln der Linden fortsetzen, die den Asphalt auf dem Schulhof durchziehen. Vielleicht werde ich diesmal Stéphanie fangen, um ihr einen Kuss zu stehlen. Und wir werden unseren neuen Lehrer kennenlernen.

Gedächtnis und Emotionen

Und dann geht alles durcheinander … Erinnerungen ans Gymnasium tauchen wieder auf, wenn mein Blick auf den Füllfederhalter fällt. Ein Gefühl intensiver Freude überkommt mich, Erinnerungen – sicher geschönt – an jene Augenblicke, in denen die Zeit keine Bedeutung zu haben schien. Fast gleichzeitig ist in mir der Gedanke da, dass das alles für immer verloren ist und sich verflüchtigt hat, ohne dass mich noch etwas erwartet, begleitet von einem Gefühl großer und hartnäckiger Mattigkeit. Jedes Jahr. Ausnahmslos.

Es ist eine Traurigkeit, die ein oder zwei Wochen lang anhält, ein Gefühl, das mir sonst eher fremd ist. Es nützt nichts, dass ich exakt weiß, was auf mich zukommen wird und welche Fallen sich vor mir auftun werden – es ist der obligatorische Übergang in jedem September angesichts einer Vergangenheit, von der ich nur halbherzig wünsche, dass sie zurückkäme.

Intensive Augenblicke, nachhaltige Erinnerungen

Es gibt Augenblicke, die hinterlassen in uns eine unauslöschliche Spur. Im Allgemeinen entsprechen Erinnerungen, die sich am dauerhaftesten eingraben, Augenblicken, bei denen unsere Aufmerksamkeit ganz auf etwas gerichtet ist, während unser Wahrnehmungsfeld und unser Tun gleichzeitig beschränkt sind. Das ist als Kind der Fall, weil uns nur wenige Dinge beschäftigen und wir nur an den gegenwärtigen Augenblick denken, der oft eher positiv gefärbt ist – daher die Sehnsucht.

Dasselbe geschieht, wenn wir uns verlieben. Alles tritt in den Hintergrund, und nichts anderes zählt mehr als der geliebte Mensch. Aber das gilt auch, wenn wir in Gefahr schweben, Angst haben oder leiden. In solchen Augenblicken sind wir unfähig, an etwas anderes zu denken als an das Problem, das uns zusetzt. Unser gesamtes Denken wird davon in Anspruch genommen, und unsere Erinnerungen kreisen dann nur um diese emotionale Katastrophe.

Den Mechanismus der Erinnerungen verstehen, um sie weniger zu fürchten

Wenn wir ein emotional aufwühlendes Ereignis erleben, ganz gleich, ob es sich um einen Augenblick des Leidens oder der Glückseligkeit handelt, beschränkt sich unser Gehirn nicht darauf, nur dieses Ereignis abzuspeichern. Es speichert auch alle Begleitsignale ab, selbst die unbedeutsamsten. Unser Gehirn steht nämlich vor allem im Dienst unseres Überlebens. Wir müssen uns unbedingt präzise an die

Zeichen erinnern, die das Vergnügen oder die Gefahr begleiten, damit wir Ersterem näher kommen und Letztere vermeiden können.

Der Abdruck der Vergangenheit

Anschließend genügt jede dieser kleinen Nichtigkeiten auch ohne ihren ursprünglichen Zusammenhang, um uns wieder in dieselbe emotionale Erfahrung zu versetzen, ohne dass es uns immer gelänge, sie klar zu erkennen. Grégoire fühlt sich jedes Mal unwohl, wenn er eine Maisonette-Wohnung betritt. Er erinnert sich nicht daran, dass er als Kind in einer solchen Wohnung einmal schmerzhaft hingefallen ist. Anais wiederum empfindet unermesslichen Kummer beim bloßen Anblick einer Strickjacke, die auch nur vage der Jacke ähnelt, die ihr Sohn am Tag seines Todes getragen hat. Und wenn ich den Geruch eines ledernen Schreibetuis oder eines neuen Textmarkers rieche, kann es sein, dass ich eine Träne verdrücke.

Manchmal weiß man nicht einmal, warum man angespannt oder mutlos ist.

Menschen, die ein Trauma erlebt haben, kennen dieses Phänomen. Manchmal weiß man nicht einmal, warum man angespannt oder mutlos ist. Menschen, die traumatisiert wurden, fühlen sich so verletzlich, weil ihre Emotionen sie ohne Vorwarnung überwältigen können.

Eine Erinnerung auslöschen?

Aufgrund meiner lerntheoretischen Kenntnisse weiß ich, dass diese winzigen Signale normalerweise mit der Zeit ihre Macht verlieren, Emotionen auszulösen. Wenn ein Reiz folgenlos bleibt, verliert er seine Macht, Reaktionen hervorzurufen. Das wurde Dutzende von Malen in wissenschaftlichen Experimenten nachgewiesen. Wenn Sie vor dem Pawlow'schen Hund eine Glocke anschlagen, ohne ihm anschließend Futter zu geben, wird er sich am Ende nicht mehr für Ihre Virtuosität interessieren. Wie es scheint, lassen sich meine »Glocken« am Schuljahresanfang besonders schwer »löschen«, wie man im Psychologenjargon sagt.

Es ist sehr schwierig, das Auslöserpotenzial all jener Elemente zu beseitigen, die die intensivsten Augenblicke unseres Lebens begleitet haben. Doch allein wenn es uns gelingt zu ergründen, was in uns diese schlechten Erinnerungen auslöst, können wir dadurch mehr Gelassenheit gewinnen. Wir wissen dann, womit wir rechnen müssen. Das ist eine Übung, die ich von Zeit zu Zeit mache. Jedes Mal, wenn unerwünschte Erinnerungen auftauchen, halte ich einen Moment inne und versuche herauszufinden, wodurch sie wohl ausgelöst wurden. Das ist nicht immer einfach, aber es ist oft sehr wirksam. Und wenn es mir nicht gelingt, sage ich mir manchmal auch, dass meine Vorfahren nur dadurch überlebt haben, dass sie »das Gras wachsen hörten« und dass sie mir dieses »Geschenk« vermacht haben.

Es ist ein wenig schulmeisterlich, sich seine Charakterfehler als ein Zuviel an guten Eigenschaften vorzustellen, aber es kommt der Wirklichkeit dennoch sehr nah. Diejenigen, deren Vorfahren nicht daran dachten, dass gleich ein Tiger hervorkommen würde, wenn sich das Gras bewegte, haben ganz sicher nie das Licht der Welt erblickt!

Nicht gegen einen Teil von sich ankämpfen

Bei Erinnerungen gibt es die »tatsächlich vergessenen« und die »vergeblich versteckten«. Vorzugsweise sollte man sich nicht allzu sehr mit den »tatsächlich vergessenen« beschäftigen. Seine Zeit damit zu verbringen, die eigene Vergangenheit zu durchforsten in der Hoffnung, dort einen Schlüssel zum Verständnis zu finden, kann gefährlich werden. Man läuft dabei Gefahr, Erinnerungen, die nicht mehr existieren, zu rekonstruieren und ihnen eine Bedeutung beizumessen, obwohl man sie, wenn man sie vergessen hat, genau deshalb vergessen hat, weil sie keine große Bedeutung besaßen. Die »vergeblich versteckten« Erinnerungen hingegen verdienen es, dass man sich mit ihnen befasst. Denn wenn Sie bestrebt sind, an eine bestimmte Episode in Ihrem Leben nicht zu denken, dann ist sie gewiss wichtig. Das heißt, dass sie in Ihnen eine intensive Emotion ausgelöst hat und immer noch auslöst, die Sie gern zum Schweigen bringen möchten. Diese Erinnerung wird Sie wahrscheinlich weiter verfolgen, solange Sie versuchen, vor ihr zu fliehen.

Kann man willentlich vergessen?

Meistens bleiben wir nicht passiv angesichts von Erinnerungen, die sich gegen unseren Willen einstellen, sondern versuchen, sie mit Gewalt und Kampfgeist aus unserem Kopf zu vertreiben. Sie sind zu schrecklich, und wir wollen nicht, dass sie wieder an die Oberfläche kommen. Ich sage wohlweislich, dass wir *versuchen*, sie zu vertreiben, denn ich kann Ihnen gleich sagen, dass es unmöglich ist, etwas willentlich zu vergessen. Dem Gedächtnis kann man nur etwas hinzufügen, niemals etwas wegnehmen.

Es ist unmöglich, willentlich zu vergessen, aber wir kämpfen permanent und manchmal sehr diskret darum, wie mit einer verschleierten Gewohnheit, die sich im Dunkel verbirgt. Es gibt Menschen, die ihre Zeit damit verbringen, auf dem neuesten Stand der Technologie zu sein, die endlos Pläne schmieden und weder nach rechts noch links schauen, als wenn das Warten auf das neueste iPhone ihnen helfen könnte, immer nach vorn zu schauen, damit sie nicht sehen müssen, was hinter ihnen liegt. Und dann gibt es die anderen, zu denen ich mich zähle, die ihre alte Aktentasche nicht gegen alles Gold der Welt eintauschen

Es ist unmöglich, willentlich zu vergessen.

würden, aber denen es schwerfällt, sich einzugestehen, woran es liegt: dass sie mit Erinnerungen besetzt ist, die sie beruhigen. Bruchstücke der Vergangenheit in einer Ledertasche. Ein seltsamer Ort, um sein Gedächtnis zu verstauen!

Warum ist es denn unmöglich, willentlich zu vergessen? Zunächst einmal aufgrund all jener Signale, von denen die Rede war und die dafür Sorge tragen, dass wir uns an das erinnern, was wir an Schmerzhaftem erlebt haben. Solche Signale begegnen uns die ganze Zeit. Eine Melodie, ein Wort, ein Parfüm: drei kleine Nichtigkeiten, die viel bewirken können. Dazu kommt, dass man, wenn man eine unangenehme Episode im Leben willentlich vergessen möchte, sich auf diese Erinnerung konzentrieren muss, was ihr noch mehr Kraft gibt.

Es verhält sich ein wenig so, als wollte man ein Gerücht im Internet unterbinden. Man kann es vielleicht auf der Ursprungsseite unterbinden, aber es kann in jedem Augenblick wieder unerwartet auftauchen. Im gewöhnlichen Leben können wir alles vermeiden, was eine Erinnerung wachruft. Wir können uns beispielsweise weigern, noch einmal an den Ort einer Aggression zurückzukehren. Aber selbst wenn es uns gelingt, auf der Internetseite, die den Ursprung für das Gerücht bildete, das, was uns unangenehm ist, zu löschen, können wir doch unmöglich für die Entfernung sämtlicher Kopien auf anderen Seiten sorgen, die sich ihrerseits wieder vermehren und so weiter und so fort. Und sollten wir uns entscheiden, ein Dementi zu veröffentlichen, erhöhen wir sogar noch die Anzahl der Seiten, auf denen das erwähnt wird, was wir entfernt haben möchten. Sobald wir versuchen, nicht mehr an eine schmerzhafte Episode in unserem Leben zu denken, sobald wir das Geschehene verleugnen wollen, schaffen wir noch mehr Kopien der Erinnerung und sitzen wieder in der Falle.

Im Übrigen haben sich zwangsläufig auch Ihr Verhalten und Ihre Sicht von der Welt seit dem Ereignis, das Sie vergessen möchten, verändert. Sie sind ohnehin schon ein anderer Mensch. Das Löschen der Erinnerung wird nichts an dem ändern, was Sie jetzt sind. Was man begreifen muss, ist, dass es sich mit Erinnerungen nicht wie mit Werken in einer Bibliothek verhält, die wir willentlich zerstören können. Was wir erleben, verwandelt und verändert uns unausweichlich. In dem Augenblick, in dem wir die Erfahrungen aus unserem Gedächtnis streichen wollen, haben sie uns bereits verändert. Manchmal spreche ich mit meinen Patienten über die Chaostheorie. Sie haben richtig gelesen. Aber beruhigen Sie sich, ich gebe ihnen keine Physikstunde. Damit kenne auch ich mich nicht besonders aus! Ich habe einfach nur begriffen, dass eine winzig kleine Veränderung unserer Geschichte absolut alles verändert, was folgt. Wenn man sich auf das »Hätte ich bloß« einlässt, stellt man sich vor, dass, wenn es anders gelaufen wäre, nur die Katastrophe nicht stattgefunden hätte und alles Übrige gleich geblieben wäre. Das ist ein Irrtum. Wenn Sie ein einziges Element in der Geschichte ändern, ändern Sie das Ganze. Und keiner weiß, in welche Richtung.

Eine Zwickmühle?

Stellen Sie sich vor, Sie hätten entweder die Wahl, sämtliche Ihrer Erinnerungen seit dem einschneidenden Vorfall zu verlieren – die guten wie die schlechten, da ja niemand vorhersagen kann, wie Ihr Leben ohne diesen Vorfall verlaufen wäre –, oder sorgfältig die Erinnerungen an die guten Augenblicke zu bewahren, aber auch an die, die Sie quälen.

Wie entscheiden Sie sich?

Trotz allem spüren wir mehr oder minder intuitiv, dass es nicht ungefährlich wäre, einen Teil unserer Vergangenheit zu verlieren. Stellen Sie sich vor, Sie könnten die schmerzhafte Erinnerung ganz und gar vergessen. Wären Sie bereit, das Risiko einzugehen, das, was Sie erlebt haben, noch einmal zu erleben? Wären Sie bereit, einen Teil Ihrer heutigen Identität zu verlieren? Was ich mit meiner Wehmut erlebe, veranschaulicht diese Ambivalenz vollkommen. Würde ich gern meine Kindheitserinnerungen loswerden? Um nichts in der Welt. Dennoch lassen sie mich auch leiden. Doch ich weiß, dass sie meine Persönlichkeit geprägt haben und ein Teil dessen sind, was ich bin. Bei einer schmerzhaften Erinnerung – die eine Aggression oder einen Verlust beinhaltet – könnte man ohne weiteres Lust verspüren, sie auszulöschen. Aber auch sie hat dazu beigetragen, uns zu dem zu machen, was wir heute sind. Sie ist ein Teil unseres Weges und unserer Geschichte – ein Teil von uns.

Wozu ist das Vermeiden gut?

Manchmal tue ich das, wovon ich sehr wohl weiß, dass es verkehrt ist: Ich schalte auf einen anderen Kanal um, weil ich keine Reportage über den Schulbeginn sehen will, ich vermeide die Regale im Supermarkt, wo sich die Stifte und Etuis befinden. Alles hat seine Zeit, und nicht jeder Augenblick eignet sich dazu, an sich selbst zu arbeiten. Wenn ich mir trotzdem hin und wieder Verstöße gegen das erlaube, was ich meinen Patienten rate, dann, weil ich weiß, dass ich mir die Zeit nehmen werde, all das ohne Umschweife anzuschauen, und dass ich von Zeit zu Zeit an diesem Aspekt meiner Erinnerung arbeite – und nicht nur zu Schuljahresbeginn.

Der Kreislauf des Vermeidens

Vermeidungsverhalten ist nicht verhängnisvoll an sich. Erst wenn es zur einzigen Art wird, wie wir in Beziehung zur Welt treten, wenn es stereotyp und automatisch geschieht, wird es zu einem wirklichen Problem. Mit allen Mitteln kämpfen, um sich nie an einen Unfall, einen Trauerfall, eine Aggression oder eine Trennung zu erinnern, heißt Gefahr laufen, daraus eine Vollzeitbeschäftigung zu machen und weder Energie noch Raum zu haben, um schlicht und einfach zu leben.

Wenn ich feststelle, dass ich anfange, einen Bogen um eine Erinnerung zu machen, ganz gleich, ob sie alt oder frisch ist, geht bei mir ein Warnsignal an. Wenn ich merke, dass ich an nichts anderes mehr denken kann, halte ich einen Moment inne, statt zu versuchen, die Erinnerung zu verjagen, und beobachte sie detailliert. Meistens erreiche ich damit mindestens, dass ich keine Angst mehr vor ihrem erneuten Auftauchen habe.

Sich mit seinen Erinnerungen befassen und weitergehen

Wie groß auch die Schwierigkeit in der Vergangenheit gewesen sein mag, das Vorgehen, um sich davon zu befreien, ist mehr oder minder immer dasselbe. Der erste Schritt besteht darin, sich klarzumachen, dass der Versuch zu vergessen nur vorübergehend funktioniert. Man muss erst den Waffenstillstand unterschreiben. Der zweite Schritt beruht auf einer freiwilligen und ruhigen Annäherung an seine Erinnerungen. Der dritte und vielleicht wichtigste besteht darin, neue Erinnerungen zu erzeugen.

Wenn sich bei Ihnen ein Hausbesetzer einnistet, wird Ihre erste Reaktion darin bestehen zu versuchen, ihn vor die Tür zu setzen.

Aber stellen Sie sich einen »dauerhaften« Hausbesetzer vor, den Sie nicht hinausschmeißen können. Genau das ist eine Erinnerung! Sie können weiterhin versuchen, ihn loszuwerden, aber Sie werden dabei sehr viel Energie und Zeit verschwenden. Sie können auch versuchen, ihm in Ihrer Wohnung aus dem Weg zu gehen, doch dann laufen Sie Gefahr, Ihr Leben in einem Wandschrank zu verbringen. Schließlich können Sie ihn auch beschimpfen oder auf den Staat, die Sozialbehörde oder die Polizei fluchen, mit dem Ergebnis, dass dieses Verhalten Ihre Moral noch weiter untergraben wird. Wenn es Ihnen wirklich unmöglich ist, diesen üblen Weggenossen loszuwerden, besteht die beste Weise, wieder Geschmack am Leben zu finden, vielleicht darin, Freunde zum Essen einzuladen, auch wenn er da ist. Er ist in Ihrem Leben, aber nichts zwingt Sie, Ihr Leben auf Eis zu legen.

Welche Anstrengungen Sie auch unternehmen, es wird Ihnen nicht gelingen, Ihre Erinnerung an die Vergangenheit zu verändern oder ihr einen Maulkorb zu verpassen. Und all die Mühen und die Zeit, die Sie dafür aufwenden, sie aus Ihrem Gedächtnis zu streichen, werden Sie daran hindern, ein glückliches Leben zu führen, sprich: einfach weiterzuleben.

Im Heute handeln, um Vergangenes zu heilen

Das einzige Mittel, um wieder ein normales Leben zu führen, besteht also darin, neue Erinnerungen zu schaffen, damit die alten nicht den ganzen Raum einnehmen. Wir können die Vergangenheit nicht ändern, ebenso wenig wie die Spuren, die sie in uns hinterlassen hat. Wir können nur den Teil unserer Geschichte ändern, der jetzt beginnt. Das Problem, wenn man versucht, seine Vergangenheit auszulöschen, besteht darin, dass man gleichzeitig den Gedanken in sich

Wir können nur den Teil unserer Geschichte ändern, der jetzt beginnt.

festschreibt, dass es unmöglich ist, einen Neuanfang zu machen, indem man an dem Punkt, an dem man steht, von vorn beginnt, weil die eigene Geschichte uns angeblich daran hindert. Aber es ist immer möglich, das Leben neu zu beginnen und nach vorn zu blicken. Haben Sie schwierige Dinge erlebt – selbst wenn Sie sie verabscheuen und sie lieber nicht erlebt hätten –, so sind sie doch wichtig für Sie gewesen. Was wichtig ist, ist nicht zwangsläufig das, was wir lieben, sondern das, was uns verändert hat.

Nehmen wir noch einmal das Beispiel des Hausbesetzers: Mit der Zeit gelingt es Ihnen vielleicht, ein Gedeck für ihn aufzulegen und Frieden zu schließen, statt nur einen Waffenstillstand zu unterzeichnen. Ich habe das für mich einzige Mittel gefunden, um meinen Weg fortzusetzen mit meiner Erinnerung an François, Pierre und die anderen und das Murmelspiel, das es nicht mehr gibt: Ich nehme mir einen Augenblick Zeit, um mich zu erinnern. Voll und ganz. Ohne zu versuchen, mich zu verteidigen, rufe ich mir alle Einzelheiten dieser so wunderbaren und gleichzeitig schmerzhaften Augenblicke zurück, die mir einfallen, auf die Gefahr hin, dass die Wehmut siegt. Ich achte darauf, dass ich mich nicht auf große philosophische Höhenflüge über die Existenz und das Vergehen der Zeit einlasse, auf all diese Analysen, die nicht sehr viel taugen. Ich gebe einfach diesen virtuellen Menschen meiner früheren Existenz in mir Raum. Und sobald die Wallfahrt vorüber ist, habe ich Frieden, bin gelassen und bereit, meinen Weg fortzusetzen und mir neue Erinnerungen zu schaffen.

Wenn ich diese Jahre in der Schule wiedererlebe, denen ich manchmal so nachtrauere, stelle ich mir immer dieselbe Frage: Wie kommt es, dass ich damals gar nicht gemerkt habe, wie schön es war? Und auch eine andere, die von Angst gefärbt ist: Was ist, wenn das, was ich jetzt erlebe, ebenso schön ist, und ich es gar nicht merke? Muss man warten, bis etwas vorbei ist, um wahrzunehmen, dass es nach

Weiterführende Informationen finden Sie auf der Seite 463.

Glück schmeckt? Oder sollte man es im Fluge ergreifen, hier und jetzt. Es ist vielleicht an der Zeit, dass ich mir eine neue Aktentasche gönne …

Teil III

Selbstverwirklichung in Beziehungen

Was nützt es, dass es uns gut geht, wenn es uns ganz allein in unserem Kämmerchen gut geht? Die Beziehungen zu anderen machen uns zu dem, was wir sind, und geben uns Nahrung. Sie retten uns manchmal. Und manchmal verletzen sie uns. Glücklicherweise gibt es auch da Anhaltspunkte, Gebrauchsanweisungen. Man muss sie nicht eins zu eins befolgen, aber man kann sich von ihnen ja inspirieren lassen …

14

Bruno Koeltz

Selbstoffenbarung: Wie man seine Schwächen richtig zeigt

> *Die Menschen unterscheiden sich durch das, was sie zeigen, und ähneln sich in dem, was sie verbergen.*
>
> PAUL VALÉRY

Seit einiger Zeit habe ich in meinem Wartezimmer einen digitalen Bilderrahmen hängen, in dem wechselnde Fotos von alten Türen zu sehen sind. Ich hänge an diesen Fotos, die ich im Laufe der Jahre gesammelt habe, und es macht mir Freude, sie anderen zu zeigen. Zwischen die Fotos habe ich Zitate, einen Gedanken oder einige Zeilen aus einem Gedicht eingestreut. Diese kurzen Sätze laden zum Nachdenken oder zum gemeinsamen Erleben einer Emotion ein.

Orthografie ist nicht meine Stärke

Meine Patienten geben regelmäßig einen kurzen Kommentar ab: Die Fotos gefallen ihnen, diese oder jene Zitate haben sie berührt, einige machen sich Notizen, andere kündigen sogar an, dass sie das nächste Mal eher kommen wollen, um Zeit zu haben, die Bilder und Gedanken zu genießen. Regelmäßig sagen einige Patienten: »Das ist wirklich großartig, doch ich habe ein paar Rechtschreibfehler entdeckt.« Oder auch: »Was Sie sich für Ihr Wartezimmer ausgedacht haben, gefällt mir sehr, aber ich weiß nicht, ob Ihnen die Rechtschreibfehler aufgefallen sind.«

Früher

Vor einigen Jahren hätte ich vermutlich eine Entschuldigung gestammelt: »Ach wie ärgerlich! Mir hat die Zeit gefehlt, alles aufmerksam zu prüfen.« Oder auch: »Ich habe das sehr schnell gemacht, ich hatte nicht die Zeit, es noch einmal durchzulesen.« Damit wäre ich eindeutig nicht im Einklang mit dem gewesen, was ich meinen Patienten Tag für Tag empfehle: sich für Komplimente bedanken, konstruktive Kritik akzeptieren, sich nicht unnötig rechtfertigen, seine Fehler ohne Scham zugeben. Heutzutage bin ich daher sehr aufmerksam und nutze solche Gelegenheiten, um mit gutem Beispiel voranzugehen.

Was ich verändert habe

Da der Kommentar in 99 Prozent der Fälle mit einem Kompliment beginnt, bedanke ich mich zunächst dafür. Dann bringe ich zum Ausdruck, wie sehr es mich berührt, denn ich verhehle nicht, dass ich mich in diese Diaschau hineingekniet habe. Das klingt dann so: »Danke, es freut mich, dass sie Ihnen gefällt, denn es hat mich Zeit gekostet, sie zu erstellen, und ich habe mich gefragt, wie sie ankommen würde.« Anschließend muss ich auf den zweiten Teil der Bemerkung eingehen, bei dem es um die Rechtschreibfehler geht, und nun muss ich eine meiner Schwächen zugeben. »Ich danke Ihnen auch, dass Sie mich auf die Rechtschreibfehler hinweisen, Sie sind im Übrigen nicht der Erste. Wissen Sie, das ist eines meiner großen

Probleme. Ich kann es so oft lesen, wie ich will, mir entgehen immer einige Fehler. Offen gestanden habe ich mit der Orthografie immer auf Kriegsfuß gestanden.«

Je nachdem, von wem die Bemerkung kommt, zwinkere ich dem Menschen dabei auch manchmal zu und bringe ihn damit auf Themen zurück, die ihn betreffen, wie den Perfektionismus (ein Thema, das regelmäßig in der Sprechstunde auftaucht): »Wissen Sie, ich habe schon seit ewigen Zeiten den Gedanken aufgegeben, perfekt sein zu müssen. Ich hatte viel zu viel Arbeit!« Oder auch: »Ich weiß nicht, ob Sie diesen einen Satz gelesen haben. Ein Gedanke, der mir besonders gefällt, ist der von Michel Audiard: ›Selig sind die, die Risse haben, denn sie lassen das Licht durch.‹ Wir haben alle unsere Risse und Schwächen, und jetzt haben Sie den Finger auf eine meiner Schwächen gelegt! Ich zähle darauf, dass Sie mir die Rechtschreibfehler notieren. Ich werde versuchen, sie möglichst bald zu korrigieren …«

Die Rechtschreibung ist oft ein schmerzbesetztes Thema. Eine ganze Reihe von Patienten haben mir gestanden, dass sie nicht zu schreiben wagen, nicht einmal Ansichtskarten aus dem Urlaub, andere schreiben unleserlich oder streichen durch, wenn sie unsicher sind. Einige weigern sich, sich während einer Konferenz Notizen zu machen, weil sie Angst haben, dass der Nachbar ihre Rechtschreibfehler entdecken könnte. Wenn es gar nicht anders geht, schreiben sie manchmal ganz klein und mit Bleistift, damit ihre Schrift von Weitem unleserlich ist. Die Leitung einer Konferenz und das Schreiben auch nur weniger Worte an der Tafel ist für sie eine gefürchtete Übung, die sie, koste es, was es wolle, zu vermeiden suchen.

Um nicht selbst dermaßen leiden zu müssen und zu zeigen, dass es möglich ist, seine Schwächen zu offenbaren, blättere ich in der Patientenakte, ziehe auf gut Glück eine Seite heraus und bitte den Patienten nachzusehen, ob er dort nicht einige Rechtschreibfehler entdeckt … Er hat im Allgemeinen keine große Mühe; die Ernte ist immer reichlich.

Auch ich werde rot!

Wie jeder Mensch werde auch ich manchmal rot. Meine Patienten, besonders jene, denen das Erröten peinlich ist, können es kaum glauben. Wie kann es sein, dass ein Therapeut, jemand, den sie aufsuchen, damit er ihnen hilft, dieses Problem selber nicht im Griff hat? Doch, ich habe das Problem durchaus im Griff: Ich werde immer noch rot, aber ich akzeptiere es! Das ist bei Weitem einfacher, als es um jeden Preis verhindern zu wollen (was das beste Mittel ist, um ein noch stärkeres und unangenehmeres Erröten zu provozieren).

Mein Trick, um rot zu werden, wenn ich es will

Es gelingt mir zwar nicht zu verhindern, dass ich rot werde, aber ich bin inzwischen imstande, fast willentlich rot zu werden! Dazu reicht es, ein kleines Missgeschick zu erzählen, das mir vor einigen Jahren passiert ist. Als ich bei einer Konferenz mit Kollegen einer jungen, sehr attraktiven Frau gegenübersaß und ihr direkt in die Augen schaute, unterlief mir ein Versprecher. Statt zu sagen: »Es wäre einen Versuch wert …«, hörte ich mich sagen: »Es wäre eine Versuchung wert …«, was eine Lachsalve bei all jenen Kollegen auslöste, die in dieselbe Richtung schauten wie ich. Natürlich wurde ich dunkelrot und die junge Frau mir gegenüber auch, was noch zu meiner Schamröte beitrug.

Auch wenn ich die Geschichte vor allem ulkig finde, reicht allein das Erzählen dieser Episode selbst heute noch aus, damit ich rot werde, und das zur größten Freude meiner Patienten. Es ist klar, dass ich, um so weit zu kommen, an all meinen Glaubenssätzen arbeiten und alle negativen Gedanken infrage stellen musste, die ich gegenüber dem Erröten hegte.

Nein, Erröten heißt nicht zwangsläufig, dass man sich als schwach oder mit Fehlern behaftet zeigt. Erröten ruft auch nicht Ablehnung oder Mitleid hervor. Erröten ist einfach menschlich, und Menschen, die erröten, sind mir eher sympathisch. Aber selbst wenn es ein notwendiger Schritt ist, die eigene Betrachtungsweise der Dinge zu revidieren, reicht es nicht aus, um eine Schwierigkeit zu überwinden. Man muss auch lernen, sich mit seinem Unbehagen zu versöhnen. Man muss sich der Schwierigkeit aussetzen und sie nicht vermeiden, man muss das Problem ausdrücken, statt es zu verstecken.

Kürzlich schlug ich einer Patientin, die die Angewohnheit hatte, alle Komplimente, die sie bekam, herunterzuspielen, eine Übung in Selbstbewusstsein vor, die darin bestand, dass sie sich bei ihrem Ehemann bedankte, wenn er ihr Komplimente über ihr Aussehen machte. Ich sagte: »Ich werde jetzt die Rolle Ihres Mannes spielen, und Sie setzen das um, was wir gerade besprochen haben.« Sie schaute mich mit einem verschmitzten Lächeln an und erwiderte: »Aber ausziehen muss ich mich wohl nicht!« Indem ich mir plötzlich der potenziellen Doppeldeutigkeit meiner Worte bewusst wurde, spürte ich eine leichte Hitze in den Wangen aufsteigen. Ein kleines Unbehagen, das sich sehr schnell verflüchtigte, indem ich es zur Sprache brachte und aufdeckte: »Mir scheint, dass Sie imstande wären, mich zum Erröten zu bringen!«

Mein Hang zum Perfektionismus macht mich ängstlich

Vor einiger Zeit wurde ich gebeten, vor Kollegen eine Einführung in die kognitive Verhaltenstherapie (KVT) zu geben. Nach einem kurzen Augenblick der Euphorie, wahrscheinlich weil ich mich geschmeichelt fühlte, dass man mich gefragt und Interesse an einem Thema bekundet hatte, das mir am Herzen lag, wurde mir plötzlich klar, dass mir nur eine Stunde zur Verfügung stand, um das Thema zu behandeln.

Wie sollte ich ein so umfassendes Thema in nur einer Stunde abhandeln? Die Aufgabe erschien mir unmöglich. Auf die Euphorie folgten sehr schnell Besorgnis und alle möglichen Emotionen und sehr unangenehme negative Gedanken. Ich wollte das Kunststück, um das man mich gebeten hatte, absolut perfekt ausführen und den Eindruck vermitteln, dass es leicht war, kurz: Ich wollte als Übermensch durchgehen! So ist es eben – man kann Therapeut sein und dennoch in die Falle seiner eigenen tyrannischen Forderungen gehen, so wie es die Patienten tun, mit denen man jeden Tag diese Art Problem bearbeitet!

Während ich mir diese tyrannische Forderung bewusst machte, die mir untersagte, auch nur die geringste Schwäche zu zeigen, besann ich mich auf das, was ihr zugrunde lag. Ich nahm mir Zeit, die Emotionen und Gedanken, die mich aus dem Gleichgewicht brachten, detailliert zu untersuchen: Ich unternahm also das, was man »kognitive Umstrukturierung« nennt. Statt mich von den Emotionen überwältigen zu lassen oder – schlimmer noch – vor ihnen zu fliehen, betrachtete ich sie als Warnsignal, das mich aufforderte, die Gedanken, durch die sie Nahrung erhielten, genauer zu untersuchen. Sehr rasch entdeckte ich eine ganze Flut von automatischen Gedanken, die mich beunruhigten. Dadurch, dass ich mir dieser leisen Stimmen bewusst wurde, die mir sagten: »Du schaffst es nicht, du wirst niemals alles sagen können …«, konnte ich sie aus nächster Nähe untersuchen und sie methodisch infrage stellen, eine nach der anderen, um das zu entwickeln, was man »alternative Gedanken« nennt. Keine Ersatzgedanken, sondern einfach nur andere Gedanken als jene, die so spontan gekommen waren, um mich zu »stressen«. Indem ich diesen Dialog mit mir selbst führte, konnte ich neue Gedanken im Hinblick auf diese Situation formulieren, viel realistischere und vor allem beruhigendere Gedanken.

Aber damit durfte ich mich nicht begnügen: nach der Reflexion die Aktion! Die Situation und diese kleine Übung eigneten sich hervorragend, um meinen Kollegen zu erklären, was die kognitive Verhaltenstherapie ist. Es war beschlossene Sache: Ich würde ihnen offenbaren, was sich im Vorfeld der Einführung, die sie zu hören bekamen, abgespielt hatte. Ich würde mich nicht als Übermensch darstellen, sondern ganz bescheiden als ein Kollege, der bewegt und beunruhigt war bei dem Gedanken, sich der Herausforderung zu stellen, seine Arbeit zu präsentieren. Ich würde meine Zweifel, Spannungen und Ängste und die Erläuterung, wie ich sie überwunden hatte, zum Gegenstand des Vortrags machen. Ich würde ihnen die kognitive Verhaltenstherapie in der Praxis zeigen.

Die folgenden Diagramme verwendete ich für die Arbeit der kognitiven Umstrukturierung; es sind jene Diagramme, die ich meinen Kollegen präsentierte. Die Prozentzahlen neben den Emotionen zeigen die Intensität an, die die Emotionen für mich hatten. Die Prozentzahlen in Verbindung mit den automatischen Gedanken zeigen an, wie sehr ich von der Stichhaltigkeit eines Gedankens überzeugt war.

Situation	Emotion	Automatische Gedanken
Beim Nachdenken über den Vortrag betreffs kognitiver Verhaltenstherapie wird mir bewusst, dass ich dafür nur eine Stunde vor dem Abendessen Zeit habe.	Anspannung 60% Besorgnis 50% Stimmungstief 30% Frustration 80%	Ich werde nie alles sagen können. (100%) Es wird mir nicht gelingen. (70%) Eine Stunde ist zu wenig. (100%) In einer Stunde kann man nichts sagen. (90%) Es wird oberflächlich werden. (80%)

Alternative Gedanken	Neubewertung der automatischen Gedanken und Emotionen
Wer sagt, dass man alles sagen muss? Niemand!	
Glaubst du wirklich, dass deine Kollegen Lust haben (und imstande sind), alles in einer Stunde aufzunehmen?	Ich werde nie alles sagen können. (0%) Es wird mir nicht gelingen. (0%) Eine Stunde ist zu wenig. (30%)
In einer Stunde alle Indikationen und Methoden zu behandeln ist eindeutig unmöglich. Aber es ist möglich, einige Botschaften herüberzubringen.	In einer Stunde kann man nichts sagen. (0%) Es wird oberflächlich werden. (30%)
Statt von einer genialen Zusammenfassung der KVT in einer Stunde zu träumen, solltest du darüber nachdenken, was genau du vermitteln willst.	______________________
Wenn du deinen Kollegen klarmachen könntest, was du konkret mit ihren Patienten machst, wäre das schon nicht schlecht.	Anspannung 10% Besorgnis 0%
Wenn du nur auf einige Fragen antwortest und Neugier weckst, kann man immer noch ein weiteres Treffen organisieren, um das Thema zu vertiefen.	Deprimiertheit 0% Frustration 20%
Wenn du 10 Minuten überziehst, ist es kein Drama.	

Einfach, aber nicht immer leicht

Nach der Schilderung dieser drei Situationen, in denen ich einige meiner Schwächen, Zweifel und Verletzlichkeiten offenbart habe, könnte ich in einem ersten Anflug von Optimismus versucht sein zu behaupten, dass mir dieses Verfahren inzwischen leichtfällt. Tatsächlich wäre das nicht ganz exakt und auch nicht völlig aufrichtig. In Wirklichkeit finde ich es um einiges einfacher als früher, mich zu konfrontieren, Schwächen zu enthüllen und mich zu offenbaren.

Einfacher auch, weil ich ein Know-how entwickelt habe, durch das ich mit der Zeit und der Erfahrung viel unbekümmerter geworden bin. *Einfacher*, weil die Art des Vorgehens an sich nicht sehr kompliziert ist. Aber *leicht* wäre nicht das richtige Wort, denn sehr oft muss ich dennoch aufmerksam sein und eine kleine Anstrengung unternehmen, damit die alten Reflexe nicht wiederkehren.

Die natürliche Neigung überwinden

Ich muss zugeben, dass ich mich manchmal bei einer neuen oder überraschenden Situation dabei ertappe, wie ich etwas bemänteln oder im Dunkeln lassen will, was ich für einen Fehler oder eine Schwäche halte. Dann beobachte ich diesen angeblichen Fehler oder diese Schwäche, die letztlich sehr menschlich ist, wohlwollend und beglückwünsche mich, dass mir mein Versuch, sie zu verbergen, aufgefallen ist, fest entschlossen, meine kleine Übung fortzusetzen.

Tatsächlich handelt es sich um eine Übung, die man regelmäßig machen muss. Selbst wenn man nicht immer jeden Tag in derselben Form ist, bringt diese Übung jeden Tag Nutzen.

Wir werden später noch detaillierter auf den Gewinn dieser täglichen Übung zurückkommen. Vorher möchte ich von einem besonderen Gewinn sprechen: Man lernt, von den eigenen vergangenen

Misserfolgen zu sprechen, Misserfolgen, die manchmal schmerzhaft waren.

Am Anfang war der Misserfolg!

Wenn man mir Fragen über meinen beruflichen Werdegang stellte, war ich lange Zeit verlegen. Wie sollte ich damit umgehen, wenn jemand ganz selbstverständlich davon ausging, dass »Sie das, was Sie tun, immer leidenschaftlich gern getan haben«, »dass Sie die Facharztausbildung hinter sich gebracht haben und dann losgelegt haben …«? Gar nicht so einfach, wenn Sie weder die Facharztausbildung gemacht haben noch leidenschaftlich von dem ergriffen waren, was Sie seit ewigen Zeiten machen! Nicht einfach, Ihren Gesprächspartner über seinen Irrtum aufzuklären, der meint, Ihnen eine Freude zu bereiten, weil er fest davon ausgeht, dass Sie begeistert Ihrer Berufung gefolgt sind.

Ich kann nicht umhin zu gestehen, dass ich lange alle möglichen Geschichten erzählt habe, eine konfuser und komplizierter als die nächste. Konfuse Auskünfte, die nur zu meiner eigenen Konfusion – um nicht zu sagen, meiner Not – beitrugen.

Heutzutage sind die Dinge viel einfacher. Ich verstricke mich nicht mehr in unaufhörliche Erklärungen über die damaligen Bedingungen und speziellen Umstände, die dem, was geschah, vorausgingen. Ich sage schlicht, wie es war: »Nein, ich habe keine Facharztausbildung gemacht und war auch nicht immer leidenschaftlich an dem interessiert, was ich heutzutage tue. Ich interessierte mich leidenschaftlich für Geburtshilfe. Medizin war für mich Geburtshilfe oder gar nichts. Nach vier Jahren stand ich vor dem Aus. Ich konnte sie nicht ausüben.« Ich übergehe alle leichtfertigen Entschuldigungen, um dieses Scheitern zu erklären, und ziehe es vor zuzugeben: »Für mich war die Herausforderung so groß, dass ich mich in eine Leistungsangst verstrickt habe, die mich die Prüfungen und das Diplom gekostet hat. Ich bin damit sehr schlecht fertiggeworden, ich habe eine Phase tiefer Depression durchgemacht. Eine Zeitlang wollte ich gar nichts mehr von Kranken oder Medizin wissen. Deshalb habe ich in der pharmazeutischen Industrie gearbeitet.«

Ich kann dann vollkommen ehrlich von der Gegenwart sprechen: »Seien Sie beruhigt, was ich heute mache, interessiert mich leidenschaftlich, aber das war nicht von vornherein der Fall, ich habe durch vieles hindurchgehen müssen. Ich brauchte Zeit, um zu begreifen, wie sehr mir die Beziehung zu den Patienten fehlte. Ich brauchte Zeit, bis ich wieder angefangen habe, zu studieren und eine Ausbildung auf einem anderen medizinischen Gebiet zu machen. Ich brauchte Zeit, bis ich die Versagensangst losgeworden bin und wieder Vertrauen zu mir gefasst habe. Es hat mich Zeit gekostet, aber heute glaube ich, dass all diese Wunden nicht umsonst waren und zu der Art und Weise beitragen, wie ich meinen Beruf als Arzt und Therapeut ausübe.« Es braucht Zeit, sich vor sich selbst und anderen zu offenbaren.

Es braucht Zeit, sich vor sich selbst und anderen zu offenbaren.

Vier gute Gründe, um Selbstoffenbarung zu praktizieren

Selbstoffenbarung kann vielerlei Nutzen haben: sich von einer Angst zu befreien, seinen Selbstwert und sein Selbstvertrauen zu stärken, sich selber besser kennenzulernen, aufrichtigere Beziehungen herzustellen, das eigene Einfühlungsvermögen zu entwickeln. Die Liste der guten Gründe, um Selbstoffenbarung zu praktizieren, ist lang, sehr lang. Ich möchte vier dieser Gründe untersuchen, nicht weil sie wichtiger als die anderen wären, sondern einfach deshalb, weil sie mich persönlich ansprechen und mich täglich ermuntern, auf diesem Weg weiterzumachen.

Schluss mit dem doppelten Leid!

Die ganzen Tricks und Schlichen, die wir uns ausdenken, und all die Mühe, die wir uns geben, um die eigenen Schwächen oder Misserfolge zu bemänteln, zu verstecken, zu verheimlichen, zu verkleiden oder zu beschönigen, erschöpfen uns. Und was noch schlimmer ist: Dem Schmerz, den wir bei einem Scheitern erleben, fügen diese Tricks und Mühen noch ihr eigenes Gewicht hinzu. Sie bestätigen und nähren die negativen Vorstellungen, die wir von unserem Scheitern haben. Wir werden auf diese Weise Gefangene folgender absurder Logik: »Wenn ich das Bedürfnis habe, etwas zu verstecken, muss es wohl eine Schande sein, und wenn es eine Schande ist, muss ich die Anstrengung verdoppeln, es zu verbergen …«

Sie werden begriffen haben, dass ich, seitdem ich aus meinen Rechtschreibschwierigkeiten keinen Hehl mehr mache, nach der Logik verfahre: »Ich verberge meine Schwierigkeiten nicht mehr, und wenn ich die Schwierigkeiten eingestehen kann, dann können sie nicht so schlimm sein, und wenn sie nicht so schlimm sind, wäre es ein Fehler, sie verstecken zu wollen, also fahre ich fort, sie zu offenbaren …« Die Logik hat sich umgekehrt, und ich fühle mich damit wohler.

Akzeptieren, nicht perfekt zu sein

Unsere Schwächen und Misserfolge nicht zu offenbaren ist in Wirklichkeit eine besonders schädliche Form des Perfektionismus. Wenn wir von uns nur das Gesicht zeigen wollen, das wir für positiv halten, laufen wir Gefahr, überhaupt nichts mehr zu zeigen: »Das ist zu riskant, und wenn auf diese Weise dieser Fehler oder jene Schwäche auffliegen würde, und wenn, und wenn ….« Wie Tal Ben-Shahar in seinem hervorragenden Buch *The Pursuit of Perfect* unterstreicht, ist der »Wille, eine Selbstsicherheit und Selbstachtung vorzutäuschen, die man in Wirklichkeit nicht hat«, ein mächtiger Faktor, der zur Verschlechterung des Selbstbildes beiträgt. Dieser Autor, Professor in Harvard, wünscht seinen Studenten sogar, öfter zu scheitern! Für ihn heißt das, »dass sie Dinge ausprobiert haben, dass sie Risiken eingegangen sind und Herausforderungen aufgespürt haben«. Er vertritt auch die Meinung: »Wer das Scheitern nicht lernt, scheitert beim Lernen.« Und wie können wir von unseren Misserfolgen lernen, wenn wir sie verbergen, statt über sie zu sprechen?

Fortschritte machen und besser werden

Oft bringen meine Patienten das Gegenargument, dass die Akzeptanz der eigenen Schwächen und Misserfolge auf ein passives Sichabfinden hinausläuft. Sie fürchten, dass damit der Mittelmäßigkeit Tür und Tor geöffnet werden. Und wenn genau das Gegenteil der Fall wäre? Wenn das Offenlegen unserer Schwächen uns helfen würde weiterzukommen? Nehmen wir noch einmal die Beispiele, bei denen es um die Orthografie, das Erröten und meine Tendenz zum Perfektionismus geht.

Ich habe es nicht aufgegeben, meine Rechtschreibung zu verbessern, ganz im Gegenteil. Da diese Schwäche in meiner Umgebung fast schon legendär ist, erhalte ich regelmäßig Hilfe. Wenn ich bei einer Konferenz an der Tafel stehe und Notizen mache, zögere ich nicht zu fragen: »Helfen Sie mir, schreibt man ›nummerieren‹ mit einem oder zwei m?«, statt auszuweichen und ein anderes Wort zu suchen. Erst kürzlich erklärte mir ein Kollege freundlich, dass man nicht, nur weil man »stehen« denkt, »Stegreif« mit »h« schreibt. Es hat mich ungefähr fünfzig Jahre gekostet, zu lernen, wie man »Stegreif« richtig schreibt. Das bedrückt mich nicht weiter, ich freue mich nur, dass ich mich verbessert habe!

Indem ich ungeschminkt zum Ausdruck bringe, wie es mir geht, wenn mir die Röte ins Gesicht steigt, kann ich damit nicht nur sehr viel besser umgehen. Dadurch dass ich eine Selbstoffenbarungsstrategie entwickelt habe, der ich vertraue, erröte ich auch weniger, um nicht zu sagen, sehr selten.

Wenn ich den »Stress« anspreche, den ich bei der Vorbereitung einer Präsentation für Kollegen empfinde, ist das für mich keine Ausrede, um einen minderwertigen Vortrag zu halten, ganz im Gegenteil. Es ist vielmehr Ausdruck des Respekts und der Achtung, die ich den Kollegen zolle. Indem ich dieses Thema öffentlich anspreche, erhalte ich zahlreiche ehrliche Rückmeldungen: Es ist beruhigend zu wissen, dass man nicht allein auf der Welt ist! Ganz abgesehen von den Tipps, die man sich dann gegenseitig gibt und die einem helfen, weiterzukommen.

Es ist beruhigend zu wissen, dass man nicht allein auf der Welt ist!

Lernen, auch von den eigenen Fähigkeiten und Erfolgen zu sprechen

Zu lernen, von seinen Schwächen und Misserfolgen zu sprechen, heißt, eine Tür zu öffnen, an die man vielleicht nicht gedacht hat. Es heißt zu lernen, sich auch sonst mehr zu offenbaren und insbesondere entspannter über die eigenen Fähigkeiten und Erfolge sprechen zu können, ohne zu fürchten, dass das die Gelegenheit sein könnte, bei der eine Schwäche oder ein verborgener Misserfolg zum Vorschein kommt.

Ich kann Ihnen von meiner Leidenschaft für das Reiten erzählen, ohne Fragen zu meiner Erfolgsbilanz oder meinen Glanzleistungen in Reitturnieren zu fürchten: Ich nehme nicht mehr an solchen Turnieren teil, und es geht mir damit letztlich besser, denn ich glaube, dass die Angst mir das Vergnügen verdorben hat. Ich kann Ihnen von meiner Leidenschaft für das Tischlern erzählen und von meinem letzten Werk, einem Bücherschrank, auf den ich zugegebenermaßen sehr stolz bin, ohne das Gefühl zu haben, dass ich mir etwas vormache, angeben oder Schaum schlagen will, sondern in dem Gefühl, nur die Freude zu teilen, die ich daran hatte, dieses Vorhaben zu verwirklichen, frei von jedem falschen Hintergedanken.

Fünf Empfehlungen, um zu üben, sich zu offenbaren

1. Sich vorbereiten

Zunächst können Sie damit beginnen, die Situationen ausfindig zu machen, in denen Sie vermeiden, sich zu offenbaren, weil es für Sie nachteilig ist. Der Umstand, dass es für Sie ungünstig ist, spielt eine wichtige Rolle, denn es geht nicht darum, jedem alles und zu jedem Zeitpunkt aufzudecken. Es geht lediglich darum, das zu offenbaren, was Ihnen in einer bestimmten Situation und mit bestimmten Menschen helfen kann. Wenn Sie diese Situationen einmal erkannt haben, helfen Ihnen die Prüfung der Gedanken, die der Selbstoffenbarung im Wege stehen, und die Entwicklung alternativer Gedanken, die Bremse zu lösen und zur Tat zu schreiten.

2. Zur Tat schreiten

Die mentale Vorbereitung ist ein unerlässlicher, aber unzureichender Schritt. Erst indem man sich offenbart, lernt man sich zu offenbaren.

3. Einfach, allmählich und regelmäßig vorgehen

Es geht nicht darum, Heldentaten zu vollbringen. Es geht darum, zu lernen und Sicherheit zu gewinnen. Dafür sollten Sie vorzugsweise mit Situationen beginnen, die Ihnen geeignet erscheinen, mit Vertrauenspersonen oder auch mit Unbekannten, die Sie nicht mehr wiedersehen werden. So können Sie sich mit der Sache vertraut machen und das, was Sie sagen, allmählich besser formulieren. Am Anfang sollte man keine komplizierten Reden schwingen, sonst läuft man Gefahr, sich zu verhaspeln. Man kann sich mit einem einfachen »Ich bin unsicher«, »Das ist ein Thema, bei dem ich mich immer unwohl fühle«, »Ich schrecke davor zurück« begnügen. Mit der Zeit wird Ihnen auffallen:

- Erstens, dass Sie allzu oft die Tendenz haben, es kompliziert zu machen, wenn nur einige einfache Worte reichen würden.
- Zweitens, dass Sie nach der Technik der »russischen Puppe« verfahren können: Sie können einige einfache Worte sagen und dann wieder aufgreifen, um sie weiter auszuführen, indem Sie schichtweise einige Details oder Nuancen hinzufügen. Auf diese Weise können Sie gut vermeiden, sich in konfusen Ausführungen zu verheddern, und gleichzeitig allmählich lernen, mehr zu sagen, wenn es notwendig ist.

4. Sich nicht abwerten

Sich offenbaren heißt nicht, sich herunterzumachen oder sich abzuwerten, und auch nicht, sich für einen Fehler zu entschuldigen, den man gar nicht begangen hat: »Es tut mir leid, ich zittere, ich werde rot, mir fehlen die Worte, ich … es ist immer dasselbe, ich finde mich schrecklich«, ist keine Selbstoffenbarung, sondern Selbstgeißelung. Wenn einem diese Worte einfallen, hat man entweder keine Lust, seine Fehler wirklich zu offenbaren, oder tut es auf die Gefahr hin, sich damit eher einen Bärendienst als einen Gefallen zu erweisen. Noch einmal: Ein Schlichtes »Mir fehlen die Worte, ich bin aufgeregt« kann am Anfang völlig ausreichend sein.

5. Sich beglückwünschen und durchhalten

Es geht nicht um Perfektion, noch nicht einmal darum, es gut zu machen, sondern einfach darum, es zu machen, um zu lernen. Jedes Mal, wenn Sie auf alte Gewohnheiten verzichten, sollten Sie sich nicht als Erstes beurteilen oder fragen, ob Sie es gut gemacht haben, sondern sich zunächst einmal einfach beglückwünschen, *dass* Sie es gemacht haben. Sie können sich immer noch anschauen, was verbessert werden kann … beim nächsten Mal.

Weiterführende Informationen finden Sie auf der Seite 464.

15

Gisèle George

Der Krieg des »Nein«: Eltern, Kinder und der Autoritätskonflikt

Die Rebellion von Kindern ist ein beunruhigendes Phänomen, das den Eltern ein negatives Bild von sich und ihrer Erziehung vermittelt. Von Kindern oder Jugendlichen, die nein sagen, glaubt man oft, dass ihnen kein Benehmen beigebracht wurde, dass ihr Verhalten auf ein ohnmächtiges soziales System oder ein zu narzisstisches Ich hinweist, vor allem aber auf eine Mutter oder einen Vater, denen es an Autorität mangelt.

Wie kann man das vermeiden? Was soll man machen oder nicht machen, sagen oder nicht sagen, denken oder nicht denken? Soll man das Kind zum Psychologen schicken oder nicht? Selbst zum Psychologen gehen? Aber wie soll man vor allem das immense Gefühl der Verunsicherung und Ungerechtigkeit abwehren angesichts des undankbaren Geschöpfes, das rebelliert, wo doch seit seiner Geburt alles, was uns im Leben wichtig ist, sich um es dreht, also um *sein* Glück im Alltag? An wen oder welche Autorität soll man sich halten seit Jean-Jacques Rousseau, Sigmund Freud, Mai 1968, Françoise Dolto, der Supernanny und selbst dem Buch der guten Frau Gisèle George, um diese Konfliktausbrüche einzudämmen, die dem Elternherz und der gefühlsmäßigen Geborgenheit des protestierenden Kindes schaden?

Thibault oder die Begegnung mit meinem ersten Nein

Ich erinnere mich noch an meine allererste Patientin, die Mutter des fünfjährigen Thibault. Bequem in meinem Ledersessel thronend und mit der Selbstgefälligkeit, die mir meine Diplome gaben, hörte ich ihr mit einem gewissen Gefühl der Befremdung zu:

»Mein Problem, Frau Doktor, ist, dass es mir nicht gelingt, Thibault morgens anzuziehen. Ich lebe allein. Sein Vater hat uns verlassen, als ich ihm von der Schwangerschaft erzählt habe. Laut dem Therapeuten, der Thibault seit Monaten behandelt, will er sich morgens nicht von mir trennen, denn angeblich ist er in der ödipalen Phase und spielt zu Hause den kleinen Mann. Das hat mir eingeleuchtet, ich habe selber psychotherapeutisch gearbeitet und alles gelesen, was über Kinderpsychologie geschrieben wurde. Ich bin ziemlich tolerant und kommunikationsfreudig, und die wenige Zeit, die mir neben meiner Arbeit bleibt, widme ich ihm.

Nur muss ich ihn morgens unbedingt bis 8:30 Uhr in der Schule abliefern, damit ich nicht zu spät ins Büro komme und meinen Arbeitsplatz riskiere. Ich kann es ihm so oft erklären, wie ich will. Er bleibt stur, und ich muss ihn durch die ganze Wohnung verfolgen, damit ich ihn anziehen kann. Manchmal verliere ich die Geduld, und ich verhehle Ihnen nicht, dass ich ihm dann den Hintern versohle. Man könnte meinen, dass er nur diese Sprache versteht. Sobald er es geschafft hat, mich in Rage zu bringen, lässt er heulend alles mit sich geschehen, und ich bekomme Schuldgefühle und weiß nicht, wie ich mir das verzeihen soll.

Mir ist klar, dass ich konsequent sein muss und mir sein Verhalten nicht bieten lassen darf, dass es irgendwann vorbei ist und er jetzt eine Krise durchmacht. Aber inzwischen habe ich jeden Morgen Angst, ich fürchte den Konflikt, der unausweichlich Tag für Tag ausbricht. Ich habe Angst, was unsere zukünftige Beziehung angeht, und sage mir: Wenn er jetzt schon so ist, dann wird die Pubertät unerträglich. Wissen Sie, es ist schwierig, sein Kind allein großzuziehen, und wenn ich manchmal mit den Nerven am Ende bin, denke ich, dass er mein Leben ruiniert und mich nicht liebt; ich ertappe mich sogar dabei, dass ich ihn hasse. Was mich stört, ist nicht so sehr, dass er sich lautstark behauptet, es ist dieser Krieg des Neinsagens, der uns unglücklich macht!«

Die Gesellschaft, Richter des Nein

Oh! Ich höre förmlich, was Sie denken, liebe Leser: So viel Theater und Emotionen für nichts und wieder nichts! Was Thibault angeht, würden etliche Menschen sagen, dass hier ein Problem mangelnder Autorität vorliegt, dass es sich um ein Kind mit einem aufsässigen Temperament oder einer zu durchsetzungsstarken Persönlichkeit handelt, um einen polymorph Perversen, eine Nervensäge, einen Verhaltensgestörten oder ein Kind mit einer schlechten Anlage, einen schlechten Kerl, der im Gefängnis landen wird …. Die Äußerungen über die Mutter könnten so lauten: Früher wusste man, solchen Kindern Benehmen beizubringen, eine Tracht Prügel hat noch nie jemandem geschadet (die anderen kommen mit der Justiz in Konflikt); eine Mutter sollte nicht arbeiten gehen, daran hätte sie vorher denken sollen; sie muss seltsame Beziehungen zu Männern haben, besonders zu ihrem Vater … Und ich erspare Ihnen die soziologischen, genetischen, biologischen oder sonstigen Hypothesen und das Gerede von den Belastungen, denen dieser arme Engel ausgesetzt war, dessen Ich schon im Mutterleib unter der Inkompetenz und Unzuverlässigkeit der neuen Patchwork-Familien und des Elternseins im dritten Jahrtausend zu leiden hatte.

Soll ich Ihnen etwas sagen? Ich habe dasselbe gedacht, und ich war sogar pikiert, dass diese Frau es wagte, mich zu behelligen, mich, die ich Spezialistin für die Psychopathologie des Kindes- und Jugendalters war, Oberärztin und so weiter und so fort. (Wenn sie diesen Beitrag heute liest und sich wiedererkennen sollte, bitte ich sie demütig um Entschuldigung!) Nur dass ich dieser Mutter keine Antwort und keine Hilfe geben konnte und dass sie völlig recht hatte: Auch wenn es ihr und ihrem Sohn, psychologisch gesehen, gut ging, gab es keinen Zweifel, dass ihre affektive Kommunikation unter diesem Konflikt litt. Feindseligkeit, Schuldgefühle und Angst zermürbten heimlich, still und leise die Bindung zwischen ihnen, und was das anging, kannte ich eine große Anzahl von psychiatrischen Störungen, von denen man annimmt, dass sie infolge des Reißens dieser Bindung entstehen (J. Bowlby, M. Ainsworth, B. Cyrulnik, B. Pierrehumbert, N. und A. Guedeney).

Ganz gleich welche Schule und welche biologischen, genetischen, psychoanalytischen, kognitiven oder verhaltenspsychologischen Dogmen jemand vertritt, alle Experten sind sich darin einig, dass ein Kind eine stabile Bindung braucht, um seine Persönlichkeit zu entwickeln, sein Ich aufzubauen, sich als existierendes und denkendes Wesen in seiner Umgebung zu erleben und sich für die Zukunft zu rüsten. Bei der Mutter denken manche Menschen immer noch an den berühmten Instinkt, der ihr angeblich erlaubt, alles zu verstehen und sich unter allen Umständen auf ihr Kind einzustellen. Man weiß inzwischen, dass die Träger-Neurotransmitter dieser »durch die Ontologie konditionierten Liebe« rasch durch eine Partnerschaft auf der Basis der Freiwilligkeit im Rahmen der einzigartigen Beziehung zwischen Mutter und Kind abgelöst werden (T. Brazelton, D. N. Stern, A. Braconnier, A. Naouri).

Doch Thibault und seine Mutter konnten ihrer Beziehung nicht ausweichen. Ihm gelang es nicht mehr, ihr die ersten Ängste seiner

Kindheit mitzuteilen: Trennung, Sozialisation, Lernen, Leistung, Fehlen einer männlichen Bezugsperson. Sie fand nicht mehr die Worte, um ihn zu beruhigen und ihm das Vertrauen zu vermitteln, dass er alle diese Ängste überwinden und sie da sein würde, um ihm zu helfen, weil sie ihn liebte. Überwältigt von ihren Emotionen und Gefühlen, konnten das Kind und die Mutter nicht mehr miteinander reden. Also führten sie schlecht und recht eine Szene auf – sie agierten –, deren illusorisches Ziel darin bestand, sich verständlich zu machen und sich zu verstehen, aber die nur in einem noch größeren Groll mündete, dass sie nicht mehr zueinander fanden, sich spürten und unter dem wohlwollenden Blick des anderen sie selbst sein konnten.

Die Psychologen angesichts des Nein

Unsere Rolle als Psychologen besteht vor allem darin, das Leid zu behandeln, ohne Urteil und willkürliche Vorgaben, sondern mit wohlwollender Empathie. Verstehen ist die Basis jeder Therapie, und diese Arbeit war bereits geleistet. Thibault und seine Mutter redeten miteinander, aber durch die fortgesetzten morgendlichen Szenen hatte Letztere immer weniger Geduld, ihrem Sohn zuzuhören, der seinerseits immer mehr provozierte, um ihre Aufmerksamkeit zu erregen. Enttäuscht von ihren Kommunikationsversuchen, empfanden beide jetzt Groll aufeinander. Meine Lehrer, sämtliche Literatur, die ich gelesen hatte, meine Kenntnisse und meine Erfahrung halfen mir in keiner Weise, diesem morgendlichen Amoklauf, diesem Teufelskreis und Krieg des Nein, ein Ende zu setzen, der die Beziehung zwischen Mutter und Kind jeden Tag ein wenig mehr vergiftete.

Verstehen ist die Basis jeder Therapie.

Die Schlussfolgerung war damit klar: Man musste dieses emotionale Gewitter am Morgen durchbrechen, das sich allem Anschein nach nicht mehr durch beschwichtigende Worte aufhalten ließ. Alle beide mussten leichten Herzens zu ihren Tagesaktivitäten aufbrechen. Also wandte ich mich den Erziehungshandbüchern der Verhaltenstherapie zu, die in meinen Augen die Möglichkeit boten, diesem Konflikt, der nur virtuell war, aber jeden Zugang zu einer gelassenen Kommunikation verhinderte, ein schnelles Ende zu bereiten. B. F. Skinner und Ghislain Magerotte konnten mir erklären, was dieses Verweigerungsverhalten aufrechterhielt.

Die Deutung der Theoretiker

Die beiden am Kampf Beteiligten hatten miteinander eine Emotion der Angst gemein angesichts des Gedankens, sich zu trennen, um in eine stressige Welt hinauszugehen. Indem sie wütend wurden, blockierten sie die Angst, denn nach Magerotte hindert eine starke Emotion (wie die Wut) eine andere (wie die Angst) daran zu dominieren. Auf diese Weise schützten sich Mutter und Sohn fast instinktiv mithilfe der Wut gegen ihre Angst. Überdies verhinderte Thibault dadurch, dass er die Aufmerksamkeit seiner Mutter auf sich gerichtet hielt, dass sie innerlich in ihren Arbeitsalltag mit seinem Stress entweichen konnte. Diese für ihn positive Konsequenz verstärkte sein Verhalten und erhielt es aufrecht (Skinner). Ausgehend von der Lehre dieser beiden Autoren entwickelte Russell A. Barkley praktische Techniken, die sich im Alltag einfach anwenden lassen und rasch erlauben, ein solches Abwehrverhalten, das den Zugang zu einer psychotherapeutischen Arbeit verhindert, aufzulösen.

Dank dieser Autoren entwickelten wir mit Thibaults Mutter ein Spiel, durch das Thibault sein Verweigerungsverhalten zugunsten eines anderen aufgeben konnte, das die Angst der beiden Beteiligten konstruktiver und effizienter milderte. Nachdem sie es einige Tage gespielt hatten, war die morgendliche Stimmung wieder heiter, und Mutter und Kind beschlossen, sich abends Zeit füreinander zu nehmen, um über das, was sie gemacht hatten oder machen würden, zu sprechen. Durch die vorherige therapeutische Arbeit konnten sie sich austauschen und einander wieder verstehen. Das Spiel verschwand von selbst, weil es seine Daseinsberechtigung verloren hatte.

Wie geht man das symptomatische Nein an?

Diese Erfahrung hat meinen Weg als Psychotherapeutin sehr geprägt. Ich war darauf getrimmt worden, mich nie mit dem »Symptom« zu beschäftigen. Nun hatte ich begriffen, dass es zunächst galt, seine Funktion, seine Auswirkung auf den familiären Beziehungsalltag und seine Macht, eine mögliche Behandlung zu behindern, zu evaluieren, bevor man es ignorierte, wenn man vermeiden wollte, dass der konstruktive Verlauf des psychotherapeutischen Prozesses vereitelt würde.

Ich weiß, dass ich den Ärger vieler Therapeuten auf mich ziehe, wenn ich solche Überlegungen für richtig halte und übernehme. »Was? Sie glauben, es genügt, ein Verhalten zu unterbinden, damit es nicht mehr wiederkommt? Sie verschieben es nur! Behaviorismus ist wie Bodybuilding. Sobald Sie das körperliche Training einstellen, verschwinden die Muskeln wieder.« Ich habe mir einiges anhören müssen. Selbst die Entscheidung für die kognitive Verhaltenstherapie wird manchmal als Ausdruck eines heftigen Antisemitismus gewertet. Meine Großeltern, die vor den Pogromen flüchten und sich im Krieg verstecken mussten, würden sich im Grab umdrehen. Nein, ich bin keine Abtrünnige und weit davon entfernt, jede andere Form von Psychotherapie zu verwerfen. Aber ich habe von meinen Lehrern – R. Diatkine, S. Leibovici, P. Jeammet, A. Braconnier – gelernt, dass man, wenn man eine gute psychotherapeutische Arbeit leisten will, die an die *Einsicht* appelliert, zuerst einen genügend großen psychischen Freiraum schaffen muss, damit diese Arbeit stattfinden kann. Es erscheint mir also in der direkten Linie meiner Kollegen von entscheidender Wichtigkeit, erst einmal eine Symptomatik zu beseitigen, die so störend ist, dass sie jeden weiteren Zugang zu einer reflektierten und objektiven Argumentation verhindert.

Ich erinnere daran, dass Thibault und seine Mutter eine Therapie gemacht hatten, die an den Ursachen ihrer Schwierigkeiten ansetzte, aber dass sie die Instrumente der Veränderung, die sie sich wünschten, nicht entwickeln konnten, weil ihre Konflikte ihnen keine Pause ließen, die ihnen erlaubt hätte, sich wieder emotional und auf einer Basis der Geborgenheit zu verbinden. Ja, werden einige Therapeuten erwidern, aber kann man denn sicher sein, dass die Therapie auf den Grund des Problems gestoßen war und seine Fortdauer nicht irgendwelchen Widerständen zuzuschreiben war? Das ist richtig, doch wie kann man es wissen, außer indem man die alltäglichen Konflikte und damit die resultierende antizipatorische Angst der beiden Partner entschärft?

Das Nein, das die Emotionen schützt

Keine Sorge, ich habe nicht vor, die eine oder die andere Therapieform zu kritisieren: Studien am Inserm-Institut in Paris (Februar 1984) konnten deren Wirksamkeit bei unterschiedlichen Störungen nachweisen. Ich habe vor allem durch meine Ausbildung als Medizinerin und Therapeutin und meine Verantwortung als Mutter begriffen, dass jede Art von Behandlung sich nach einer bestimmten Logik richten kann und sollte, nach einer Komplementarität, nach der Entwicklung der Störung und vor allem nach der Einzigartigkeit des Patienten und seiner Beziehung zu seiner Familie, seinem Selbst, seinen Vorstellungen von der Zukunft und seinen Werten. Es gibt zurzeit keinen durchdachten therapeutischen Prozess, der Ihnen eine hundertprozentige und lebenslängliche Heilung irgendeiner Störung garantieren könnte. Glauben Sie wirklich, das menschliche Gehirn werde je völlig problemfrei sein? Glauben Sie, dass Ihnen die Tatsache, gut Auto zu fahren, ein Leben lang garantiert, dass Sie keinen Unfall bauen werden? Angst gehört ebenso zu uns wie Liebe, Wut und Traurigkeit.

Würden Sie einen Teil Ihres Gehirns operativ ausschalten lassen, um sicherzugehen, dass Sie eines Tages nicht an einem sogenannten psychischen Problem leiden, an Emotionen, die zweifellos schmerzhaft sein können, aber nur allzu menschlich sind? Ich glaube gern, dass es einem Patienten leichter fällt, mit seiner Geschichte zu leben, wenn er deren Ursprünge kennt. Doch wenn der Schmerz zu intensiv ist, tut man dann nicht gut daran, ihn zu reduzieren, statt zu riskieren, dass der Patient sich in einen Raum flüchtet, den er für einen Schutz hält, aber wo er Gefahr läuft, sich nur in einer anderen Problematik zu verstricken, die ihm erträglicher erscheint? So waren Thibault und seine Mutter verfahren. Sie sanft zu den wirklichen Problemen zurückzubringen erlaubte ihnen, sie gemeinsam zu überwinden, durch eine freiwillige Kommunikation und in einem wiedergefundenen gegenseitigen Vertrauen.

Ohne eine gute therapeutische Allianz mit den Eltern …

Das Nein der Eltern

Im Laufe meiner Praxis habe ich meine Selbstherrlichkeit verloren und auch aufgehört darüber zu dozieren, dass man die krankmachenden Eltern bei der Behandlung außen vor lassen sollte. Auch wenn das, was die Kinder sagen, durch die ärztliche Schweigepflicht geschützt sein muss, bin ich inzwischen davon überzeugt, dass ihre Eltern die besten Mitspieler sind, was die Pflege, die Bedürfnisse und das Wohlbefinden ihrer Kinder angeht. Ohne eine gute therapeutische Allianz mit den Eltern kann das Kind nicht die Mittel für sein Wohlbefinden umsetzen. Es gerät in einen Loyalitätskonflikt zwischen Therapeut und Familie, und es ist normal, dass es

… kann das Kind nicht die Mittel für sein Wohlbefinden umsetzen.

vor allem die Kommunikation mit seinen Eltern wiederherstellen möchte.

Meine Art zu arbeiten hat sich also gewandelt. Zunächst versuche ich, eine Zusammenarbeit mit den Eltern herzustellen. Statt sofort danach zu forschen, was sie unterlassen haben und/oder was sie hätten tun sollen, helfe ich ihnen, ihre gegenwärtigen Kompetenzen wiederzufinden, jene, die ihnen den Mut gegeben haben, mich aufzusuchen und zum Wohl ihres Kindes um Hilfe zu bitten. Ganz gleich, ob sie erschöpft, wütend, besorgt oder miteinander uneins sind, schließlich sehen sie ein, dass es nicht immer einfach ist, »gute Eltern« zu sein. Aber gibt es »gute Kinder« (und perfekte Therapeuten)? Ich würde eher sagen, dass es »Familienbande« gibt, das heißt, ein sehr eigenes und einzigartiges Netz, dessen Fäden durch eine »gute Behandlung« des Kindes und eine »gute Behandlung« der Eltern geknüpft werden. Den Eltern zu helfen, ohne ihnen Schuldgefühle zu geben, heißt, sie als Träger des Projekts der kindlichen Autonomiewerdung anzuerkennen, das sich nicht leicht umsetzen lässt. Es heißt auch, dem Kind klarzumachen, dass seine Eltern gut zu behandeln gleichzeitig bedeutet, dass es sich selbst gut behandelt und sich besser entwickelt. Umgekehrt erleben Eltern, die ihr Kind wieder mit Liebe und Empathie behandeln, eine neue Freude am Elternsein.

Die lauten, provozierenden, angsterregenden, nervtötenden, verletzenden und ermüdenden Symptome einer psychopathologischen Störung führen jedes Mal zum Ausbruch familiärer Gewalt. Die Emotion ist so groß, dass die Worte einen bösen, gereizten, anklagenden und demütigenden Ton annehmen, was systematisch den Zusammenhalt angreift, der die Protagonisten verbindet, und sie ohnmächtig zurücklässt, fortgerissen von einer zerstörerischen verbalen und/oder physischen Gewalt. In einer solchen Phase kommen die Eltern in die Sprechstunde, weil sie sich der Erkenntnis der familiären Katastrophe nicht verschließen können oder von anderen Mitspielern, die sich um das Kind kümmern, dazu stark ermutigt werden. In ebensolchen Augenblicken wurden sie stets von Wissenschaftlern evaluiert, und diese zogen angesichts der Intensität und Ambivalenz ihrer Emotionen die Schlussfolgerung, dass die Eltern die Krankheitsursache sein müssten und man sie von ihrem Kind trennen müsse, damit sein Fall sich nicht noch verschlimmern würde.

Aber was wissen diese Forscher von den elterlichen Emotionen, bevor die Störung ausbrach und die Familie aus dem Gleichgewicht brachte? Ich behaupte: Wenn die Eltern nicht Angst gehabt hätten, von den Therapeuten und der Gesellschaft so hart beurteilt zu werden, wenn sie Zugang zu einer psycho-edukativen Beratung gehabt hätten (statt zu einer, die Schuldgefühle verstärkt), wären sie eher gekommen, um sich Hilfe zu holen und um eine familiäre Misshandlung zu vermeiden, die zu chronischem Leiden und schweren Pathologien im Erwachsenenalter führt (Bericht vom Inserm-Institut über Verhaltensstörungen 2005).

Das Nein in der Alltagspsychologie

Dank Thibault, seiner Mutter und zahlreichen Eltern von rebellierenden Kindern, die ich seitdem behandelt habe, habe ich entdeckt, dass es eine Alltagspsychologie gibt, jene, die jeder intuitiv anwendet, um mit den Konflikten, Ängsten und Nöten der Kinder umzugehen, die zwangsläufiger Bestandteil ihrer Entwicklung sind. Dieses »Sich-durchwurschteln« ist die häufigste der Therapien, und ich bin sicher, dass sie, wenn man sie evaluieren würde, die wirksamste wäre, denn es gibt keine besseren Therapeuten für die Kinder als ihre eigenen Eltern. Ich hatte tausendmal die Gelegenheit, sie gegenüber den Dummheiten meiner Tochter anzuwenden. Mir geht es wie Ihnen, es gelingt ihr immer, bei mir Emotionen auszulösen und mich in einen Konflikt hineinzuziehen, die ich nicht gewollt habe. Sie bekommen bestimmt auch zu hören: »Die Eltern der anderen sind viel netter als ihr« oder »Ich finde dich doof, Mama«. Ich muss mir regelmäßig anhören: »Mit deinen Patienten läuft es, aber mit mir nicht« oder »Das verstehe ich nicht! Um deine Patienten kümmerst du dich mehr als um mich …«

Ich möchte Ihnen die Technik weitergeben, die ich bei Thibault und seiner Mutter verwendet habe, aber auch bei meiner Tochter und bei Hunderten anderer Patienten. Zahlreiche Therapeuten benutzen sie inzwischen zur Beseitigung einer Symptomatik, die alle daran hindert, ihre Situation klar zu erkennen. Ihnen möchte ich an dieser Stelle danken, denn ich weiß, dass sie dieselben Fragen wie ich an unsere psychotherapeutische Ausbildung hatten und beschlossen haben, den Eltern und den Komplementärtechniken zu vertrauen, die bei einer gewissen Intelligentsia nicht immer gut angesehen sind. Das folgende Punktespiel ist inzwischen weithin bekannt und im Gebrauch. Ich stelle Ihnen hier die neueste Version vor. In den etwa zehn Jahren, seitdem die Eltern es anwenden, haben sie Veränderungen eingebracht, die sich im Alltag als sinnvoll und nützlich erwiesen haben.

Das Punktespiel oder wie man ein Nein in ein Ja verwandelt

Stellen Sie zusammen mit Ihrem Kind eine Wochentafel her, auf der Sie eine Reihe von Aufgaben eintragen, die erledigt werden müssen.

	Mo	Di	Mi	Do	Fr	Sa	So
Bett machen							
Sofort nach der Schule Schularbeiten machen							
Höchstens dreimal eine Bitte ignorieren							
Ranzen am Abend packen							
Zähne putzen							
Nicht länger als zehn Minuten telefonieren							
Verschiedenes							
Summe							

Gebrauchsanweisung

Wenn Ihr Kind noch nicht lesen kann, können Sie Bilder zeichnen oder aufkleben, die dem Verhalten entsprechen, dass Sie fördern wollen.

- Wenn Ihr Kind die Tagesaufgabe erledigt:
  - Setzen Sie in das entsprechende Feld einen Punkt (ein farbiges Etikett oder eine Spielmarke) und geben Sie einen positiven Kommentar ab.
  - Zeigen Sie Ihre Freude.
- Wenn es die Aufgabe nicht erledigt:
  Geben Sie keinen Kommentar ab und lassen Sie das Feld leer. (Um Schummeleien zu vermeiden, können Sie das Feld mit einer anderen Farbe belegen, aber unbedingt kommentarlos.)
- Werden Sie Punktejäger.

Sie können Punkte hinzufügen, wenn Ihr Kind etwas außer der Reihe tut, was Ihnen Freude macht, etwa eine gute Zensur nach Hause bringt, Ihnen spontan einen Gefallen erweist etc. Suchen Sie nach Situationen oder Verhaltensweisen, die Sie positiv bewerten können, und fügen Sie so viel Punkte auf dem Feld hinzu, wie Sie möchten.

Die Wochenbilanz

Je nach der erreichten Summe kann Ihr Kind seine Punkte gegen Alltagsfreuden eintauschen, die es sich wünscht und aus einem (vorher festgesetzten) Katalog auswählt. Zählen und bewerten Sie nur die erreichten Punkte. Wenn Sie die leeren Felder und damit das rebellische Verhalten bewerten, laufen Sie Gefahr, es zu verstärken, statt es zu unterbinden.

Zum Eintauschen der Punkte haben Sie vorher mit Ihrem Kind einen Katalog kleiner Belohnungen (positiven Verstärkern) aufgestellt.

Die drei Arten von Verstärkern

- *Essbare Verstärker:* Süßigkeiten, Geschenke etc.
- *Aktivitäten*: ins Kino, in den Vergnügungspark gehen, Fernsehen gucken, am Computer spielen etc.

Diese beiden Arten von Verstärkung wirken sich sofort auf die Motivation aus, eine Aufgabe zu erledigen, aber ihre Wirkung ist kurzfristig. Sie sind die berühmte Möhre vor der Nase.

- *Soziale Verstärker:* Anerkennung, Lächeln, Küsse etc. Letztere, das heißt die verschiedenen Formen der Befriedigung, die Sie zeigen, wenn Sie einen Punkt vergeben, sind die wichtigsten und langfristig die wirksamsten. Die materiellen Belohnungen haben eine sofortige Wirkung, aber wenn Sie Ihre Freude ausdrücken, hilft das, die Bemühungen zu verlängern und aufrechtzuerhalten. Sprechen Sie also unbedingt jedes Mal, wenn es geht, ein Lob für die geringsten Versuche der Verhaltensänderung bei Ihrem Kind aus.

Loben, aber nicht übertreiben

Im Rahmen der Lernpsychologie betone ich immer die Wichtigkeit positiver Verstärkungen. Ein Kind wählt eine Art der Reaktion und beobachtet die Folgen auf die Umgebung: Wenn sie positiv sind, wird es die Tendenz haben, sein Verhalten zu wiederholen. Eine große Anzahl an Studien haben belegt: Nicht das Erreichen eines Punktes oder einer Belohnung sind in der Erziehung am wirksamsten, sondern die positiven Kommentare, die das Kind erhält, wenn es die vorgesehenen Aufgaben erfüllt. Es ist unerlässlich, dass Sie diese sozialen Verstärker, die wir Lob nennen, so oft wie möglich und nicht nur im Rahmen des Punktespiels einsetzen. Sie haben zahlreiche Vorteile. Die Hauptvorteile sind die folgenden:

Ein Bedürfnis befriedigen, das die Kleinen und die Großen miteinander teilen

Jeder mag Lob. Indem Sie Ihre Befriedigung und Freude laut äußern, werten Sie Ihr Kind auf und stärken seine Kompetenzen. Oft denken Sie vielleicht, dass es weiß, dass Sie zufrieden sind, aber was die Kommunikation angeht, ist es wichtig, es ihm laut mitzuteilen.

Zeigen, dass Sie die Bemühungen und Fortschritte Ihres Kindes sehen

Sie ermutigen es auf diese Weise weiterzumachen (positive Konsequenz).

Freude machen und die Beziehungen verbessern

Je mehr Sie mit Ihrem Kind über das sprechen, was es gut macht, desto besser wird Ihre Beziehung. Bringen Sie deutlich und positiv zum Ausdruck, was Sie gut finden.

Es ist viel wirksamer, Ihrem Kind gegenüber Ihre Anerkennung dafür auszudrücken, dass es den Tisch gedeckt hat, als mit ihm zu streiten, weil es ihn nicht gedeckt hat.

Ihrem Kind helfen, Ihre Bitten und Gefühle besser zu verstehen

Je mehr Sie sagen, was Sie wollen, und je mehr Sie Ihre Gefühle ausdrücken, desto leichter fällt es Ihrem Gegenüber zu erkennen, mit wem er es zu tun hat, und Ihren Bedürfnissen entsprechend zu handeln.

Die Kommunikation ermutigen

Wir haben genügend betont, dass Rebellion vor allem eine Kommunikationsstörung ist. Das aufsässige Kind äußert sich, aber auf eine für seine Umgebung oft paradoxe und unverständliche Art, sodass die Menschen in seiner Umgebung sich abgelehnt fühlen oder in Konflikte geraten, die das Problem nicht lösen. Wenn Sie sich ausdrücken, zeigen Sie Ihrem Kind, dass der Gebrauch der Sprache wirksamer ist als die Rebellion, um den Austausch zwischen Menschen zu verbessern.

Weniger kritisieren müssen

Wenn Sie regelmäßig sagen, was Ihnen gefällt, geben Sie auf diese Weise stillschweigend zu verstehen, dass Ihnen das Gegenteil nicht gefällt. Ihre Kritik ist dann glaubwürdiger und wird eher akzeptiert.

Einige Ratschläge

– Geben Sie »Ich-Botschaften« und äußern Sie Gefühle.
Sagen Sie laut, was Sie empfinden. Sie zeigen auf diese Weise, was Ihnen gefällt, und äußern stillschweigend, was Ihnen nicht gefällt. Versuchen Sie auch, allzu neutrale Formulierungen zu ändern, und prüfen Sie die neue Wirkung Ihrer Sätze.
»Das ist gut« wird zu: »Ich bin zufrieden.«
»Du hast deine Hausaufgaben gut gemacht« wird zu: »Ich bin stolz auf deine Arbeit.«
»Dein Zimmer ist gut aufgeräumt« wird zu: »Es macht mir große Freude, dass du dein Zimmer aufräumst.«

– Seien Sie immer aufrichtig
Es geht nicht darum, Ihren Kindern zu schmeicheln, um sie zu manipulieren und damit zu bekommen, was Sie wollen. Sagen Sie daher nur Dinge, die Sie auch wirklich empfinden, in dem Augenblick, in dem Sie sie empfinden, und so, wie Sie sie empfinden. Auf diese Weise werden Sie glaubwürdig erscheinen und Ihre zwischenmenschlichen Beziehungen verbessern.

Die Stunde der Belohnung

Stellen Sie eine Liste mit allem auf, was Ihrem Kind im Alltag Freude macht. Ich betone: mit allem. Dann bepunkten Sie diese Freuden entsprechend Ihren Erziehungsprinzipien.

Die Liste der Vergnügungen im Alltag

Legen Sie die Anzahl der notwendigen Punkte fest, die Ihr Kind erreichen muss, damit es Spiele spielen, das Fernsehen, den Computer, die Playstation, das Nintendo, das Handy und andere Medien nutzen darf. Eine Minute = ein Punkt.

Sie dürfen den Tarif völlig frei festlegen, das heißt nach Ihrem Gutdünken und Ihren Erziehungsprinzipien. Ich bin beispielsweise der Meinung, dass eine Minute Fernsehen vor der Erledigung der Schulaufgaben sehr viel »teurer« ist als eine Minute danach.

Verwenden Sie dieselbe Methode bei allen Lieblingsaktivitäten Ihres Kindes. Jedes Mal, wenn es Sie um etwas bittet, lehnen Sie nicht ab, sondern fügen Sie die neue Bitte der Liste der Vergnügungen hinzu und geben Sie den Wert in Punkten an.

Achtung: Sie haben das Recht, eine Bitte abzulehnen, wenn Sie Ihren Erziehungsprinzipien zuwiderläuft, aber Sie müssen in diesem Fall erklären, warum. Sie können auch, wenn Sie einer Bitte keinesfalls nachkommen möchten, eine unerreichbare Punktzahl festsetzen.

Die Liste der Dinge, die das Kind im Alltag gern isst

Verwenden Sie dieselben Prinzipien wie für die Vergnügungen: den Brotaufstrich am Morgen, die Pommes frites (statt Gemüse), Bonbons, das Schokocroissant in der Bäckerei.

Sie können auch das Taschengeld mit aufnehmen, das von jetzt an ebenfalls gegen Punkte, Abonnements für Jugendzeitschriften etc. aufgerechnet wird.

Die Liste der Geschenke

Sie können auch durch Geschenke belohnen, aber diese müssen ziemlich teuer sein, und das Kind muss fleißig Punkte sammeln, um sie zu bekommen.

Katalog der Vergnügungen

0 bis 100	101 bis 300	Über 300
Eine Stunde Fernsehen	Fernsehen vor den Hausaufgaben	Neues Nintendo
Eine Stunde Computer spielen	Kleidung	
Spielen, statt den Tisch abzuräumen	Einfache Turnschuhe	Markenturnschuhe
Freund/in zum Mittagessen einladen	Freund/in zum Übernachten einladen	Zwei Freunde zum Übernachten einladen
Bonbon (10 Bonbons sind entsprechend teurer)	Ins Kino gehen	
Kekse oder Nutella am Nachmittag	Kuchen backen	
10 Minuten warten, um einer Aufforderung nachzukommen		
Telefonabo	Telefonabo	Telefonabo
Taschengeld		

Wenden Sie die Prinzipien des Punktespiels bei all Ihren Kindern an. Sie vermeiden so die Stigmatisierung des »Problemkinds« und regeln gleichzeitig die organisatorischen Konflikte um den Computer und das Fernsehen.

Im Laufe der Wochen

- Legen Sie die Vergnügungen für die nächste Woche fest, die gegen Punkte eingetauscht werden können. Diese Planung ist besonders wichtig für Kinder, denen es schwerfällt, ihre Bitten aufzuschieben.
- Handeln Sie jede Woche eine neue Liste mit dem Kind aus.
- Erhöhen Sie allmählich die Qualität und Quantität Ihrer Forderungen. Wenn Sie wollen, dass das Zimmer regelmäßig aufgeräumt wird, und Ihr rebellisches Kind noch nie aufgeräumt hat, beginnen Sie in der ersten Woche damit, es zu bitten, sein Bett zu machen. In der zweiten Woche bitten Sie es, sein Bett zu machen und seinen Schreibtisch aufzuräumen.

	Mo	Di	Mi	Do	Fr	Sa	So
Bett machen und Sachen aufräumen							
Sofort nach der Schule Schularbeiten erledigen							
Höchstens zweimal nacheinander eine Bitte ignorieren							
Ranzen und Sachen für den nächsten Tag vorbereiten							
Zähne putzen und Handtuch aufhängen							
Weniger als 10 Min. telefonieren plus Tisch decken							
Verschiedenes							
Summe							

Wenn Sie feststellen, dass Ihr Kind in einer Rubrik wenig Punkte hat, sollten Sie sich eine Reihe von Fragen stellen:

– Ist die Aufgabe verständlich?
  Vermeiden Sie zu vage Formulierungen wie »muss arbeiten«, »muss aufräumen«, »muss artig sein«. Sie sollten genau erläutern, was Sie von Ihrem Kind erwarten: Die in der Tabelle erwähnten Verhaltensweisen müssen alle überprüfbar und messbar sein (das Bett ist gemacht oder nicht gemacht, die Hausaufgaben beginnen sofort nach der Schule oder nicht, etc.). Indem Sie Ihrem Kind präzise klarmachen, was Sie von ihm verlangen, vermeiden Sie Meinungsverschiedenheiten, die daher rühren, dass Kinder und Erwachsene andere Einschätzungen der Begriffe haben.
– Ist die Aufgabe für das Kind geeignet?
  Sie müssen immer das Alter und das Entwicklungsniveau des Kindes bedenken, wenn Sie eine Aufgabe auswählen. Ihr Kind sitzt vielleicht nicht pünktlich um 17 Uhr an seinen Hausaufgaben, weil es noch nicht die Uhr lesen kann. Passen Sie Ihre Forderungen seinen Kompetenzen und dem an, was es gelernt hat.
– Ist die Aufgabe möglicherweise zu schwierig?
  Ihr Kind hat noch nie aufgeräumt, und Sie verlangen jetzt von ihm, jeden Tag sein Zimmer aufzuräumen. Gehen Sie anders vor, in Etappen: erst das Bett, dann das Bett und die Kleidung, dann das Bett, die Kleidung und das Spielzeug etc. Wenn Sie Ihre Bitten zehnmal wiederholen müssen, beginnen Sie mit »höchstens zehnmal etwas wiederholen«, dann senken Sie die Zahl der Wiederholungen langsam.
– Was hält mein Kind davon?
  Suchen Sie immer zusammen mit Ihrem Kind nach den Gründen für ein Scheitern. Dazu fragen Sie es, warum es so wenig Punkte in einer bestimmten Rubrik hat. Das ist ermutigender, und Sie zeigen ihm damit, dass Sie sich nur für seinen Erfolg interessieren.

Befragen Sie es nach den Strategien, die es angewandt hat, um die Aufgabe erfolgreich zu bewältigen. Versuchen Sie mit ihm herauszufinden, wie man sie wirksam verbessern kann. Wenn es Ihnen gelingt, zusammen eventuelle Probleme zu besprechen, haben Sie eines der Hauptziele erreicht, das Sie sich am Anfang gesteckt hatten: wieder mit Ihrem Kind zu kommunizieren und die zugrunde liegenden Schwierigkeiten zu verstehen, die seinem aufsässigen Verhalten zugrunde liegen.

Einige Regeln, damit das Spiel gut läuft

- Sportliche Aktivitäten und die wöchentliche Freizeit dürfen nicht Gegenstand der Verhandlungen sein. Ihr Kind braucht sie, um ein bisschen Luft zu schöpfen. Sie begünstigen die körperliche Entfaltung, die manchmal in der Schule zu kurz kommt, und verbessern die Sozialisation. Sie fördern neue Formen von Verhalten, öffnen den Geist und bieten eine Anwendung dessen, was in der Schule gelernt wurde. Schulkinder brauchen diese Zeiten des freien Ausdrucks, die oft ihre Lernfähigkeit verbessern. Nehmen Sie sie ihnen nicht weg.
- Lehnen Sie einen Eintausch von Punkten niemals mit der Begründung ab, dass Ihr Kind an dem Tag besonders unleidlich war. Die Punkte hat sich das Kind verdient, weil es seine Aufgaben erfüllt hat, die Sie mit ihm abgesprochen haben. Wenn Sie den Eintausch verweigern, weil Ihr Kind unleidlich ist, machen Sie seine vorherigen Versuche zunichte. Wenn Sie ein Verhalten an einem bestimmten Tag unerträglich finden, haben Sie jedoch die Möglichkeit, einen Punkteabzug für die Handlung zu geben, die Ihnen missfallen hat. Diese Punkte werden am Ende der Woche von der Gesamtsumme abgezogen.
- Lassen Sie Ihr Kind in den ersten zwei Wochen gewinnen! Schreiben Sie Verhaltensweisen in die Rubrik, die es schon beherrscht,

aber nicht regelmäßig zeigt. Auf diese Weise ermutigen Sie es und zeigen ihm, dass Ihre Tafel nicht der Strafe dient, sondern dazu, Konflikte zu vermeiden und sich Belohnungen zu verdienen. Diese zwei Wochen geben Ihnen vor allem die Möglichkeit, das Punktespiel gut anzuwenden und mit Ihrem Kind zu verhandeln.

- Lassen Sie auch die Geschwister mitspielen, wenn diese es möchten. Oft bitten die Geschwister eines rebellischen Kindes darum, mitspielen zu dürfen. Warum nicht? Wenn die Geschwister häufig miteinander streiten, schreiben Sie die Rubrik »Maximal x Streitigkeiten am Tag« auf jede Tafel. Sie werden feststellen, dass die Kinder Dinge unter sich ausmachen, um Konflikte zu vermeiden und Punkte zu ergattern.
- Schenken Sie erst etwas, wenn die notwendige Anzahl der Punkte erreicht ist. Sobald der Belohnungstarif ausgehandelt und akzeptiert ist, dürfen Sie nicht mehr nachgeben. Wenn einige Punkte fehlen, um den Wert einer Vergnügung zu erreichen, warten Sie, bis die verhandelte Anzahl der Punkte erreicht ist. Nur dann hat Ihre Tafel Wert. Wenn Ihr Kind weiß, dass es kriegen kann, was es will, indem es Sie weichklopft, wird es keine Anstrengung mehr unternehmen, Punkte zu sammeln.
- Drohen Sie nie mit der Vergabe negativer Punkte.

Passen Sie die Methode an

Das Punktespiel ist eine Methode, die von Fachleuten ausgearbeitet wurde. Doch wird es noch wirksamer sein, wenn Sie es individuell auf Ihr Kind, das Sie besser als alle anderen kennen, und auf Ihre Prinzipien abstimmen. Mischen Sie die Tipps der Fachleute mit dem, was Ihnen Ihre persönliche Intuition rät. So werden Sie die besten Resultate erzielen. Es geht darum, dass Sie Ihrem Kind erlauben, seine Persönlichkeit in einer für seine Umgebung verträglichen Art und Weise auszudrücken, die ihm gleichzeitig auch guttut.

Sollte seine Persönlichkeit Sie beunruhigen oder Ihnen »pathologisch« erscheinen, hilft Ihnen das Punktespiel, Ihre Befürchtungen zu präzisieren, wenn Sie zu einem Therapeuten gehen.

Zusammenfassung

Das Punktespiel soll dazu dienen, Konflikte und Strafen zu vermeiden, die den Eltern oft Gewissensbisse machen und das Kind nicht ändern. Es ist eine wirksame, einfache und konstruktive Methode, die kurzfristig und langfristig zahlreiche Vorteile bietet.

Prinzipien	Vorteile
Angepasste Reaktionen verstärken	Die gezeigten Bemühungen fördern und belohnen
Negative Folgen beseitigen	Konflikte und Strafen vermindern
Das problematische Verhalten beenden	Der Rebellion keinen Wert geben
Das Kind zur Autonomie erziehen	Dem Kind die Entscheidung für seinen Erfolg in die Hand geben
Ihm helfen, Strategien zu entwickeln, um das Ziel zu erreichen	Dem Kind die Freude am Erfolg vermitteln
Die Aufsässigkeit durch den Dialog ersetzen	Mit dem Kind kommunizieren
Die Zukunft gedanklich vorwegnehmen	Langfristiger Erhalt des Gelernten
Die Erziehungsprinzipien verständlich machen	Die für das Leben in der Gesellschaft notwendigen Werte mitgeben

Sie werden schon bald erstaunt sein, welche Fähigkeiten Ihr Kind an den Tag legt und welche Fortschritte es macht. Und Sie werden alle zusammen eine andere Form der Kommunikation entdecken, gegründet auf Verhandeln statt auf Konflikt!

Was tun im Notfall?

Dieses System ist das bei Weitem wirksamste, um aufsässiges Verhalten durch einen Dialog zu ersetzen, der es erlaubt, die Probleme mit einer für alle Beteiligten effizienten und wohltuenden Kommunikation zu lösen. Dennoch gibt es Augenblicke, in denen es beim besten Willen sehr schwer ist, Ruhe gegenüber den Provokationen eines aufsässigen Kindes zu bewahren. Wenn Ihre Toleranzschwelle überschritten ist oder die Dringlichkeit der Situation es erfordert, müssen Sie handeln, das heißt strafen. In der Lerntheorie werden Strafen »negative Folgen« genannt. Es gibt drei Arten:

- Die ersten erlauben das sofortige und auch zukünftige Verschwinden des Verhaltens.
- Die zweiten sind eine Reaktion auf die Dringlichkeit, beseitigen das Problem aber nicht langfristig.
- Die dritten setzen die Grenzen, die nicht überschritten werden dürfen.

Erste Lösung: die Vorteile wegnehmen

Man unterscheidet zwei Arten von Vorgehen, je nachdem, ob der Entzug der Vorteile vorübergehend oder permanent ist. Im ersten Fall hindern Sie Ihr Kind daran, während eines bestimmten Zeitraums Vorteile (positive Verstärker) zu erlangen: Das nennt man Arrest (oder *Time out*). Im zweiten Fall nehmen Sie die Vorteile, die sich Ihr Kind vorher erworben hat, definitiv weg.

Der Arrest

Wenn Sie merken, dass Sie vor Wut kochen und gleich aus der Haut fahren werden, schlagen wir Ihnen vor, das Kind aus Ihrem Aktions- und Hörradius zu entfernen. Der Arrest besteht darin, das rebellische Kind an einen Ort innerhalb der Wohnung zu schicken, der sehr langweilig ist (Flur oder Bad). Der Ort darf keine Angst machen, also bitte nicht den Keller oder den dunklen Wandschrank wählen! Sie können Ihr Kind auch einfach vor die Tür des Raumes setzen, in dem Sie sich aufhalten, oder sich selbst in einem angenehmen Zimmer einschließen, zu dem Sie ihm den Zutritt verweigern.

Achtung: Der Arrest muss ohne Geschrei und lange Erklärungen vor sich gehen. Sie haben Ihr Kind jedoch vorher gewarnt, wie Sie reagieren werden, wenn es sein Verhalten fortsetzt.

Die Dauer des Arrests ist variabel, von einer bis zu fünf Minuten, selten mehr als 15. Vorzugsweise sollte man die Zeit vorher festlegen. Je jünger das Kind ist, desto kürzer muss sie sein.

Wenn das Kind sein Verhalten während des Arrests fortsetzt, lassen Sie die Zeit erst anlaufen, wenn es seine Aufsässigkeit aufgibt. Der vorübergehende Arrest des Kindes führt einen Umgebungswechsel herbei (negative Folge). Ebenso wie das Verfahren des Beendigens (neutrale Folge) zielt er auf ein definitives Verschwinden des Verhaltens ab.

Welche Haltung sollte man haben, welche Vorkehrungen treffen?

– *Machen Sie sich keine Sorgen, wenn Ihr Kind sich nicht sofort beruhigt.*
  Das ist normal. Es kann sogar sein, dass es die Intensität seines Verhaltens noch steigert, weil es Sie zu einer Reaktion bewegen will. Seien Sie nicht erstaunt über seine verbalen Ausbrüche und die Beschimpfungen, die es Ihnen verpasst. Wenn es zu anstren-

gend wird, machen Sie das Radio oder den Walkman an oder ergreifen Sie die Gelegenheit, um mit Ihrem besten Freund oder Ihrer besten Freundin zu telefonieren.

- *Lassen Sie keine wertvollen Gegenstände herumliegen.*
  Denken Sie daran, Ihre wunderbare chinesische Vase oder das Kristall Ihrer Großmutter wegzuräumen: Sie könnten der Wut des Kindes zum Opfer fallen. Generell gilt: Je mehr Sie einen Gegenstand lieben, desto mehr läuft er Gefahr, Schaden zu nehmen (natürlich nur um Sie zum Nachgeben zu bringen).
- *Beseitigen Sie Faktoren, die dazu führen, dass Sie aus Angst »umfallen« könnten.*
  Schließen Sie Türen und Fenster, kümmern Sie sich nicht darum, was die Nachbarn wohl denken, verstecken Sie gefährliche Gegenstände. Nach dem, was wir gerade gesagt haben, ist der Flur ein idealer Bereich für den Arrest: Es gibt wenig Möbel, wenig gefährliche Gegenstände und kaum Fenster.
- *Geben Sie nicht den Schuldgefühlen nach.*
  Einige Kinder halten ihr Verhalten bis zu einer oder zwei Stunden durch, nachdem sie in den Arrest geschickt wurden. In dieser Zeit wird Ihre eigene Wut nachlassen und möglicherweise Schuldgefühlen Platz machen. Sie werden dann den Wunsch verspüren, alles zu beenden und Ihren kleinen Engel zu trösten. Aber diese Reaktion hätte einen sofortigen Verstärkungseffekt, und wenn Sie nächstes Mal vor demselben Problem stehen, wird es noch länger dauern, bis Ihr Kind sich beruhigt.

  Machen Sie sich klar: Kinder wissen sehr gut, dass Mütter leichter umfallen als Väter. Daher ist ihre Reaktion stärker, wenn sie sich an ihre Mutter wenden. Wir raten Ihnen also, liebe Mütter, den Arrest nicht allein zu praktizieren. Die Anwesenheit des Vaters wird Ihnen den Rücken stärken, und das Kind wird sich leichter beruhigen.
- *Vergessen Sie nicht, nach der Arrestphase das Kind die Aufgabe erledigen zu lassen.*

Nachdem Sie die vorgesehene Zeit abgewartet haben, bitten Sie Ihr Kind, die Aufgabe zu erledigen, die zu seinem aufsässigen Verhalten geführt hat.

– *Malen Sie sich nicht das Schlimmste aus.*

  Die meisten Eltern haben zunächst starke Vorbehalte. Sie fürchten, dass ihr Kind im Arrest die Türen eintritt, heult oder sich in Gefahr begibt. Tatsächlich merken sie sehr schnell, dass die Wutausbrüche selten das von ihnen befürchtete Niveau erreichen. Wenn Ihr Kind einmal festgestellt hat, dass Sie nicht nachgeben, wird es einen anderen Kommunikationsstil finden müssen, um Ihre Aufmerksamkeit zu bekommen. Sie werden also sehen, dass die Zeiten des Arrests rasch kürzer werden.

– *Schicken Sie Ihr Kind niemals auf sein Zimmer.*

  Entweder ist es gern dort, und statt einen Verstärkungsfaktor auszuschalten, geben Sie ihm die Möglichkeit, sich einer Aufgabe zu entziehen, um sich mit seinem Spielzeug zu beschäftigen. Oder sein Zimmer wird zu einem Ort der Strafe, wo es sich von nun an weigert zu spielen, seine Hausaufgaben zu machen und insbesondere einzuschlafen (der Ort ist zu angstbesetzt geworden).

Eine Buße verhängen?

Nach einem unerwünschten Verhalten, das man beseitigen möchte, muss das Kind bereits vorher gewonnene Verstärker zurückgeben, und zwar nach einem vorher festgelegten Tarif, der beiden Parteien bekannt ist. Im Falle einer unerträglichen Aufsässigkeit gehen Sie noch weiter: Sie ziehen direkt Punkte von der Tafel ab. Das Kind versteht auf diese Weise, dass sein Verhalten einen Preis hat, den es mithilfe seiner Punkte »zahlen« muss. Auch wenn es dem Kind den Preis seiner Handlung sehr deutlich macht, ist dieses Verfahren ein wenig umstrittener und riskanter als die anderen. Wenn es zu regelmäßig angewandt wird, könnte Ihr Kind aufhören, sich Mühe zu geben, weil ja der Gewinn durch die Kosten einer Entgleisung aufgehoben werden kann.

Zweite Lösung: die traditionellen Bestrafungen

Hier geht es darum, sofort nach dem unangebrachten Verhalten einen *Strafreiz* zu setzen. Solche Reize werden »primäre Reize« genannt, wenn sie mit Aggressivität arbeiten (Hintern versohlen, Ohrfeige geben etc.) und »soziale Reize«, wenn sie sprachlich ausgedrückt werden (Tadel, Predigt, Kritik etc.). Es gibt sie laufend im Leben. Das Kleinkind erlebt sehr schnell, dass es gehauen wird, wenn es seinem Kameraden ein Spielzeug wegnimmt, und sich die Finger einklemmt, wenn es sie in den Türspalt steckt. Eltern benutzen diese Strafen seit grauer Vorzeit. Sie haben den Vorteil, einer unerträglichen Situation sehr schnell Einhalt zu gebieten, aber sie haben keinen nachhaltigen Lerneffekt.

Mit Fingerspitzengefühl benutzen

Die Bestrafung tut demjenigen gut, der sie austeilt, und macht einer dringlichen Situation schnell ein Ende. Doch sollte sie nur Situationen extremer Spannung oder dem Fall einer unmittelbaren Gefahr für das Kind vorbehalten bleiben.

Sie muss sehr sparsam verwendet werden, wenn man will, dass sie auch für die Zukunft wirksam bleibt.

Die Kehrseite der traditionellen Bestrafung besteht darin, dass sie keine langfristige Verhaltensänderung beim Kind bewirkt. Alle Eltern wissen es: Auch wenn man ein Kind straft oder tadelt, wird es seine Dummheiten ein paar Stunden oder Tage später dennoch wiederholen. Missbrauchen Sie diese Methode niemals. In ihr steckt ein hohes Gewöhnungsrisiko.

Dritte Lösung: Drohungen

Die Drohung zielt darauf ab, die Wiederkehr des unerwünschten Verhaltens zu verhindern, indem man das Kind vor den Folgen seiner Taten warnt. So kennt es Ihre Erwartungen und Ihre Reaktion im Fall einer Zuwiderhandlung. Die Drohung legt die Grenzen fest, die es nicht überschreiten darf. Sie dient also der Prävention. Der Gebrauch von Drohungen ist nur wirksam, wenn Sie die Bedingungen Ihres Vertrags respektieren.

Sie können davon ausgehen, dass Ihre Kinder ausprobieren werden, ob Sie bereit sind, Ihre Drohung wahrzumachen. Sie werden Ihre Glaubwürdigkeit testen, und Sie werden nicht umhinkommen, das Druckmittel wirklich einzusetzen, auch wenn Sie keine Lust dazu haben. Nur um diesen Preis werden Ihre Kinder Ihre Erziehungsmaßnahmen respektieren.

Drohen Sie nie etwas an, was Sie nicht tun werden.

Drohen Sie daher nie etwas an, was Sie nicht tun werden oder was sich nicht umsetzen lässt.

Abschluss

Ich hoffe, dass ich Sie auf diesen letzten Seiten davon überzeugen konnte, dass ich es ernst meine, wenn ich schreibe, dass ich stolz – und in Übereinstimmung mit mir selbst – bin, einen Beitrag in diesem kollektiven Buch über die »Geheimnisse der Therapeuten« schreiben zu dürfen. Seit über zehn Jahren folge ich den hier beschriebenen Methoden, und die Eltern, die meine Bücher lesen, finden darin Mittel, mit deren Hilfe sie die so wertvolle Zusammenarbeit herstellen können, um meine Arbeit zu unterstützen, die ich bei ihren leidenden Kindern leisten muss. Es ist Ihre Aufgabe, liebe Eltern, das Eskalieren der Symptome zu stoppen, die den Familienzusammenhalt zerstören. Es ist meine Aufgabe, direkter, vertraulicher und aktiver an den Ursprüngen der Störung des Kindes zu arbeiten. Das Kind ist dann nicht einem Loyalitätskonflikt ausgesetzt, sondern umgeben von Erwachsenen, die ihr Wissen und ihre Kenntnisse kombinieren, damit es den Weg seines Wohlbefindens findet.

Weiterführende Informationen finden Sie auf der Seite 464.

16

Gérard Macqueron

Zuhören lernen, bevor man handelt

Im Laufe meiner täglichen Arbeit mit Patienten als Psychiater und Psychotherapeut ist mir eine bestimmte Art und Weise der Beziehung bewusst geworden, die mich zu einer neuen Auffassung des Verhältnisses zu anderen in meinem persönlichen Leben geführt hat. Darum soll es im Folgenden gehen.

Was heißt zuhören?

Im Rahmen meines Medizinstudiums lernte ich, präzise Diagnosen zu stellen, um Patienten zu behandeln, wenn nicht sogar zu heilen, indem ich sie von der Krankheit, an der sie litten, befreite. Das hatte zur Folge, dass mir meine Funktion bei Patienten, die im Sterben lagen, oder Menschen, die eine schwere, irreversible Behinderung hatten, sinnlos erschien. Es gab buchstäblich »nichts zu tun«, da der Verlauf eindeutig und unumkehrbar war. Bei dieser Gelegenheit begriff ich, dass meine Gegenwart trotzdem wichtig war, auch wenn ich »nichts« tun konnte, um die verhängnisvolle Entwicklung aufzuhalten. Dieses »Nichts« war in Wirklichkeit eine Begleitung und Unterstützung, die im Wesentlichen in mitfühlendem und tröstendem Zuhören bestand.

Wenn das Bessere zum Feind des Guten wird

In meiner Praxis als Psychotherapeut stellte ich später fest, dass das medizinische Vorgehen, das eigentlich dem Wohle des Patienten dient und darauf abzielt, die Symptome um jeden Preis zu beseitigen, manchmal ineffizient, unnötig, wenn nicht sogar kontraproduktiv für das allgemeine Wohlergehen des Patienten war. Die Versuchung, rasch zu handeln, um dem Patienten zu helfen, indem ich Psychopharmaka verschrieb, passende Ratschläge gab, die ihn aus der Klemme befreien sollten, oder eine beruhigende, aber übereilte Interpretation vornahm – um mich selbst zu beruhigen? –, brachte sehr oft keine überzeugenden Ergebnisse, oder diese waren nur von kurzer Dauer. Im Extremfall tauchten manchmal andere, komplexere Probleme auf.

Überdies entwickelten bestimmte Patienten eine Abhängigkeit von den Medikamenten oder von mir als Therapeuten. Sie erwarteten, dass ich ihr Problem regelte, blieben aber selbst passiv und suchten nicht nach Mitteln für eine Lösung. Obwohl sie Hilfe bekamen, konnten sie keinen Nutzen aus der Behandlung ziehen und entwickelten sich kaum weiter. Zunehmend erkannte ich, dass ich, indem ich diesen Menschen ihr Unglück nahm, ihnen zwar Erleichterung verschaffte, aber im Gegenzug nahm ich ihnen auch die Verantwortung, denn sie lernten keine neuen Strategien, um sich innerlich zu verändern und weiterzukommen. Statt ihnen aufmerksam zuzuhören, statt ihre Gedanken umzuformulieren und ihnen die Folgen ihrer Handlungen bewusst zu machen, damit sie über sich selbst nachdachten, sich entdeckten, sich kennenlernten und ihre eigene Identität fanden, war ich darauf konzentriert, was ich ihnen vorschlagen konnte, um ihnen ihr Unglück abzunehmen. Letztlich war es so, als würde ich an ihrer Stelle denken und handeln.

Wie kann man bei einem anderen mit Fingerspitzengefühl und Umsicht intervenieren?

Mir dessen bewusst zu werden hat auch meine Auffassung der Beziehung zu anderen generell beeinflusst: Ich habe verstanden und akzeptiert, dass systematisches Handeln, um das Leid eines anderen zu mindern, keine so günstige Einstellung ist, wie man meinen könnte. Selbstverständlich heißt das nicht, dass man jemanden der Verzweiflung oder dem emotionalen und psychischen Leid überlassen sollte, ohne zu reagieren. Es geht darum, das rechte Maß zu finden: die achtsame Einstellung, die erlaubt, mit Fingerspitzengefühl zu intervenieren, ohne für den anderen zu handeln, aber ihn auch nicht durch Schweigen und Distanz in der Verzweiflung versinken zu lassen.

Dafür ist Zuhören ein unumgänglicher Schritt – ein aufmerksames Zuhören, das dem Patienten gestattet, ohne Scheu zu reden, sich beim Sprechen zuzuhören, sich bewusst zu machen, was er äußert, und es in sich aufzunehmen. Das ist sehr wohl möglich, aber nur ohne Eile, indem man sich Zeit nimmt, dem Patienten zuzuhören, bevor man aktiv wird, um ihn zu leiten, während er seinen Weg sucht, und ihn begleitet, damit er sich verwirklicht.

Um eine Lösung für ein Problem zu finden, ist es manchmal viel nützlicher, sich die Zeit zu nehmen zuzuhören, als zu handeln. Wenn wir den anderen vor jedem inneren Unglück schützen, wenn wir ihm jedes Leid abnehmen wollen, ersticken wir manchmal seine verborgenen und verkannten Wünsche. Wenn wir an seiner Stelle handeln, weigern wir uns, seine Emotionen zu teilen und ihn als vollwertig zu betrachten. So entstehen zahlreiche Beziehungsprobleme aus diesem Wunsch, dem anderen unnötiges Leiden abzunehmen und zu ersparen. Ich möchte hier erläutern, wie dieses im Alltag häufig anzutreffende Verhalten zu solchen Beziehungsproblemen führt, auch wenn es ursprünglich von dem Willen motiviert ist, die Beziehung zu einem anderen zu verbessern.

Es ist manchmal viel nützlicher, sich die Zeit zu nehmen zuzuhören, als zu handeln.

Sind unsere gewohnten Einstellungen so hilfreich, wie wir glauben?

Schweigen, wenn das Reden Befreiung bringen könnte

Regelmäßig erlebe ich in der Therapie Patienten, die es nicht wagen, die Unzufriedenheit, die sie in ihrer Beziehung erleben, zu äußern, aus Angst, ihren Ehepartner zu verletzen. Andere verschweigen ihren Kindern die Misshandlungen, die ihnen in ihrer eigenen Kindheit widerfahren sind, um sie nicht zu beunruhigen. Wieder andere decken die Fehler eines Angehörigen, um die Familie zu schützen, und dergleichen mehr. Dieses Verhalten hat immer ein und dasselbe Ziel: etwas tun, um eine bereits kritische Situation nicht zu verschlimmern. Doch lügen, um eine Auseinandersetzung zu vermeiden, schlimme persönliche Erinnerungen verschweigen oder eine bittere Wahrheit verbergen, all das führt zu einem Glaubwürdigkeitsverlust, begünstigt Familiengeheimnisse und die Entwicklung von Tabuthemen und verhindert schließlich, dass man frei miteinander spricht. Und wenn die Gedanken nicht mehr frei ausgesprochen werden, schweigt jeder und zieht sich in sich selbst zurück. Man wird zu Fremden, die zusammenleben.

Alles sagen wollen, damit nichts verborgen bleibt

Umgekehrt nehmen manche Menschen, die in ihrer Kindheit unter belastenden Familiengeheimnissen, wenig fürsorglichen oder verlässlichen Eltern sowie mangelnder Zuneigung und Rücksichtnahme gelitten haben, manchmal das entgegengesetzte Verhalten ein, indem sie sich ihren Angehörigen, insbesondere ihren Kindern, vorbehaltlos anvertrauen. Sie möchten auf diese Weise total offene Beziehungen herstellen, damit jeder alles weiß und nichts im Verborgenen bleibt. Aber damit missachten sie die psychischen Grenzen und die Intimsphäre ihres Gegenübers; sie kümmern sich nicht darum, was der andere verkraften kann, noch um die eventuelle emotionale Wirkung ihrer Enthüllungen. Das Kind ist kein Mülleimer, bei dem wir unsere Emotionen und unser Leiden abladen oder unsere privatesten Fantasien loswerden können. Das Kind ist nicht dazu da, um unsere Ängste zu tragen, unsere Intimsphäre zu kennen, Entscheidungen zu treffen, die unsere sind, oder an unserer Stelle zu leben, als ob es sich mit uns verwechseln würde. Zu lernen, nicht zu viel zu sagen, heißt die Existenz einer Bindung anzuerkennen, die uns gleichzeitig vereint und voneinander unterscheidet. Es heißt, die Grenzen des anderen und seine Privatsphäre zu respektieren und ihm unsere Aufmerksamkeit zu schenken, ihn als eigenständiges Wesen und als verschieden von uns zu betrachten.

Nicht alles zu sagen wahrt gewissermaßen die Privatsphäre jedes Beteiligten.

Nicht alles zu sagen erlaubt, die Kommunikation zu steuern, und wahrt gewissermaßen die Privatsphäre jedes Beteiligten. Diese Haltung unterscheidet sich von der »Verschlossenheit«, bei der man verschweigt, was gesagt werden müsste, um eine Situation zu klären und damit dem anderen zu ermöglichen, sie anders zu begreifen und besser zu verstehen.

Konflikte vermeiden, um eine harmonische Beziehung zu wahren

Die Angst vor dem Konflikt und seinen eingebildeten und befürchteten Folgen führt manchmal dazu, dass Menschen Gefühle unterdrücken und sich zusammenreißen. Da sie »kein Theater machen« wollen oder Angst haben, mit den eigenen Emotionen oder der Reaktion des Gegenübers nicht umgehen zu können, tragen sie Groll, Bitterkeit, Neid und Wut mit sich herum. Diese passive und resignative Haltung führt regelmäßig zu einer Schieflage in der Beziehung, in der einer das Opfer und der andere der Täter ist. Aber die Resignation schadet der inneren Entfaltung, erstickt die Kreativität und erlaubt nicht, eine ausgewogene Beziehung aufzubauen. Konflikte aus Angst vor einem Bruch zu vermeiden heißt, nicht anzuerkennen, dass der andere anders denken, handeln, fühlen, mit anderen Worten anders leben kann und dass die Beziehung dennoch immer möglich ist.

Der Konflikt zeigt nicht das Ende einer Beziehung an, selbst wenn er zunächst das affektive Gleichgewicht destabilisieren oder in Gefahr bringen kann und kontraproduktiv erscheinen mag. Konflikte sind eine Möglichkeit, die man in Beziehungen akzeptieren muss; diese sind von Natur aus dynamisch. Jeder hat seine eigenen Wünsche, behauptet seine Bedürfnisse, trifft seine eigenen Entscheidungen und nimmt seinen Platz ein.

Indem man Konflikte systematisch vermeidet, hört man im Übrigen auf, Grenzen und Regeln zu fordern. Man widersetzt sich nicht mehr den vielen Wünschen des anderen, der in der Illusion lebt, dass er alles bekommen kann, dass er allmächtig ist. Für das Individuum ist Autorität ein Schutz, sind Grenzen eine Struktur. Es lernt auf diese Weise, sich mit einer Realität, die nicht nach seinen Wünschen funktioniert, zu konfrontieren.

Jedes Unglück bei denen ausschalten, die man liebt

Wir leben in einer Gesellschaft, die keine Form von menschlichem Leiden, worin auch immer es besteht, ertragen kann, ganz so, als müssten wir in einem Zustand des permanenten Wohlbefindens leben. Wenn ein Angehöriger leidet, suchen wir natürlich nach einem Mittel, das den Schmerz dämpft, das ihm schnell Linderung bringt. Wir denken dann sofort an ein Medikament, das auf den Organismus wirkt, oder an eine Handlung, die das Problem löst. Aber die depressive Regung, die einen Trauernden begleitet, ist notwendig, damit er den Verlust verinnerlicht und verarbeitet. Ihm dies durch eine Behandlung ersparen zu wollen ist nicht wünschenswert. Wie könnten wir unsere Bindung und die Bedeutung des Verstorbenen würdigen, wenn wir keine Trauer bei seinem Tod empfinden? Wenn uns überdies der Gedanke beschäftigt, den Leidenden möglichst schnell vom Schmerz zu befreien, laufen wir Gefahr, uns nicht die notwendige Zeit zu nehmen, um ihm zuzuhören.

Das Leid des anderen würdigen

Es ist nicht immer hilfreich, aktiv zu werden, um das Negative aufzuheben, insbesondere wenn der Betroffene selbst dieses Bedürfnis nicht äußert. Sehr oft will er nur das, was er erlebt hat, zum Ausdruck bringen, sein Leid in Worte fassen; er will einfach nur gehört und beachtet werden und seine Emotionen mitteilen. Manchmal möchte er ein paar Ratschläge, möchte getröstet und ermutigt werden, aber ohne dass ihm ein Dritter durch sein Eingreifen seine Emotionen nimmt.

Das Wichtige ist nicht immer, rasch zu handeln, um sofort zu helfen, sondern das Leid des anderen zu würdigen, ihn als einzigartig zu betrachten, sich klarzumachen, durch was er hindurchgeht, ihm mit Empathie zuzuhören und herauszufinden, was er wirklich will. Man muss seine Schwäche, sein Tempo, seine Veränderungsmöglichkeiten, seinen Willen respektieren, selbst wenn dieser sich manchmal unseren wohlwollenden Wünschen widersetzt. Man kann ihm seine Grenzen, die Folgen seiner Handlungen, die Kluft zwischen dem, was er sich wünscht, und dem, wozu er im Augenblick in der Lage ist, vor Augen führen, aber man sollte ihm die Verantwortung überlassen, denn er allein bestimmt über sein Leben, er allein weiß wirklich, was er innerlich erlebt und was für ihn richtig ist. Mitfühlendes Zuhören heißt auch, dass wir uns erlauben zu sagen, was wir empfinden, und die emotionale Wirkung der Situation auf uns zum Ausdruck zu bringen. So kann eine tatsächliche Begegnung stattfinden.

Mitfühlendes Zuhören heißt auch, dass wir uns erlauben zu sagen, was wir empfinden.

Die Wünsche des anderen realisieren und antizipieren, damit es ihm an nichts fehlt

Sehr oft sind der Mangel, der durch einen noch nicht realisierten Wunsch entsteht, und das innere Unglück, das damit einhergeht, beunruhigend, ein wenig so, als wäre es nicht vorstellbar und ungerecht, nicht das zu bekommen, was man sich wünscht. Also bemühen wir uns, alles in unserer Macht Stehende zu tun, um den Menschen, die wir lieben, das zu geben, was ihnen fehlt, und ihnen eine Freude zu machen. Es ist, als ob die uns nahestehenden Menschen nicht die Frustration kennenlernen dürften, die sich einstellt, wenn man das, was man sich wünscht, nicht erreicht. Einige Menschen antizipieren, erraten und sehen daher voraus, was zu tun ist, damit ihre Angehörigen wunschlos glücklich sind und es ihnen an nichts fehlt. Doch niemand kann unsere Gedanken lesen und unsere Wünsche erraten.

Wenn beispielsweise Eltern ihren Kindern die Wünsche von den Lippen ablesen, entwickeln Letztere keine eigenständige Persönlichkeit gegenüber ihren Eltern und werden total abhängig von ihnen. Es besteht die Gefahr, dass das von Geschenken überhäufte Kind keine eigenen Wünsche mehr hat oder in der passiven Erwartung verharrt, dass seine Eltern für es entscheiden und erraten, was es will. Neben dem Verlust der kreativen Anstrengung, die durch einen Mangelzustand ausgelöst wird und durch die das Kind sich verwirklichen könnte, lässt die prinzipielle Erfüllung der Wünsche in einer Beziehung die Illusion eines vollkommenen gegenseitigen Verständnisses entstehen, die am Ende das echte Gespräch einschränkt. »Warum sollten wir miteinander reden, wenn du schon alles von mir weißt?«, könnte man die Situation zusammenfassen. Die Wünsche eines anderen vorwegzunehmen läuft darauf hinaus, ihm nicht zuzuhören und seiner psychischen Realität nicht Rechnung zu tragen. Erraten, was jemand will, für ihn zu glauben und zu denken heißt, ihn zu negieren, während man ihm helfen will.

Die Wünsche eines anderen vorwegzunehmen läuft darauf hinaus, ihm nicht zuzuhören.

Zahlreiche Äußerungen von Wünschen sind in Wirklichkeit nichts als Wünsche, die nur als solche anerkannt werden wollen, ohne unbedingt erfüllt zu werden. Jeder Wunsch hat ein Recht auf Ausdruck, unabhängig davon, ob er erfüllt wird. Und es scheint mir wichtig, einen Wunsch hören zu können, ohne sich gleich verpflichtet zu fühlen, ihm zu entsprechen.

Wenn jeder Traum in Erfüllung ginge, welches Vergnügen hätten wir noch daran, uns unseren Träumereien hinzugeben?

Aus Liebe alles akzeptieren

Unter dem Vorwand zu lieben akzeptieren viele das Unerträgliche. Es besteht jedoch ein Unterschied zwischen der Natur unserer Gefühle und der Qualität der Bindung, die uns an das geliebte Wesen bindet. Im Namen der Gefühle dulden wir manchmal inakzeptable Beziehungen, als würde der Umstand, jemanden zu lieben, ihm sämtliche Rechte geben. Zwischen dem, was man für jemanden empfindet, und der Qualität der Bindung zu unterscheiden erlaubt uns, nicht alles zu akzeptieren.

Sich im Namen der Großzügigkeit selbst vergessen

Ein anderes häufiges Verhalten besteht darin, hartnäckig auf alle persönlichen Interessen zu verzichten, aus Angst, egoistisch zu sein. Manche Menschen vergessen sich selbst, lassen ihre Wünsche links liegen und vernachlässigen ihre Bedürfnisse, um sich mit Leib und Seele ihren Angehörigen zu widmen, die sie über alles lieben. Um jede Form des Egoismus zu vermeiden, opfern sie sich und geben sich damit zufrieden, dass die anderen glücklich sind und sich um sie herum entfalten, während sie sich insgeheim freuen, aktiv zu diesem Glück beigetragen zu haben. Dieser Altruismus ist wunderbar, aber leider verbirgt sich hinter ihm manchmal die Unfähigkeit, sich selbst zu verwirklichen, ein Mangel an Selbstvertrauen, die Schwierigkeit, sich durchzusetzen und seine Rechte zu verteidigen oder seine eigenen Bedürfnisse zu definieren.

Selbst wenn diesem Verhalten gute Absichten zugrunde liegen, hat es schwerwiegende Konsequenzen für die eigene Person und die Umgebung. Schuldgefühle und Abhängigkeit sind die beiden hauptsächlichen. Jemand, der sich komplett zurücknimmt, damit seine Angehörigen sich entfalten können, übt in Wirklichkeit Macht über sie aus und bringt die Beziehung aus dem Gleichgewicht. Er selbst geht oft durch Augenblicke tiefen Leidens hindurch, denn er existiert nur durch die anderen, und sein Leben entgleitet ihm nach und nach. Manche Frauen erhalten auf diese Weise eine katastrophale Ehe aufrecht, um ihren Kindern eine Scheidung zu »ersparen«. Sobald die Kinder ein eigenes Leben führen können und das Elternhaus verlassen wollen, neigen sie dazu, die Bemühungen ihrer Mutter herunterzuspielen oder ganz zu verleugnen, damit sie sich nicht schuldig fühlen müssen, dass sie sie verlassen, nachdem sie sich für die Kinder aufgeopfert hat. Die plötzliche Einsicht, dass all die vergangenen Jahre eine solche Entwicklung nicht haben verhindern können, wird dann als besonders inakzeptabel und schmerzhaft erlebt.

Einige Ratschläge, um befriedigende Beziehungen herzustellen und aufrechtzuerhalten

Die Probleme angehen, wenn sie auftauchen

Gehen Sie Probleme an, ohne darauf zu warten, dass sie von selbst verschwinden. Konflikte stärken eine Beziehung, denn jeder Beteiligte akzeptiert den anderen in seiner Einzigartigkeit, und jeder übernimmt Verantwortung für die Folgen seiner Handlungen. Eine Beziehung, in der Probleme offen ausgedrückt werden können, ist eine dynamische Beziehung, in der sich jeder wiederfindet.

Klare Forderungen äußern

Fordern heißt, die eigenen Grenzen anzuerkennen und dem, an den wir uns wenden, unser Vertrauen zu schenken. Wir müssen lernen, unsere Forderung zu äußern und nicht darauf zu warten, dass der andere errät, was wir wollen. Wir müssen auch akzeptieren können, dass er nein sagen könnte, ohne dies für einen Beweis von Ablehnung oder mangelnder Liebe zu halten.

Die eigenen Grenzen anerkennen

Manchmal sollte man akzeptieren, dass man etwas nicht kann, statt sich auf einen Weg einzulassen, der von vornherein in einer Sackgasse mündet. Es liegt wahre Größe darin, seine Grenzen zu akzeptieren. Und das geht einher damit, dass wir einen anderen weder für unsere Schwierigkeiten verantwortlich machen noch ihm die Last unserer eigenen Fehler aufbürden.

Das mitfühlende Zuhören üben

Sich selbst zu vergessen, schweigen zu können und mit wohlwollender Neutralität, Aufmerksamkeit, Toleranz und Geduld zuzuhören charakterisiert das mitfühlende Zuhören. Lassen Sie sich auf Ihren Gesprächspartner ein und versuchen Sie, ihn zu verstehen. Sagen Sie nicht langatmig Ihre Meinung, lassen Sie ihm die Möglichkeit, sich selbst reden zu hören und sich zu entdecken, während er spricht. Sie sollten ihn willkommen heißen, ohne ihm ins Wort zu fallen und ihn zu kritisieren, und versuchen, seine Innenwelt zu begreifen.

Es aushalten, dass der andere Schwierigkeiten hat, ohne sich gezwungen zu fühlen, um jeden Preis zu helfen

Manche Eltern machen für ihre Kinder die Hausaufgaben, damit sie gute Noten nach Hause bringen, aber helfen sie ihnen damit wirklich? Wie viele Kreditinstitute verleihen Geld und stürzen Haushalte in Schulden, die diese nie mehr zurückzahlen können? Ist das vernünftig und nützlich? Um sich nicht einsam zu fühlen, ziehen Menschen es vor, unbefriedigende emotionale Beziehungen zu führen. Sind sie deshalb glücklicher? Leid hat auch Erfindergeist, Motivation und die Entwicklung persönlicher Ressourcen zur Folge. Daher gibt es Frustrationen, Enttäuschungen und Leid, die es wert sind, dass man sie erlebt, denn sie haben einen Sinn, sie geben Dingen Wert und führen zu innerer Reife. Wenn wir eine Bewährungsprobe bestanden haben, sind wir dann nicht stolz auf unsere Leistungen und auf die Mühe, die wir uns gegeben haben, um unser Ziel zu erreichen? Es wird uns schwerer fallen, stolz auf uns zu sein, wenn wir mühelos oder mithilfe eines anderen zum Ziel kommen.

Mit Umsicht und Fingerspitzengefühl handeln

Wir sollten unser Handeln nicht nach unseren Befürchtungen, sondern nach unseren Wünschen richten. Und wir sollten lernen, einander zuzuhören und zu vertrauen, statt nach dem zu handeln, was andere unserer Einbildung nach denken werden.

Nicht grundsätzlich alle Wünsche anderer befriedigen

Was ist ein Leben ohne Wünsche? Glauben Sie, dass wir morgen glücklicher wären, wenn wir alles hätten, was uns heute fehlt? Ist es wirklich vernünftig zu glauben, dass wir unsere sämtlichen Wünsche verwirklichen müssen? Ist es möglich? Ist es erstrebenswert?

Lassen Sie anderen die Möglichkeit, ihre Träume zu verwirklichen. Nehmen Sie nicht deren Wünsche vorweg, akzeptieren Sie, dass sie frustriert sind, weil sie nicht immer das bekommen, was sie gerne hätten, ohne Schuldgefühle.

Wagen, man selbst zu sein

Gesellschaftlichen Erfolg zu haben heißt keineswegs, anderen etwas wegzunehmen, um sich zu bereichern, noch sie zur Seite zu drängen, um die eigenen Ziele zu erreichen. Man kann voll und ganz leben und sich entfalten, ohne unhöflich, aggressiv, kleinlich oder desinteressiert am Schicksal anderer zu sein. Ein wenig Egoismus, Eigenliebe und Rücksicht auf sich selbst schadet Beziehungen nicht, ganz im Gegenteil. An sich denken, seine Interessen verteidigen, sich zugestehen, Erfolg zu haben, sich Freude machen, sich Zeit für sich selbst nehmen, fordern, dass man respektiert wird, von sich sprechen ... all diese Einstellungen sind gesund und eine Quelle des Wohlbefindens. Es liegt in der Hand eines jeden, sie ohne Schuldgefühle und Vorbehalte zu entwickeln.

Jemand anderem erlauben, seine Wünsche zu äußern, heißt nicht, sie zu befriedigen, indem man für ihn handelt. Jemanden bei seiner Selbstverwirklichung begleiten beinhaltet, ansprechbar und aufmerksam zu sein, aber diese Einstellung verpflichtet Sie in keiner Weise, seine Probleme zu regeln. Jeder muss seinen eigenen Weg finden und seine Ressourcen entdecken, um an sein Ziel zu gelangen. Anstelle des anderen zu handeln ist gleichbedeutend damit, ihm sein

Vorhaben wegzunehmen. Ihm mehr zu geben, als er selbst aus sich heraus hätte erreichen können, zerstört seine Motivation. Seine Wünsche zu antizipieren raubt ihm seine Kreativität und das Ergreifen der Initiative. Zulassen, dass ein anderer Mensch (besonders ein Familienmitglied) seine Grenzen kennenlernt, ohne ihm zu helfen, indem man für ihn denkt und handelt, bedeutet, dass man ihn ernst nimmt und an seine Fähigkeiten glaubt, über sich hinauszuwachsen. Es bedeutet auch zu akzeptieren, dass man nicht allen Bitten von Angehörigen nachkommen kann und dass die Beziehung zu ihnen dennoch gut bleibt.

Weiterführende Informationen finden Sie auf der Seite 465.

17
Frédéric Fanget

Der Therapeut und das Selbstbewusstsein

Ich möchte Ihnen fünf Situationen vorstellen, die ich erlebt habe und bei denen es jedes Mal um Selbstbewusstsein oder Selbstbehauptung geht. Diese Erlebnisse haben mir viel gebracht und mich über dieses im Alltag so nützliche Konzept nachdenken lassen. Wie ich hoffe, werden Ihnen diese kleinen Geschichten – so wie mir – ein besseres Verständnis davon geben, was es bedeutet, selbstbewusst zu sein oder sich selbst zu behaupten, und was es uns jeden Tag in unserem Leben bringen kann: beispielsweise das Gefühl, dass wir authentisch und in Einklang mit unseren Bedürfnissen sind, aber auch die Möglichkeit, menschliche Beziehungen zu vertiefen und herzlicher zu gestalten, im Privat- wie im Berufsleben.

Auch mit Selbstbewusstsein kann man nicht alles haben

Das Beispiel mit dem Fisch: ein guter Fang

Ich lud zwei Freundinnen am Meer zum Essen ein. Als ich die Bestellung aufgeben wollte, sagte der Ober jovial: »Wir haben auf der

Tageskarte sehr schönen frischen Fisch, wenn Ihnen das zusagt …« Nachdem ich mich mit meinen Freundinnen abgestimmt hatte, antworte ich dem Kellner: »Ja, wir hätten gerne einen Wolfsbarsch für drei Personen. Hätten Sie ein Exemplar von etwa 1,2 kg?« »Für drei Personen braucht man mindestens 1,5 kg«, antwortete er. Ich erwiderte: »Tut mir leid, aber 1,2 kg reichen uns völlig aus.« Meine beiden Freundinnen und ich sind mäßige Esser, und ich wusste, dass ein Wolfsbarsch von 1,2 kg, selbst wenn man die Abfälle wegrechnete, für uns reichen würde. Ich fuhr fort: »Könnten Sie bitte in der Küche nachfragen, ob Sie einen Wolfsbarsch von 1,2 kg haben?«

Der Kellner kam einige Minuten später zurück: »Tut mir leid, der kleinste wiegt 1,5 kg.«

Um mich spendabel zu zeigen und meinen Gästen eine Freude zu machen, war ich mit dem Fisch von 1,5 kg einverstanden. Es sei angemerkt, dass der Kellner den Fisch nicht vor unseren Augen abwog. Ich konnte also nicht nachprüfen, inwieweit er die Wahrheit sagte. Einige Minuten später erschien er wieder und fragte: »Was nehmen Sie als Vorspeise?« Ich: »Wir wollten eigentlich nur Fisch essen.« Der Kellner: »Das könnte dauern …« Ich war ein bisschen erstaunt, denn ich wusste, wie lange die Zubereitung eines Wolfsbarschs dauert; sie geht schnell. Aber er beharrte: »Wenn Sie wollen, könnten Sie eine oder zwei Vorspeisen für drei Personen nehmen, um sich die Wartezeit zu verkürzen.«

Auch da war ich zugegebenermaßen wenig selbstbewusst und akzeptierte den Vorschlag, um meinen Gästen eine Freude zu machen. Wir aßen also unsere Vorspeisen, und zwanzig Minuten später kam der Kellner voller Stolz wieder, um den Tisch abzuräumen, und sagte: »Sind Sie mit der Vorspeise fertig? Kann ich den Fisch in Auftrag geben?« Was eindeutig hieß, dass er den Fisch noch nicht in Auftrag gegeben hatte und die Zubereitung nicht so lange dauerte, wie er gesagt hatte.

Einige Minuten später servierte er uns den Fisch. Ich kenne dieses Gericht, und ich bin mir vollkommen sicher, dass der Fisch weit davon entfernt war, 1,5 kg zu wiegen.

Kleine Philosophie der Selbstbehauptung

Diese Szene zeigt, wie selbstbewusst man sein muss, um nicht manipuliert zu werden. Trotz meiner Erfahrung und der Übung in Selbstbehauptung seit annähernd zwanzig Jahren ließ ich mich beim Gewicht und damit dem Preis des Fisches vermutlich übers Ohr hauen, da der Preis vom Gewicht abhängig war. Aber im vorliegenden Fall war der Fisch schmackhaft, das Ambiente idyllisch und der Abend nett.

Wie würde ich mich heute mit besserer Selbstbehauptung verhalten?

Auch aus dem Abstand heraus denke ich heute, dass ich einverstanden wäre, mich ein wenig beschummeln zu lassen, um den wunderbaren Abend zu genießen, den wir zu dritt erlebten, und es mir gut gehen zu lassen.

Das Wesentliche ist, die positive statt die negative Seite der Medaille zu sehen. Das heißt, dass es nichts bringt, die Aufmerksamkeit darauf zu richten, dass man beim Preis hereingelegt wurde. Im Gegenteil: Man sollte lernen zu würdigen, was an einer bestimmten Situation positiv ist. Im vorliegenden Fall war es dieser schöne Abend zweifellos wert, 300 Gramm Fisch mehr zu bezahlen. Wenn Sie ein wenig manipuliert oder beschummelt werden, nehmen Sie es ab und zu hin, wenn ansonsten alles Übrige stimmt.

Die andere Lehre, die man aus dieser Geschichte ziehen kann, ist, nicht zu versuchen, den anderen, in diesem Fall den Kellner, zu ändern. Tatsächlich hörte ich, wie er an allen anderen Tischen den gleichen Vorschlag mit dem zu großen Fisch machte! Selbst wenn ich mich besser behauptet hätte, hätte das nichts an seiner Einstellung geändert.

Man schadet sich selbst, wenn man dem anderen schlechte Absichten unterstellt

Das Zuspätkommen des Ehepartners

Ich hatte die leidige Tendenz, sehr schnell wütend zu werden, wenn wir ins Wochenende oder in die Ferien fahren wollten und meine Frau regelmäßig zu spät fertig war. Ich hatte sogenannte nach außen übertragene negative Gedanken, wie man in der kognitiven Therapie sagt. Das heißt, dass ich sie für meinen eigenen Unfrieden verantwortlich machte. Ich sagte mir: »Sie ist unorganisiert, sie respektiert ihre Abmachungen mit mir nicht, sie schafft es immer, die Sachen nicht rechtzeitig zu erledigen; andere Dinge haben für sie Vorrang vor unseren Wochenenden …«

Sie können sich vorstellen, dass es mir natürlich ziemlich schlecht ging, nachdem ich diese Art Gedanken eine gewisse Zeit lang wiedergekäut hatte, und ich eine heftige Wut verspürte, wenn sie schließlich fertig war, sodass ich sie mit völlig unbegründeten Vorwürfen überhäufte.

Wie ich mit mehr Selbstbewusstsein mit meiner Wut umgehen würde

Heutzutage würde ich versuchen, meine negativen Gedanken durch realistischere Gedanken zu ersetzen. Insbesondere würde ich meiner Partnerin positive Absichten unterstellen, die mich dazu bringen könnten, anders zu denken. Beispielsweise: »Sie hat sehr viel Arbeit, es tut ihr wahrscheinlich selbst leid, dass sie sich verspätet. Sie tut ihr Bestes; auch sie würde lieber pünktlich in die Ferien fahren. Ihre Verspätung ist nicht so schlimm, die Hauptsache ist, dass wir heute Abend losfahren. Es macht nichts, wenn wir ein bisschen länger brauchen. Sehen wir die positive Seite der Dinge: Wir fahren in die Ferien, unsere Verspätung ist nur eine Nebensache.«

Ehrlich sein, statt sich in Heimlichtuereien zu verstricken

Wenn man überrumpelt wird

Ich habe mehrere Bücher geschrieben, in denen ich Fälle von Patienten anführe, die bei mir in Therapie sind. Um ihre Anonymität zu wahren, verändere ich natürlich ihre Vornamen und oft auch andere Charakteristika, wie das Alter, den Beruf und manchmal sogar das Geschlecht. Trotzdem sagte mir ein Patient eines Tages, während er mich anlächelte und mich eine Widmung in mein letztes Buch schreiben ließ: »Ich habe mich auf Seite 132 und den folgenden Seiten Ihres Buches wiedererkannt.« Mir war das außerordentlich peinlich, und ich hatte das Gefühl, ihn verraten und vor den Augen der Öffentlichkeit bloßgestellt zu haben. Meine Verlegenheit, Verwirrung und Scham führten dazu, es vehement zu leugnen: »Das stimmt nicht, ich habe nicht von Ihnen gesprochen …« Aber der Patient, der seit seiner Therapie ziemlich selbstbewusst war, wusste sehr gut, wovon er sprach, und beharrte: »Ich habe mich wiedererkannt, Sie sprechen von meinen Kindern: Ich habe die geschilderte Szene eindeutig wiedererkannt …«

Immer noch ziemlich beschämt, verwirrt und wenig selbstbewusst, leugnete ich weiter: »Wissen Sie, viele Patienten erzählen mir ähnliche Geschichten …« Aber je mehr ich widersprach, desto mehr fiel mir auf, dass ich in dieser Situation gar nicht selbstbewusst und authentisch war.

Wenn ich selbstbewusster gewesen wäre, hätte ich vermutlich so geantwortet: »Stimmt, das sind Sie. Ich fand, dass Ihr Beispiel sich gut zur Veranschaulichung eignet und für das allgemeine Publikum interessant ist [Authentizität]. Aber es ist mir peinlich, dass ich es nicht vorher mit Ihnen abgesprochen habe. Das hätte ich tun sollen [den Fehler anerkennen]. Im Übrigen entschuldige ich mich bei Ihnen, wenn Sie das irritiert hat [Einfühlungsvermögen, die Gefühle des anderen anerkennen].« Eine solche Reaktion wäre in dieser Situation angemessener gewesen, denn tatsächlich war der Patient sehr stolz darauf, dass ich sein Beispiel in meinem Buch verwendet hatte. Das begriff ich zu meiner großen Erleichterung bald danach.

Unsere Unvollkommenheiten machen uns menschlicher

Man kann nicht alles wissen, und das ist keine Schande …

Während meiner ersten Vertretungen als praktischer Arzt war ich einmal extrem irritiert, als mir beim Verschreiben eines Medikamentes nicht die richtige Dosierung einfiel, also die Dosis, die der Patient täglich einnehmen sollte. Ein alter Arzt hatte mir damals erklärt, dass es unseriös wirke, wenn man in Gegenwart eines Patienten in die *Gelbe Liste* schaute. Ich zermarterte mir also das Hirn mit der Frage, wie ich mit der Situation klarkommen konnte, ohne eine falsche Dosierung aufzuschreiben. Ich erlebte einen schwierigen Augenblick. Ich überlegte sogar, ein anderes Medikament zu verschreiben, dessen Dosierung ich kannte, aber das für den Patienten weniger geeignet gewesen wäre. Ich weiß noch, wie schwer es mir fiel, dem Patienten zu sagen, dass ich die Dosierung des Medikaments nicht im Kopf hatte.

Unsere Unvollkommenheiten schaffen Nähe zwischen uns
Unsere Schwachpunkte zu enthüllen, authentisch zu sein und dem anderen zu vertrauen kann sich als nützlich erweisen und die Quelle von menschlicheren und wärmeren Beziehungen sein. Die Unvollkommenheit bringt Menschen einander näher. Ich stellte fest, dass die Patienten es in der Mehrzahl der Fälle schätzten, dass ich nachschaute, und es ihnen lieber war, dass ich mich nicht auf diese Weise irrte. Manche sagten sogar: »Sie können nicht alles auswendig wissen. Sie geben uns im Umgang mit Stress den Rat, nicht alles im Kopf haben zu wollen und auch mal unsere Schwächen zu zeigen. Wir sind froh, dass Sie es auch tun.«

… aber man kann Einfühlungsvermögen zeigen

Als Arzt, der ein wenig selbstbewusster als am Anfang ist, habe ich bei einer Gedächtnislücke seit Jahren gelernt, zu einem Patienten zu sagen: »Es tut mir leid, ich habe bei diesem Medikament nicht die genaue Dosierung im Kopf [ehrliche Offenbarung der eigenen Grenzen]. Auf jeden Fall ist dies meiner Ansicht nach das für Sie weitaus geeignetste Medikament [Authentizität]. Wenn Sie nichts dagegen haben [Empathie], schaue ich die Dosierung erst einmal in der *Gelben Liste* nach.«

Wenn man sich selbst gegenüber tolerant ist, macht man überraschende Sachen, deren man sich nicht für fähig hielt

Englisch ist nicht meine Stärke

In meiner Zeit als Assistenzarzt bat mich mein Chef, einen Vortrag bei einem Weltkongress der Psychiatrie zu halten, bei dem die offizielle Sprache ausschließlich Englisch war.

Ich sprach sehr schlecht Englisch. Um das Problem zu umgehen, hatte ich die Strategie entwickelt, extrem anschauliche Dias zu machen, denn ich wollte keine Fragen auf Englisch beantworten, weil ich mich dazu nicht in der Lage fühlte.

Wie ich mich in der Öffentlichkeit selbstbewusster ausdrücke

Ich gestehe, dass ich seit Langem überhaupt keinen Stress mehr empfinde und es mir angewöhnt habe, meine Grenzen mitzuteilen, sobald ich etwas tue, mit Sätzen wie: »Es tut mir wirklich leid, aber ich spreche sehr schlecht Englisch, und daher werde ich nicht imstande sein, Fragen, die Sie an mich stellen, zu beantworten. Bitte seien Sie so freundlich, sehr langsam zu sprechen oder Ihre Kollegen zu bitten, die Fragen zu übersetzen.«

Seine Schwachpunkte eingestehen
Imstande sein, um Hilfe zu bitten, wenn wir in Schwierigkeiten sind, zeigt unserem Gegenüber, dass wir unsere Grenzen haben wie jeder andere auch. Das bietet ihm auch die Gelegenheit, uns in einer freundlichen und menschlichen Interaktion einen Gefallen zu erweisen. Ebenso kann es ihm seine Komplexe nehmen. Zu trainieren, eine Sache mehrmals zu machen, senkt überdies den Stress. Dadurch dass ich regelmäßig in der Öffentlichkeit das Wort ergriffen habe, bin ich nicht mehr gestresst, wenn ich es tue.

Was es mir gebracht hat, selbstbewusst zu sein

Nachdem ich mit Patienten daran gearbeitet habe, was es heißt, selbstbewusst zu sein, erlebe ich eine enorme Befriedigung, wenn ich aus ihrem Munde höre: »Ich mache Dinge, die ich vorher nicht gemacht habe.« Beispielsweise: »Ich gehe aus«; »Ich gehe ins Kino«; »Ich habe wieder angefangen zu arbeiten«; »Ich bin einem Verein beigetreten«; »Ich habe jemanden angesprochen, der mir gefällt, und die große Liebe gefunden«; »Die anderen, meine Kinder, meine Kollegen respektieren mich viel mehr« etc.

Selbstbewusstsein erlaubt eine Art Selbstbefreiung. Man ist in Kontakt mit seinen Wünschen, man lernt, sie zu akzeptieren und sie auszudrücken. Es ist eine Quelle großer Befriedigung, die unsere Gelassenheit und unser Selbstvertrauen steigert. Wir sind stolz darauf, dass wir simple Akte des täglichen Lebens für uns und andere vollbringen und Tag für Tag mühelos kleine Probleme lösen können.

Selbstbewusstsein erlaubt eine Art Selbstbefreiung.

Es ist auch ein Gewinn für unsere Beziehungen zu anderen, die vielfältiger werden, sich vertiefen und mehr Wärme bekommen. Wir sind offen, direkt, authentisch. Das gibt den Ton in der Beziehung an und erlaubt oft unserem Gegenüber, sich ebenso zu verhalten.

Mein kleines Brevier des Selbstbewusstseins

Ich tu, was mir gefällt

Ich sage nein zu denen, deren Vorschläge mich langweilen oder überfordern. Ich lehne Vorträge ab, von denen ich meine, dass sie zu weit weg von meinem Wohnort sind oder die möglicherweise zu ermüdend sind. Ich sage nein, wenn ich überfordert bin. Ich habe gelernt, mich zu schützen, was mich im Übrigen für andere ansprechbarer macht.

Ich fühle mich wohl, wenn ich in der Öffentlichkeit das Wort ergreife, und habe mir aufgrund meines größeren Selbstbewusstseins anerkannte pädagogische Fähigkeiten angeeignet.

Ich gehe besser mit meiner Wut um. Ich habe immer noch negative Gedanken und die Tendenz zu glauben, dass andere die Schuld haben, aber diese Gedanken haben mich weniger im Griff. Ich begegne ihnen mit Kritik und nehme Distanz zu ihnen, und auf diese Weise werde ich so gut wie nicht mehr wütend. Die Empathie und der Respekt für andere, gelehrt durch das Selbstbewusstsein, haben es mir ermöglicht, meine Beziehungen ganz allgemein zu vertiefen, besonders natürlich zu meinen Freunden, aber auch die anderen sozialen Beziehungen.

Ich akzeptiere meine Schwachpunkte, ohne mich abzuwerten

Diese Schwachpunkte sind:
- Ich bin handwerklich sehr ungeschickt.
- Ich spreche mit mir selbst unter der Dusche und amüsiere mich darüber, wenn ich es feststelle.
- Ich antworte einem Patienten, der mich fragt: »Wie geht's?« ehrlich und offen, indem ich ihm sage, wie ich mich fühle: »Nicht so gut, ich habe Sorgen oder ich habe gerade eine OP hinter mir…«, ohne die Sprechstunde jedoch damit zu verbringen, von mir zu reden, denn diese Zeit ist für den Patienten da. Oft sind Menschen froh, ihren Arzt ein wenig näher zu kennen und etwas von ihm zu erfahren.
- Ich akzeptiere, dass bei mir in der Sprechstunde eine Gereiztheit auftreten kann, ohne es zu vermeiden und indem ich dem Patienten mitteile, dass *ich* schlecht geschlafen habe und es nichts mit *ihm* zu tun hat.
- Ich akzeptiere, dass es mir in der Sprechstunde schlecht geht, weil der Patient gerade den Finger auf eines meiner kognitiven Schemata gelegt hat, denen auch wir als Therapeuten ausgesetzt sind, beispielsweise die Angst vor dem Verlassenwerden, die wach wurde, wenn ich mit Patienten zu tun hatte, die dieselben kognitiven Schemata hatten.

Abschluss

Selbstbewusstsein und Selbstbehauptung sind nicht nur Mittel zur persönlichen Entwicklung. Sie erlauben uns selbstverständlich, uns besser auszudrücken, besser zu kommunizieren und unsere Rechte zu verteidigen, aber sie sind auch ein Mittel der Selbstbefreiung. Wir akzeptieren uns, wie wir sind, mit unseren Stärken und unseren

Schwächen, wir werden wir selbst, auf authentische Weise, und wir akzeptieren, dass wir unvollkommen sind und sogar, dass wir uns im Rahmen eines Artikels für dieses Buch selbst offenbaren!

Weiterführende Informationen finden Sie auf der Seite 465.

18
Béatrice Millêtre

Nein, ich bin keine perfekte Mutter

»Und wie steht es bei dir, Béatrice, hört deine Tochter auf dich?«, fragte mich Christophe bei einem Abendessen. Unausgesprochen stand dahinter: Da du mit Kindern arbeitest, ist es wohl selbstverständlich, dass sie auf dich hört!

Da war auch diese Dame, die ich ein gutes Stück Weges begleitet hatte und die sich Sorgen um ihren großen Sohn machte: »Ihnen stehen ja alle Mittel zur Verfügung, um keine Fehler zu machen. Sie wissen immer, was Sie tun müssen, damit es Ihrer Tochter gut geht!«

Die perfekte Mutter gibt es nicht

Ich danke allen für Ihr Vertrauen, das mein Herz erwärmt und mich wirklich berührt. Aber ich bin keine perfekte Mutter und werde nie eine sein. Es kommt vor, dass ich träume: von einer Zeit, als ich mich nicht ärgern musste, als ich nicht die Verantwortung und die Sorgen einer Mutter hatte. Es kommt sogar vor, dass ich in Büchern von Kollegen nach Antworten stöbere, die ich nicht habe – Bücher, die ich wieder zuklappe, nachdem ich mir ein oder zwei gute Gedanken herausgegriffen habe und sofort versuche, sie in die Praxis umzusetzen. Und selbstverständlich funktioniert es nicht!

Warum die Aussage: »Selbstverständlich funktioniert es nicht«? Weil ich diejenige bin, die meine Tochter am besten kennt, diejenige, die weiß, was ich gern mit ihr mache, diejenige, die weiß, was die Werte sind, die ich ihr vermitteln will, was für sie wichtig ist, was sie mag, wie ihr Leben, das meine und unser gemeinsames Leben aussieht. Das alles kann kein Buch oder Fachmann wissen und berücksichtigen. Was heißt das?

Das heißt: Ich habe die Bücher wieder zugeklappt und die Ratschläge vergessen. Denn ich bin eine Mutter und ein Mensch, und seit Millionen von Jahren waren die Mütter und die Menschen imstande, ihre Identität zu finden und ohne irgendjemandes Hilfe wieder auf die Füße zu fallen. Natürlich mit Höhen und Tiefen. Aber im Großen und Ganzen hat es funktioniert, es funktioniert immer noch, und es wird weiterhin funktionieren.

Mit alledem will ich jedoch nicht sagen, dass man niemals einen Rat braucht. Ich will Sie einfach nur bitten, vor allem nicht zu vergessen, dass Sie wissen, wie es geht, und dieses Wissen einsetzen können.

Vertrauen Sie sich: *Sie* kennen Ihr Kind

Wir als Fachleute können Ihnen Ratschläge geben, aber Sie wissen, ob sie für Ihr Kind geeignet sind oder nicht. Es gibt nicht nur eine mögliche Reaktion, die für alle gültig ist, sondern Gedanken und Leitlinien, die Ihnen bei Ihrer Reflexion helfen können. Vergessen Sie nie, dass wir alle wissen, wie es geht, aber es oft auf dem Weg vergessen. Dann wenden wir uns an Fachleute, damit sie es uns sagen.

So auch Jean-Yves, Vater der kleinen, drei Monate alten Louise, die so unablässig schrie, dass er und seine Frau schließlich eines Abends den Notarzt riefen, als das Schreien nicht mehr aufhörte. »Ihr Baby hat Hunger«, erklärte ihnen der Notarzt. Wie kann es mit Eltern so weit kommen? Lachen Sie bitte nicht, das könnte Ihnen auch passieren. Sie hatten einfach auf die Meinung ihres Kinderarztes gehört: »Geben Sie ihr ein Fläschchen von 150 ml.« Eine Empfehlung, die sie buchstabengetreu befolgt hatten, statt ihre Tochter zu beobachten und das, was nur als Empfehlung gemeint war, an die speziellen Bedürfnisse ihres Kindes anzupassen.

Oder auch Julie, Mutter des drei Monate alten Alexis, der jeden Abend in seinem Bettchen weinte und sich in den Armen seiner Mutter sofort beruhigte. Auf meine Frage: »Warum lassen Sie ihn nicht in Ihren Armen einschlafen?«, antwortete mir die Mutter: »Das geht nicht. Man soll Kinder weinen lassen und sie nicht auf dem Arm einschlafen lassen oder mit ins Bett nehmen.« Ach ja? Und warum? Wo steht geschrieben, dass es für Kinder gut ist, sie schreien zu lassen, wenn man sie problemlos beruhigen kann? Schließlich wissen wir, dass ein Kind, das weint, damit ein Unwohlsein und einen Schmerz kundtut – also etwas Unangenehmes, das es nicht anders ausdrücken kann. Deshalb entwickelt es noch lange keine Launen – vorausgesetzt, Sie bleiben maßvoll und hören vor allen Dingen genau hin.

Lernen Sie, Ihr Kind zu beobachten

Sie sind die beste Spezialistin/der beste Spezialist für Ihr Kind, also beobachten Sie es. Achten Sie darauf, wer es ist, was es mag, was es nicht mag, wie es sich verhält. Und machen Sie sich vom sozialen Einfluss frei, von den »guten Ratschlägen« und von dem, »was man unbedingt machen muss«.

Warum muss man ein Kind schreien lassen, auf es wütend werden, oder es zwingen, das zu tun, was seinem Wesen zuwiderläuft? Ich sage damit nicht, dass man alles durchgehen lassen und lax werden sollte, weit davon entfernt. Ich sage bloß, dass man die vorgefassten Meinungen, die man vor seiner Geburt hatte, an den kleinen Menschen anpassen muss, der es ist, an seinen Charakter und seine Persönlichkeit.

Sie und nur Sie kennen das Kind. Sie und nur Sie wissen, was sich für das Kind eignet und gut ist.

Hören Sie gut hin und vertrauen Sie Ihrem Kind

Ein Kind benimmt sich nicht absichtlich »schlecht«. Ohne damit behaupten zu wollen, dass es gar nicht weiß, was es tut, will ich sagen, dass es nichts Böses im Schilde führt. Wenn es sich auf diese oder jene Weise verhält, dann, weil es einen Grund dafür gibt, weil es irgendetwas hat. Und sein Benehmen kann daher von einem Tag auf den anderen von Grund auf anders sein.

So etwa Clara, fünf Monate, die sich weigerte, ihr Fläschchen zu trinken, das sie noch einen Abend vorher ohne Probleme angenommen hatte, einmal, dann wieder und das zwei Tage lang. Ihre Mutter überlegte, woran das liegen konnte, und führte es auf die Babynahrung zurück, die tatsächlich die Ursache war. Bis dahin hatte sie Clara glutenfreie Milch gegeben (angezeigt bis zu einem halben Jahr), die ihre Tochter ganz plötzlich zu verweigern begann. Als sie ihr Babynahrung mit Gluten gab, trank Clara vergnügt wieder ihr Fläschchen.

Denken Sie auch später daran, dass es immer einen Grund gibt, wenn Ihr Kind nicht das tut, was Sie von ihm erwarten.

Zu mir in die Praxis kamen die Eltern des achtjährigen Clément, der schulische Probleme hatte: »Es fällt ihm schwer, seine Hausaufgaben zu machen, wenn er aus der Schule kommt. Direkt nach den Ferien geht es, aber je länger das Schuljahr dauert, desto schwieriger wird es.« Ein klassischer Fall von Leistungsmüdigkeit bei Kindern. Statt wütend zu werden und sich aufzuregen, weil Clément lustlos und müde vor seinen Heften sitzt, überlegen Sie lieber, wie Sie ihn wieder in Schwung bringen können, notfalls indem Sie ihn ein oder zwei Tage aus der Schule nehmen, um ihn neu zu motivieren (ich entschuldige mich bei den Lehrern).

Vertrauen Sie also Ihrem Kind und machen Sie sich klar, dass es Ihnen sein Problem nicht verbal, sondern durch Verhaltensänderungen mitteilt. Bei einer solchen Veränderung hilft keine Wut; man muss versuchen zu verstehen, was los ist.

Wut nützt nichts

Wut ist ebenso nutzlos, wie ein Kind zu schlagen. Sie ist nicht konstruktiv: Wenn Sie schreien, stoppen Sie möglicherweise das, was Sie für problematisch halten, aber es wird sich das nächste Mal genauso oder in nur leicht abgewandelter Form wiederholen, und gar nichts ist gewonnen. Sagen Sie sich, dass hinter den »Launen« oder »Dummheiten« keine böse Absicht steckt und dass sie einen Grund haben. Versetzen Sie sich in die Lage Ihres Kindes, erinnern Sie sich daran, wie Sie in diesem Alter waren, stellen Sie ihm Fragen, und Sie werden eine Antwort erhalten.

Nehmen wir das Beispiel von Carolines Mutter. Als sie zu Bett gehen will und feststellt, dass ihre Bücher nicht mehr im Regal stehen, sondern kreuz und quer auf dem Boden liegen, wird sie wütend. Ihre Tochter kommt und räumt mit ihr auf. Einige Tage später dieselbe Situation. Die Mutter fragt Caroline nach den Gründen für diese Unordnung: »Ich habe ein Buch gesucht und nicht gefunden, und hinterher wusste ich nicht mehr, an welchen Platz die Bücher gehören.« Sobald das geklärt ist, können Sie eine Lösung finden: dass Caroline, wenn sie ein Buch sucht, anschließend um Hilfe bittet, die Bücher wieder ins Regal zu stellen.

Und was ist mit David, der den Brei aus dem Glas wieder ausspuckt, den sein Vater ihm abends gibt, was diesen in heftige Wut versetzt, weil das Kind essen »muss«? Aber, so sagt er mir, er hat die ganze Woche Fieber gehabt, und, so erklärt mir seine Mutter, er mag den Brei nicht besonders. Und nun? Einräumen, dass es nicht schlimm ist, wenn ein Kind manchmal weniger isst (kein Kind wird freiwillig verhungern), und ihm etwas anderes geben.

Denken Sie daran, was für das Kind gut ist – ohne zu vergessen, was für Sie gut ist

Ihre Rolle als Eltern besteht darin, die Entwicklung Ihres Kindes zu begleiten, damit es die Welt verstehen lernt, in der es lebt, und dort seinen Platz findet, das Ganze möglichst harmonisch. Das ist Ihre Verantwortung. Deshalb müssen Sie zuerst daran denken, was für das Kind gut ist, natürlich im Rahmen dessen, wie Ihr eigenes Leben, Ihre Umgebung, Ihre Werte und Ihre Vorstellungen aussehen. Auch auf die Gefahr hin, dass Sie ein bisschen über Ihren Schatten springen müssen.

Der Vater der vierjährigen Lucie bekannte, dass er nur selten ihre Freunde einlud: »Das fällt mir schwer, wissen Sie. Ich bin darin nicht gut. Mir kommt es ein wenig so vor, als wenn eine Horde Vandalen in mein Haus einfiele.« Das ist ein gutes Bild. Aber andererseits braucht Lucie Freunde, um das Leben in der Gemeinschaft zu lernen. Die Schule genügt dafür nicht. Man muss sich also ein wenig selbst überwinden, aber es ist ja für einen guten Zweck. Und wenn Sie die »Vandalenhorde« vermeiden wollen, organisieren Sie Spiele, eine Schatzsuche, stellen Sie Gesellschaftsspiele, Malvorlagen und Ähnliches bereit. Im Internet wimmelt es von entsprechenden Ideen.

Die Eltern von Lucas wiederum waren gegen das Fernsehen und gegen die allgegenwärtigen Serien, die gerade in Mode waren. Sie begannen, ihm zu verbieten, sie anzuschauen, und zeigten ihm ihrer Meinung nach »bessere« Sendungen. Ihnen war klar, dass sie ihn damit isolierten. Die Lösung kam von Freunden und Familienangehörigen, die ihm die DVDs und die Spiele zu den Serien schenkten. Die Eltern waren begeistert und schenkten ihm sogar ein Buch dazu.

Nehmen wir Xavier, dem sein kleiner Sohn ebenso sehr fehlte wie umgekehrt, denn er kam erst spät von der Arbeit nach Hause. Doch kaum machten sie Ferien, meldete er ihn dort im Kinderclub an, damit er Zeit für seine Frau hatte und mit ihr wandern gehen konnte. Ich verstand, was er mir sagte, aber er vergaß auf diese Weise, was sein Sohn brauchte und dass dieser sich wünschte, mit ihm zusammen zu sein. Es gibt immer Lösungen: das Kind nicht grundsätzlich jeden Tag in die Betreuung zu geben, Wanderungen mit einem Kindersitz auf dem Rücken oder einem Kinderwagen zu machen, kürzere Spaziergänge und dergleichen mehr.

Verfallen Sie nicht ins umgekehrte Extrem, und denken Sie nur noch an Ihr Kind und versuchen, so viel Zeit wie möglich mit ihm zu verbringen, aber eine Zeit, die wenig wert ist, weil sie auf Ihre Kosten geht.

Viel besser ist weniger Zeit, aber Zeit, in der Sie wirklich ganz für das Kind da sind und mit ihm spielen, als zu viel Zeit, in der Sie nicht wirklich da sind.

Sich den Idealvater oder die Idealmutter vorzustellen, der oder die Sie gern wären, ermöglicht Ihnen herauszufinden, was Ihnen wirklich wichtig ist. Aber peilen Sie keine Perfektion an, weder für sich noch für Ihr Kind. Ja, es ist ärgerlich, dass Ihr Kind, seitdem es im Kindergarten ist, den Tick eines Kameraden übernommen hat und an den Fingernägeln kaut. Aber solange das nicht ausufert, sagen Sie sich, dass es sich wieder geben wird und im Augenblick einfach so ist.

So ist es eben

Ihr Kind hat seinen eigenen Charakter, für den Sie nichts können. Zu versuchen, ihn nach Ihren Wünschen zu ändern, statt sich mit ihm zu arrangieren, wird nur Wutausbrüche und Rebellion vonseiten Ihres Kindes zur Folge haben.

Sagen Sie sich: »So ist es eben«, und versuchen Sie lieber, das Kind im Rahmen dieses Sachverhalts zu begleiten, um ihm zu helfen, damit klarzukommen, das Beste daraus zu machen und die schlechten Seiten zu mindern. Denn schließlich sind wir alle oder die meisten von uns Erwachsene geworden, die einigermaßen zurechtkommen. Das heißt, dass wir es trotz der »Dummheiten«, die wir in der Kindheit begangen haben, und trotz des uns eigenen Charakters geschafft haben, uns positiv zu entwickeln und unser Leben nach unseren Erwartungen zu gestalten.

Wir kennen in unserer Umgebung alle einen Spielkameraden aus der Kindheit, einen Cousin, eine Cousine oder eine Nichte, die launisch waren, die als schlecht erzogen galten oder denen es an Wissbegierde mangelte. Und heute? Aus dem launischen und cholerischen Kind ist eine schöne junge Frau geworden, Mutter von zwei Kindern, ausgeglichen, freundlich und aufmerksam.

Akzeptieren Sie auch, dass Sie ab und zu wütend und genervt sind, dass es Augenblicke gibt, in denen sie weit davon entfernt sind, perfekt zu sein. Seien Sie sich dessen bewusst, erklären Sie es Ihrem Kind und entschuldigen Sie sich, wenn nötig.

Grenzen und Regeln, Autorität und Respekt

Selbst wenn es vielleicht das vorherrschende Bild ist, erforderte Autorität gegenüber Kindern nie »militärischen« Gehorsam und sollte es auch nie tun. Denn dies ist eine der Formen von Autorität, die auf Macht gründet und nicht auf einem ausgewogenen Verhältnis. Einer Autorität hingegen, die auf Respekt gründet, auf dem Verständnis für die Erfahrung des anderen und für sein Wissen, hört man freiwillig zu. Das ist der ganze Unterschied zwischen Grenzen, die wir setzen, und Orientierungshilfen, die wir unseren Kindern geben. Und der dahinter stehende Gedanke ist, Kinder zu erziehen, statt sie um jeden Preis zu bändigen.

Kinder brauchen keine Grenzen als solche, sie brauchen Regeln, damit sie wissen, wie sie sich in dieser oder jener Situation verhalten sollen. Sie brauchen ein Geländer, damit sie nichts Unbedachtes tun, aber sie brauchen keine Verbote um der Verbote willen, das heißt Verbote, die unverrückbar sind und weder differenziert noch erklärt werden. Sie brauchen Beständigkeit, um ihre Vorstellung von der Welt herauszubilden.

Bedingungslose Liebe und Erziehung zur Verantwortung

Mir sind nur selten Eltern begegnet, die ihre Kinder nicht geliebt haben. Die meisten lieben ihr Kind mit bedingungsloser Liebe, das heißt, unabhängig davon, was es tut. Was wir nicht lieben, sind bestimmte Verhaltensweisen und Einstellungen, die Kinder an den Tag legen, aber das stellt nie die Liebe infrage, die wir für sie empfinden. Also sagen Sie es ihnen und zeigen Sie es ihnen immer wieder neu.

Erklären Sie ihnen, dass auch Ihr Verhalten manchmal unangemessen ist, besonders wenn Sie wütend sind, und dass Sie dann ebenso wie die Kinder Dinge sagen, die Sie nicht hätten sagen sollen. Wenn im umgekehrten Fall die Kinder eine Dummheit machen, erklären Sie ihnen, dass Dummheiten sie weiterbringen, weil sie ihnen zeigen, was man tun und was man lassen sollte, und dass sie dadurch nach und nach lernen, die Dummheiten nicht zu wiederholen. Ermutigen Sie Ihre Kinder, wenn sie sich Mühe geben, statt den Schwerpunkt auf die Ergebnisse zu legen, und lassen Sie sie wissen, dass sie auf einem guten Weg sind und ihr Ziel erreichen werden.

Spannen Sie sie auch ein, indem Sie sie fragen, was sie an Ihrer Stelle täten, und indem Sie Sätze sagen, wie: »Du weißt, dass das, was du gemacht hast, nicht gut ist, ich brauche also nichts weiter hinzuzufügen, nicht wahr?«

Denn schließlich wissen Sie, dass Ihr Kind das beste aller Kinder ist und dass Sie es um nichts in der Welt für ein anderes hergeben würden. Sagen Sie ihm das und zeigen Sie es ihm. So wird es Selbstvertrauen entwickeln.

Ihrem Kind vertrauen heißt nicht, dass Sie es alles machen lassen. Es allein um ein Schwimmbecken laufen zu lassen, wenn es nicht schwimmen kann, ist weder ein Zeichen von Vertrauen noch, wie Paul meinte, ein Training, »nicht der Angst nachzugeben«. Nein, es ist ein Ausdruck von Leichtfertigkeit und mangelndem Verständnis für das Kind, dafür, wozu das Kind in der Lage ist und wozu nicht. Es reicht, dass der Ball auf das Becken zurollt, damit das Kind hinterherläuft und ins Wasser fällt.

Ihrem Kind vertrauen heißt nicht, dass Sie es alles machen lassen.

Ebenso wenig hilfreich ist es für das Kind, wenn man es zwingt, zur Verkäuferin in der Bäckerei »guten Tag« zu sagen. Im Gegenteil, es wird sich sperren und sich weigern, überhaupt etwas zu sagen. Wenn Ihr Kind schüchtern ist, helfen Sie ihm, seine Schüchternheit zu überwinden, indem Sie ihm erst einmal den Umgang mit anderen Kindern beibringen und es an diesen Umgang gewöhnen. Der dreijährige Julien lief am Strand auf andere Kinder zu, blieb vor ihnen stehen, starrte sie an und erwartete, dass sie mit ihm spielten. Das war nicht sehr erfolgreich, und jedes Mal kam er enttäuscht zu seinen Eltern zurück. Seine Mutter brachte ihm bei, wie man sich einem anderen Kind näherte und sagte: »Hallo, willst du mit mir spielen?« Seitdem fühlt er sich mit anderen wohler.

Vertrauen und Selbstvertrauen

Die Grundschullehrerin fand, dass es Lucie an Vertrauen mangelte, weil sie zögerte, Erwachsene in der Schule um etwas zu bitten. Dagegen hielt sie Thomas für einen ungezogenen Bengel, weil er ständig dazwischenredete und nicht auf ihre Anweisungen hörte. Wer von den beiden hatte denn nun Vertrauen, und wem mangelte es daran? Was ist ein ausgewogenes Verhalten?

Man darf Vertrauen bei uns Erwachsenen nicht mit Vertrauen bei Kindern vergleichen. Die Beziehung zwischen einem Erwachsenen, der die Autorität hat (Lehrer), und einem Kind ist natürlich ungleich. Ist es unlogisch, davon auszugehen, dass das Kind sich ihm nicht spontan anvertrauen wird? Würden wir unserem Vorgesetzten von unserem Alltag erzählen? Wohl eher nicht.

Ein Kind mit Selbstvertrauen wird sich in vernünftigem Maße am Unterricht beteiligen, aber einen kleinen Stich empfinden, wenn es um eine Erklärung für etwas bitten muss, was es nicht kennt (so wie wir). Aber vor allem wird es imstande sein, sich Freunde zu machen und sich mit Gleichaltrigen wohlzufühlen. Vergessen Sie insofern nicht, dass es wichtig ist, Ihrem Kind zu helfen, Freunde zu finden. Bringen Sie ihm bei, wie es sie anspricht, schlagen Sie ihm Spiele vor, die es auf dem Schulhof spielen kann, Abzählreime oder Lieder, die es mit seinen Kameraden trällern kann. Denken Sie auch daran, seine Freunde einzuladen und an Gemeinschaftsaktivitäten teilzunehmen (Schulfest, Fasching), damit es sich unter anderen Menschen wohlfühlt. Sie können es auch bei außerschulischen Aktivitäten mit anderen Kindern bekannt machen, aber übertreiben Sie es nicht. Unter dem Vorwand der Förderung verwandelt sich die Freizeit von Kindern oft in einen Hürdenlauf. Es ist besser, eine oder zwei regelmäßige Aktivitäten auszuwählen oder es zwischen einzelnen Aktivitäten wechseln zu lassen, statt überall dabei sein zu wollen. Ihr Kind braucht Zeit zu Hause, um durchzuatmen und in Ruhe mit seinen Spielsachen zu spielen.

Maßlos verwöhnt?

Noch so ein abgedroschenes Konzept, mit dem ich nichts anfangen kann. Ein Kind ist ständig in Entwicklung begriffen, es ist also logisch, dass auch seine Bedürfnisse sich entsprechend entwickeln. Ihm Spiele und Spielsachen zu schenken, die zu seiner Entwicklung passen, wird das Kind nicht launenhaft machen. Auch nicht, ihm ein neues Buch zu schenken, wenn es schon viele hat. Auf seine Bitten positiv zu reagieren trägt dazu bei, dass es seine Identität zuversichtlich entwickeln kann, und ihm deutlich zu machen, dass Sie an seine Fähigkeiten glauben und ihm zeigen wollen, welche Möglichkeiten es hat.

Das ist nicht dasselbe, wie all seine Wünsche zu erfüllen oder es über alles entscheiden zu lassen auf die Gefahr hin, dass es aus dem Gleichgewicht gerät und sich in einen kleinen Tyrannen verwandelt. Nicht das Kind entscheidet, was es isst, um wie viel Uhr es schlafen geht oder was es sich im Fernsehen anschauen darf. Es weiß noch nicht, was gut für es ist.

Dass ein Kind das haben will, was es am leichtesten bekommen kann, oder dass es auf die Verlockungen der Werbung hereinfällt, ist nur legitim. Es ist Ihre Rolle, ihm dies zu erklären und nicht nachzugeben. Doch ihm etwas zum Töpfern zu schenken, selbst wenn es erst fünf ist und Sie zusammen mit ihm töpfern müssen, heißt nicht, es zu verwöhnen. Sie eröffnen ihm damit etwas Neues und entwickeln in ihm das Bewusstsein für andere Menschen, indem Sie es Dinge machen lassen, die es in seiner Umgebung verschenken kann.

Nicht alles in der Kindheit läuft glatt und nach Wunsch: Ihr Kind wird wieder auf die Füße fallen und sich alles in allem zu einem ausgeglichenen Erwachsenen entwickeln.

Einige Schlüsselsätze

- **Vergessen Sie nicht, dass Sie der/die Klügere sind**
  Sie wissen am besten, was Ihr Kind braucht. Sie sind ein Teil der menschlichen Spezies, die seit Jahrmillionen existiert, und tragen die Fähigkeit in sich zu wissen, was man tun muss. Hören Sie auf sich, hören Sie auf Ihre leise innere Stimme und tun Sie, was sie Ihnen zuflüstert.
- **So ist es eben**
  Ihr Kind ist, wie es ist. Es hat seinen Charakter, seine Vorzüge und

seine Fehler. Akzeptieren Sie das, und Sie werden ihm damit helfen, sich zu entwickeln und groß zu werden. Wenn Sie dagegen ankämpfen, werden Sie in eine Sackgasse geraten. Akzeptieren Sie auch Ihre eigenen Fehler und Vorzüge.

- **Es ist das wunderbarste Kind der Welt**
  Es gibt kein wunderbareres Kind als Ihres. Es ist Ihres, das, das Sie wollten und bekommen haben. Vergessen Sie also seine Dummheiten, die keine sind, bewahren Sie sich nur Ihre Liebe für das Kind, und entfalten Sie so Ihre Nachsicht und Toleranz.
- **Es ist ein Kind**
  Die Verhaltensweisen, die Sie ärgern, sind kein Ausdruck einer tyrannischen Laune, sondern das Ergebnis dessen, dass es noch ein Kind ist. Es ist kein kleiner Erwachsener, und es reagiert auf seine Weise auf die einzige Art, die ihm möglich ist.
- **Es ist nicht schlimm**
  Die meiste Zeit weisen das Verhalten und Tun, das Sie bei Ihrem Kind ändern wollen, auf etwas Unangenehmes für Sie selbst hin: seine Sachen aufräumen, bevor Sie es schlafen legen, die Farbe wegwischen, die es überall verspritzt hat … Aber auch wenn es vielleicht ein bisschen störend ist, es ist bestimmt nicht sehr schlimm.

Und wie steht es mit mir?

Ich hatte mir vorgenommen, einen Beitrag zu schreiben, in dem ich von mir sprechen würde. Genau das habe ich getan! Denn alles, was ich geschrieben habe, ist die Frucht meiner Erfahrung einerseits als Therapeutin mit allem, was ich mit den Kindern und Eltern gemeinsam erlebt habe, die ich begleitet habe, und andererseits als Mutter mit den Vorhaltungen, die ich seit der Geburt meiner Tochter zu hören bekommen habe.

Weiterführende Informationen finden Sie auf der Seite 465.

Und falls Sie immer noch daran zweifeln: Ich bin keine perfekte Mutter, und meine Tochter ist auch nicht perfekt, aber ich bin die beste Mutter der Welt, und sie ist das wunderbarste Mädchen der Welt!

19

Joël Dehasse

Die Beziehung zwischen Haustieren und ihren Haltern – ein Spiegel menschlicher Beziehungen

Im Zusammenleben mit einem Haustier lernen wir uns selbst kennen – wenn wir wollen. Das Haustier ist unser Spiegel. Es enthüllt uns einige Geheimnisse über uns selbst. Man kann das Verhalten des Tieres natürlich in gewissen Grenzen ändern, aber wäre es nicht auch vernünftig zu schauen, was wir bei uns selbst ändern können, damit es uns besser geht und wir besser leben?

Drei Anekdoten

Ich erledige es für dich

Eine Frau in den Fünfzigern sagte mir: »Mein Hund ist zu jedem sehr freundlich. Fast zu jedem. Tatsächlich habe ich nur ein einziges Problem mit ihm.«

Ich hörte zu und wartete darauf, was kommen würde: »Ja?«

Sie fuhr fort: »Mein Hund ist aggressiv zu meiner Mutter!«

»Nur zu Ihrer Mutter?« »Ja, nur zu meiner Mutter!«

Gewöhnlich würde ich das aggressive Verhalten mit der Klientin im Einzelnen durchgehen: die Körperhaltung des Hundes, die Umstände, die die Aggression auslösen, ihre Folgen für das Verhalten des Hundes und für die Emotionen der Halterin und ihrer Mutter. Ich würde herausfinden, wer dieser Hund ist: seine Persönlichkeit, seine Launen, Emotionen und Kognitionen; aber hier wusste ich es schon.

Ich fragte sie: »Welche Gefühle hegen Sie gegenüber Ihrer Mutter?«

»Ich hasse meine Mutter«, erwiderte die Frau prompt, »aber ich würde ihr das nie zeigen!«

»Das müssen Sie auch nicht«, sagte ich. »Der Hund erledigt es für Sie!«

Ob der Hund ein »emotionaler Schwamm« ist, ob er auf unwillkürliche Mikrosignale im Verhalten seiner Besitzerin reagiert oder ob er selbst auf die Mutter der Besitzerin wütend ist – mit oder ohne Grund –, ist analysierbar, und ich analysiere es auch, um sein Verhalten eventuell zu ändern und akzeptabel zu gestalten. Die Gesellschaft gestattet Hunden keine Aggression, in welcher Form auch immer, selbst wenn sie legitim ist. Ich erzähle diese Anekdote, um aufzuzeigen, dass uns der Hund bisweilen eine Botschaft gibt, auf die wir besser hören sollten. Warum besucht diese Dame weiter ihre Mutter, die sie verabscheut? Warum Jahr für Jahr eine Hassbeziehung aufrechterhalten und so tun, als ob man einander herzlich zugetan wäre? Worin besteht die familiäre Dynamik, auf die der Hund mit dem Finger oder, genauer gesagt, mit den Zähnen zeigt?

Soll ich mich um dich oder um mich kümmern?

Eine andere Dame, auch sie in den Fünfzigern, stellte mir ihren Hund namens Macho vor, mit dem sie zusammenlebte. Es war so, als ob sie mit ihm verheiratet war oder in einer engen Zweierbeziehung lebte. »Macho«, so berichtete sie mir, »ist mir gegenüber gereizt und greift mich an.«

Im Laufe der Beratung erfuhr ich, dass sie ihre Ferien immer so gestaltete, dass sie ihren Hund mitnehmen konnte. An dieser Stelle warf ich ein: »Ich habe gerade ein Buch von einem amerikanischen Autor gelesen. Er rät Eltern, mindestens eine Woche pro Jahr ohne ihre Kinder zu verreisen. Ich glaube, das wäre auch in Ihrem Fall eine gute Idee …«

Die Dame hörte zu, dann wurde sie nachdenklich. Nach einem kurzen Schweigen erwiderte sie: »Ich habe nächste Woche Urlaub und habe schon vorgesehen, Macho mitzunehmen. Aber in einem Monat habe ich noch einmal eine Woche Urlaub; und dann könnte ich ohne meinen Hund fahren.« Das Gespräch endete kurz danach, ohne weitere Verschreibung oder Rat, nur mit der Einsicht, dass die Dame, die ihren Hund liebte, nicht verpflichtet war, für das Tier zu leben. Sechs Wochen später rief sie mich an, um mir mitzuteilen, dass der Hund ihr gegenüber nicht mehr aggressiv war.

Warum war der Hund aggressiv gegenüber seinem Frauchen? War er ihr Spiegel? Drückte er die – möglicherweise unbewusste – Gereiztheit aus, die die Frau empfand, weil sie nur durch und für ihren Partner lebte, in diesem Fall den Hund? Nachdem sie begriffen hatte, dass das Leben nicht nur darin bestand, mit dem Hund und für ihn zu leben, sondern auch etwas für sich selbst und manchmal ohne ihn zu tun, auch wenn sie diesen Freund auf vier Pfoten sehr liebte, verschwand ihre Gereiztheit gegenüber Macho und entsprechend auch die des Hundes gegen sie.

Wir haben uns darauf geeinigt, dass der Hund krank ist

Bei einem Hund, der einem jungen Paar gehörte, diagnostizierte ich eine hyperaktive Störung. Die Behandlung war erfolgreich, und dem Hund ging es sehr schnell besser. Nach einigen Monaten konsultierte mich der Besitzer, um Bilanz zu ziehen. Im Laufe der Konsultation fragte er mich, ob der Hund unter einer Trennung leiden würde.

Nachdem es dem Hund besser ging, hatten er und seine Frau sich nämlich getrennt. Sie hatten vor, sich scheiden zu lassen. »Glauben Sie, dass wir uns das Sorgerecht für den Hund teilen können? Ich meine, ist das zum Wohl des Hundes?«, fragte er mich. Diese Frage konnte ich bejahen. Ein Hund hat nicht nur einen Herrn. Im Übrigen wäre es gut aufzuhören, in Kategorien von Herr und Untergebener (sprich Sklave) zu denken. Ein Hund kann mehrere Bezugspersonen haben und an mehrere Menschen gebunden sein, die ihn leiten.

Aber die Scheidung machte mich betroffen. Inwieweit war ich verantwortlich für die Trennung des Paares? Diese Geschichte war für mich der Anfang eines großen Abenteuers: Ich stellte einen Antrag auf eine Ausbildung in systemischer Intervention und Familientherapie, und nach einem Vorstellungsgespräch und, wie es scheint, zahlreichen Diskussionen zwischen den Ausbildern und der Leitung wurde ich angenommen. Als einziger Tierarzt unter Psychiatern, Psychologen, Krankenschwestern und Sozialarbeitern galt ich eine Zeitlang als Außenseiter, bis ich als gleichwertiger Student akzeptiert wurde. Allerdings durfte ich die universitäre Ausbildung nicht mit einem Diplom abschließen. Nach einem dreijährigen Studium bekam ich eine Teilnahmebescheinigung. Das Diplom interessierte mich nicht, ich hatte eine Ausbildung bekommen und etwas gelernt: Was es bisweilen Menschen erlaubt, zusammenzuleben, und dem System erlaubt, im Gleichgewicht zu bleiben, ist eine Übereinkunft nach folgendem Muster: »Wir sind uns einig, dass der Hund/das Kind krank ist.« Und wenn der Hund nicht mehr krank ist, dann bricht die einzige Übereinkunft zusammen, und die Beteiligten sehen sich einer Leere oder einer so großen Anzahl von Meinungsverschiedenheiten gegenüber, dass die Bestandteile des Systems von nichts mehr zusammengehalten werden. Dann ist eine Scheidung die Folge. War ich also dafür verantwortlich? Ja, im Sinne des Schmetterlingseffekts oder der Chaostheorie: Ein kleiner Einfluss kann große Auswirkungen haben. Aber das wird mir von jetzt an dennoch nicht den Schlaf rauben.

Der Weg eines Psychologen im Schoße einer nichtexakten Wissenschaft[1]

Eine Prise »Behaviorismus«

Nach der Ausbildung in systemischer Intervention und Familientherapie war ich nicht mehr derselbe Therapeut und übrigens auch nicht mehr derselbe Mensch – auch wenn ich es erst Jahre später merkte. Man ist wirklich das, was man denkt. Es ist unglaublich, wenn man sich klarmacht, dass das, was man denkt – die eigene Weltsicht –, definiert, wer man ist, und von da aus die Strategien der Problemlösung bestimmt, die man seinen Patienten und Klienten vorschlägt.

Als ich 1979 die Universität verließ, hatte ich keine Kenntnisse vom Verhalten der Tiere. Aber ich hatte mich parallel mit Homöopathie beschäftigt, die eine holistische Medizin ist. Um eine individuelle Behandlung zu finden, stützt sie sich auf das, was das Persönlichste am Patienten ist: darauf, wie er seine Krankheit individuell ausdrückt. Und wir sprechen hier nicht nur vom körperlichen Ausdruck der Symptome, sondern vor allem von ihrem psychologischen Ausdruck. Ich wollte deshalb mehr über Tierverhalten wissen und verschlang Bücher über Verhaltensforschung, unter anderem jene von Konrad Lorenz (1903–1989), der 1973 den Nobelpreis in Physiologie erhielt. Ich las die Publikationen der ersten tierärztlichen Autoren, wie M. W. Fox[2], die umfangreiche Arbeit über Experimentalgenetik von Scott und Fuller[3] wie auch weitere Bücher von weniger bekannten Autoren über Hundeerziehung und über die psychomotorische Entwicklung und Erziehung von Kindern.[4] Wie es meine Gewohnheit war, fasste ich das, was ich aus dieser Informationsfülle aufgenommen hatte, in einem Manuskript zusammen, und wie es der Zufall – oder das Schicksal – wollte, wurde es veröffentlicht. 1982 erschien mein erstes Buch unter dem Titel *L'Education du chien, de 0 à 6 mois*[5], in dem ich auf die Wichtigkeit der von der Verhaltensforschung beschriebenen kritischen Sozialisationsphasen hinwies, auf die Wirksamkeit der positiven Verstärkung, die aus der Experimentalpsychologie des Skinner'schen Behaviorismus stammt, und auf die Organisation der aus Mensch und Tier bestehenden Gruppe, unter anderem nach dem hierarchischen Modell. Ich gebe hier einige Ratschläge daraus wieder.

Einige Ratschläge aus dem Behaviorismus

- Man kann seine biologische Ausstattung nicht ändern. Wir sollten uns klarmachen, was Teil der biologischen und genetischen Ausstattung ist, und es akzeptieren.
- Man kann Verhalten ändern, indem man seine Folgen modifiziert. Gleichbleibendes Verhalten wird durch innere oder äußere Belohnungen verstärkt. Wenn wir diese Belohnungen ausfindig machen, können wir sie modifizieren und unser Verhalten ändern.
- Man kann die Kompetenz und Intelligenz junger Wesen (Kinder und Tiere) fördern, indem man ihr Entwicklungsmilieu bereichert.

Ein Hauch von transpersonaler Psychologie

Ein bisschen Maslow,[6] ein bisschen Grof,[7] eine Menge Castaneda[8] und vieles, was ich über parapsychologische Experimente mit Tieren gelesen hatte, die vor allem an der Duke University unter der Leitung von J. B. Rhine[9] stattfanden, brachten mich auf die Spur des spannenden Themas eines »universellen Bewusstseins« und seiner praktischen Anwendung bei Tieren, in der telepathischen Beziehung zwischen Mensch und Tier und der intuitiven Kommunikation. Ich habe zehn Jahre Forschung in zwei Büchern zu diesem Thema zusammengefasst, die 1993 und 1998 herauskamen: *Chien hors du Commun* und *Chats hors du Commun*. Das hatte zur Folge, dass ich den folgenden praxisrelevanten Rat formulierte: Es gibt eine außergewöhnliche Welt jenseits unserer Sinneswahrnehmung, eine Welt, in der die Intuition herrscht. Wir sollten unserer Intuition vertrauen.

Eine Prise Systemik

1998 erhielt ich nach dreijähriger Ausbildung mein Zertifikat in systemischer Intervention und Familientherapie. Das machte mich nicht zum systemischen Therapeuten, sondern zu einem etwas seltsamen, um nicht zu sagen bizarren Tierarzt, der sich mehr mit dem Tierhalter und dessen Familiensystem beschäftigte als mit dem Tier selbst.

Die von diesem Ansatz vertretene Überlegung ist folgende: Ein System (eine Familie, eine aus Mensch und Tier bestehende Gruppe) besitzt Mechanismen, um sich im Gleichgewicht zu halten. Wenn in einem System ein anhaltendes Symptom (ein Verhalten, eine Erkrankung) auftritt, dann, weil es einen stabilisierenden Wert für das System hat. Auf welche Weise nützt also die Erkrankung dem System? Und wie kommt das System wieder ins Gleichgewicht, wenn man die Erkrankung ändert?

Eine Spur Psychologie und Psychopathologie

Bei Hunden und Katzen mit Verhaltensstörungen stößt man zwangsläufig auf die Frage nach der Einheit des Lebendigen und der Ähnlichkeit der seelischen Störungen bei Menschen und Tieren. Wenn man »Kontinuist« ist, also den Geisteszustand von Tier und Mensch als Kontinuum begreift, ist das ganz selbstverständlich!

Also muss man riesige Mengen an Büchern über Psychologie, vergleichende Psychologie und Psychopathologie wälzen sowie sogar das Diagnosehandbuch DSM-IV[10] lesen und sich gleichzeitig noch für Psychopharmakologie interessieren. Auch ein Tierarzt kann

Psychopharmaka verschreiben, was Verhaltensänderungen erleichtert.

Aus diesem Modell ergeben sich einige nützliche Fragen:

- Leidet das Individuum (das Tier, ich) an einer affektiven Störung?
- Lässt sich diese Störung leicht behandeln, oder muss man mit ihr leben?
- Hat diese Störung Auswirkungen auf das soziale Umfeld (Familie, Angehörige)?

Ein Gran Taoismus und Quantenphysik

Das Interesse herauszufinden, wer ich bin und was ich auf dieser Erde mache, brachte mich dazu, mich parallel mit Kinesiologie zu befassen. Diese kombiniert die westliche Forschung mit Strategien der energetischen Korrektur, die sich aus verschiedenen Modellen ableiten, sei es der Homöopathie, den Bachblüten, der Symbolik oder auch einfacher aus den Energiepunkten der Akupunktur – der jahrtausendealten chinesischen Medizin, die auf dem Gesetz des Tao gründet.

Gleichzeitig schlagen einige Quantenphysiker erstaunliche Antworten zum Thema Bewusstsein vor. Der Film *What the bleep do we know*[11] ist in dieser Hinsicht sehr erhellend. Dem Wissenschaftler, der die Materie in subatomare Partikel zerteilt, wird klar, dass Materie nichts weiter als geronnene Energie, Information oder Bewusstsein ist und dass dieses Bewusstsein unabhängig von Raum und Zeit existiert. Und mehr noch: Es ist, als wären wir – unser Bewusstsein – verantwortlich für alle Ereignisse, die wir erleben. Das ist die universelle Verantwortlichkeit.

Ich bin mitverantwortlich für das, was mir geschieht.

Aus diesem Modell ergibt sich eine Schlussfolgerung: Ich bin mitverantwortlich für das, was mir geschieht. Aber sie lässt sich schwer nutzen, denn auf welche Weise bin ich mitverantwortlich?

Dieser Weg, der auf persönlichem Erleben wie auch auf dem beruht, was ich mir – dank der ungeheuren menschlichen Erfindung der Schrift – durch die Erfahrung anderer angeeignet habe, verläuft gleichzeitig linear und parallel. Ich kann die Saat des Buddhismus und Taoismus schon in meiner Lektüre als Jugendlicher wiederfinden. Und wenn ich ein Studium der Tiermedizin statt schlicht der Medizin begann, dann vor allem, weil ich nicht mit Menschen reden wollte. Doch heute rede ich nur mit Menschen – ein Beweis dafür, dass man seinem Schicksal oder Karma nicht entgehen kann.

Nachdem ich mich mit meinem Examen als Tierarzt lange eingeschränkt fühlte, bin ich nun Verhaltenscoach für Tiere und coache ihre Halter in ihrem persönlichen Wohlbefinden durch das Tier als Katalysator. Ich habe begriffen, dass die Essenz eines Wesens – Tier oder Mensch – geheimnisvoll und unzugänglich ist. Man kann dazu Überlegungen anstellen oder vielmehr zahlreiche Vorstellungen davon haben, indem man sich angelesener Modelle bedient: der Verhaltensforschung, der Genetik, des Behaviorismus, der Psychologie, der Psychiatrie, der Systemik, des Taoismus, ganz zu schweigen von der Chaostheorie, der Spieltheorie oder der Motivationsforschung.[12] In meinem Metamodell kombiniere ich all diese Modelle mit einem spirituellen Ansatz und soweit wie möglich mit der universellen Verantwortung. Wenn man sich zahlreichen Modellen öffnet, erhöht man damit die Bandbreite der Handlungsstrategien bei Problemlösungen: Strategien, die individuell abgestimmt werden können auf die Weltsicht des Tierhalters und daher leichter auf seine Zustimmung treffen, während sie gleichzeitig für das Tier und das Familiensystem effiziente Lösungen bieten.

Das Modell des Spiegels

Der Spiegel wirft das Bild einer bestimmten Realität zurück; er ist eine Art Denkmodell. Meine Hypothese[13] lautet, dass das Haustier, das mit uns zusammenlebt, ein Bild von uns Menschen spiegelt, sowohl als Gattung als auch als Individuum. Dieses Modell verwende ich, wenn ich mit Menschen zu tun habe, die ein persönliches Coaching (in Richtung Wohlbefinden oder Weiterentwicklung) mit dem Tier als Vermittlungsinstanz wünschen. Das Tier ist Träger von Informationen, die zum Nachdenken über uns selbst und zum besseren eigenen Verständnis anregen.

Der Hund, die Gesellschaft und die Machthierarchie

Das Modell des Spiegels ist sowohl auf der individuellen wie auch der kollektiven Ebene interessant. Was kann uns der Hund über den Menschen und das Menschsein mitteilen – zumindest in unserer Kultur?

Vor einigen tausend Jahren durchliefen bestimmte Wölfe Mutationen, durch die sie weniger ängstlich gegenüber dem Menschen wurden. Sie fanden es bequemer, sich von menschlichen Abfällen zu ernähren. So besiedelten sie einen neuen Lebensraum, von dem sie abhängig wurden.[14] Sie tauschten ihre Selbstbestimmung gegen Sicherheit ein. Der Mensch selektierte anschließend die (psychisch und ökonomisch) abhängigsten Hunde und vergrößerte ebenfalls (mithilfe der Selektion) dabei auch bestimmte Verhaltenseigenschaften (motorische Muster, bei denen es sich um genetisch programmierte intrinsische Verhaltensabfolgen handelt, die durch Lernen wenig modifizierbar sind), um sich den Hund zu seinem Vergnügen gefügig zu machen, oft auf Kosten des physiologischen Gleichgewichts des Tieres.

Ein Eingriff in das physiologische Gleichgewicht des Tieres
Die Züchtung von Jagd- und Schäferhunden, die ein angeborenes (genetisches) Bedürfnis haben, sich mehr als zehn Stunden am Tag zu bewegen und aktiv zu sein, ist ein Problem für den Energiehaushalt des Tieres. In der Natur kommt es nie zur Selektion eines Verhaltens, das viel Energie kostet. Der Energieaufwand muss durch einen höheren Ertrag kompensiert sein. Anders gesagt: Ein Wolf wird nicht drei Stunden lang eine Maus jagen, aber ein Hund könnte das durchaus tun. Sein Energieverlust kann nur durch energiereiche Nahrung ausgeglichen werden, die er vom Menschen (kostenlos) erhält, was den Hund vom Menschen ökonomisch abhängig macht.

Was lehrt uns das über die Gattung Mensch? Worin besteht der Spiegel der Abhängigkeit und des Verlustes der Selbstverwirklichung? Er zeigt sich beim Menschen gegenüber der Gesellschaft.

Die Gesellschaft organisiert eine Gruppe von Individuen. Sie definiert, was annehmbar und was unannehmbar ist, sie gibt ihren Mitgliedern Sicherheit und erlaubt ihnen, sich in einem bestimmten Rahmen zu entwickeln. Die Gesellschaft ist ein virtuelles Wesen, das einen bestimmten Gleichgewichtszustand hat und überleben will, manchmal auf Kosten ihrer Mitglieder. Die westliche Gesellschaft – unsere Gesellschaft – hat Macht über uns errungen. Sie hat eine repressive Tendenz und entmutigt eher die persönliche Initiative, die Entwicklung und die Kreativität von Individuen oder die Selbstverwirklichung. Sie ist moralistisch; sie definiert, was für das persönliche Überleben akzeptabel ist.

Das systemische Modell bestätigt uns, dass die Gesellschaft ein eigenständiges, wenn auch virtuelles Wesen ist. Das behavioristische Modell zeigt uns, dass sie eher das System der positiven und negativen Strafe (der vielen Verbote) als der positiven oder negativen Verstärkung benutzt. Die Spieltheorie beweist uns, dass die Gesellschaft auf der Gewinner- und ihre Mitglieder auf der Verliererseite stehen, selbst wenn man sie glauben lässt, dass sie gewinnen. Tatsächlich gewinnt der westliche Mensch an Sicherheit hinzu, was er an Initiative und Selbstbestimmung verliert. Dem psychiatrischen Modell zufolge ist das Blockieren der Initiative und Selbstverwirklichung eine der Quellen der chronischen Depression, die in den westlichen Gesellschaften grassiert.

Die Situation des Hundes innerhalb des menschlichen Biotops ähnelt auffällig der des Menschen in seinem gesellschaftlichen Biotop: psychische Abhängigkeit, ökonomische Abhängigkeit, Abhängigkeit in puncto Sicherheit, Verlust der Initiative, Unterwerfung (Zwang) unter die Gesetze desjenigen realen oder virtuellen Wesens, das in der Hierarchie das Sagen hat. Es findet sich sogar die Tendenz des Menschen wieder, den Hund zu strafen, statt ihn zu belohnen. Viele Hundehalter sagen mir: »Mein Hund muss mir gehorchen, weil er es *muss*!«, nicht weil er einen (hedonistischen) Vorteil davon hat. Diese Menschen machen sich nicht klar, dass sie von ihrem Spiegel sprechen: ihrer eigenen Situation gegenüber der Gesellschaft.

Nach seinem eigenen Ebenbild hat sich der Mensch den Hund zum Sklaven gemacht, so wie er selbst Sklave der Gesellschaft ist. Die Machthierarchie war seither das erste, um nicht zu sagen einzige Modell, das der Mensch auf den Hund anwandte. Es ist immer noch das am meisten verbreitete Modell in der Welt. Man könnte glauben, dass sich der Mensch auf dem Rücken des Hundes ein bisschen von der Autorität oder Macht zurückholt, die er gegenüber der Gesellschaft (Kultur, Religion) verloren hat.

Der Mensch holt sich auf dem Rücken des Hundes ein bisschen von der Autorität oder Macht zurück, die er gegenüber der Gesellschaft verloren hat.

Dieses Modell sollte dringend gegen ein anderes ausgetauscht werden, das dem Wesen des Hundes gerechter wird. Aber geht das? Wenn ich dem Halter vorschlage, das Beziehungsmodell zu seinem Hund zu verändern, läuft er dann nicht Gefahr, sein eigenes Lebensmodell zu verändern? Wenn er beginnt, seinen Hund zu achten, endet er möglicherweise damit, sich selbst zu achten.

Kollektiver Spiegel

Der Mensch hat das Tier nach seinem Ebenbild zurechtgestutzt. Das gilt ganz gewiss für den Hund mit seiner jahrtausendealten Prägung. Die Katze ist dem Einfluss des Menschen lange entronnen. Sie hat sich selbst domestiziert, aber sie hat sich, was den Großteil der Mitglieder ihrer Art angeht, ihre Selbstbestimmung bewahrt. »Wie Hund und Katze sein« heißt nicht so sehr »sich zanken«, als die Unterschiede zwischen der Abhängigkeit des Hundes und der Freiheit der Katze zum Ausdruck zu bringen. Selbst gefühlsmäßig ist der Hund auf die Beziehung angewiesen, während die Katze ihre Zuneigung frei vergibt. Man findet diesen Spiegel bei den Hunde- und Katzenhaltern in ihrer Beziehung zu ihren Tieren ebenso wie zu ihresgleichen wieder.

Der individuelle Spiegel

Über diesen kollektiven Spiegel hinaus sieht sich ein Coach für Wohlbefinden und persönliche Entwicklung den individuellen Spiegel an. In einer Philosophie der universellen Verantwortung liefert alles, was jemand erlebt, Informationen über und für denjenigen, der es erlebt. Bei diesem Coaching dient das Tier als vermittelnde Instanz. So wie ein Kind offenbart das Tier manchmal eine Dynamik (Problematik) des Familiensystems und eine psychologische (emotionale, kognitive) Reaktivität seines Besitzers. Das Enthüllendste ist oft der Charakterzug, den der Besitzer bei seinem Tier nicht erträgt, weil es im Allgemeinen der ist, den er bei sich selbst nicht erträgt. Das sage ich mir auch selbst: Wenn ich eine bestimmte Situation, eine bestimmte Emotion oder ein bestimmtes Gefühl nicht ertrage, was sagt mir das über mich?

Der Rat, der sich aus dem Modell des individuellen Spiegels ableitet, ist der folgende: Wenn ich auf eine bestimmte Situation oder ein bestimmtes Verhalten meines Tieres reagiere, was sagt das über mich aus? Dieses Entschlüsseln kann die Hilfe eines Therapeuten erfordern, der den Schlüssel zum Code kennt.

Was die Entscheidung für eine Hunderasse uns sagt

Es ist unmöglich, hier alle individuellen Spiegel zu beschreiben. Doch werde ich einige Spiegel beschreiben, die mit der Auswahl der Hunderasse zu tun haben, bei der der Hund für eine bestimmte Funktion großgezogen wird. Der menschliche Spiegel ist im Allgemeinen das Gegenteil der vom Hund zum Ausdruck gebrachten Energie. Dieser Spiegel drückt allerdings immer eine Facette der Persönlichkeit des betreffenden Menschen aus.

Welcher Hund für welchen Persönlichkeitstyp?

- In *Hütehunden*, die die Herde zusammentreiben (wie dem Border Collie, dem australischen Schäferhund etc.) drückt sich die Energie des Sammelns und Anhäufens aus, verglichen mit ihrem menschlichen Spiegel, der unter Verlustangst leidet, was Besitz und Angehäuftes (Werte, Informationen, Kenntnisse) angeht.
- In *Wachhunden* (und den daraus entstandenen Kampfhunden) drückt sich die Energie des Schutzes gegen Feindseligkeit aus. Sie entspricht in ihrem menschlichen Spiegel dem Minderwertigkeits- und Überlegenheitskomplex. Es ist interessant zu beobachten, dass diese Art von Hunden von rassistischen Gesetzen und Ausrottungsversuchen bedroht ist.
- *Jagdhunde*, jene, die hetzen (Beagle, Bluthund, Hühnerhund, Basset etc.), und jene, die apportieren (Labrador, Golden Retriever etc.) drücken eine Energie der Orientierung und Führung aus als Spiegel für Menschen, denen sie fehlt. Es ist amüsant zu beobachten, dass

Blindenhunde aus dieser Rasse genau für Orientierung im Äußeren und die Rückkehr nach Hause sorgen, während ein Blindenhund aus der Rasse der Wachhunde (ein Deutscher Schäferhund beispielsweise) eher das Bedürfnis nach Schutz statt nach Orientierung ausdrückt. Die Terrier und Dackel drücken eine Energie der Beruhigung, der Treue (zu ihrer Absicht) und der Hartnäckigkeit aus als Spiegel für Personen, die diese Qualitäten gern hätten.

- In *Renn- und Schlittenhunden* (Windhunden, Huskys) und Hunden, die Parcours laufen (der Agility Border Collie zum Beispiel), drückt sich eine Energie der Selbstverwirklichung aus als Spiegel für Menschen, denen es schwerfällt, sich durch eigene Kraft zu verwirklichen. Diese Hunde arbeiten im Übrigen eher mit Menschen zusammen, als dass sie eine Abhängigkeit von ihnen aufweisen.
- Die *Riesenrassen* (irischer Wolfshund, Riesenpudel, Bernhardiner etc.) drücken eine Energie der Hypertrophie aus, Spiegel einer Aufblähung des mentalen Ichs, das auf Kosten des Herzens geht.
- *Schoßhunde* (Zwergpudel, Malteser, Lhasa Apsos, Pekinesen, Papillons etc.) drücken eine Energie des Mitgefühls und/oder der Stimmungsaufhellung auf. Sie sollen das Leid (Kummer, Traurigkeit, Groll, Unentschiedenheit, Verschlossenheit) ihrer menschlichen Spiegel kompensieren. In diesem Sinne werden die Hunde zu einer Art affektiver Droge für ihren menschlichen Partner.

Diese Spiegel sind mehr als Eintrittstür zur Selbstreflexion denn als Verkündigung einer Wahrheit zu betrachten.

Universelle Verantwortung

Aus dualistischer Sicht reagieren wir auf äußere Reize, und es würde genügen, den Auslöser zu stoppen oder zu modifizieren, damit es uns besser ginge. Das ist es, was der Besitzer eines Haustiers von mir verlangt, wenn das Verhalten des Tieres ihm Probleme macht: »Ändern Sie meinen Hund/meine Katze, dann bin ich glücklicher.« Man kann in der Tat problematisches Verhalten bei einem Tier in den Grenzen seiner Persönlichkeit durch akzeptableres Verhalten ersetzen.[15]

Aus systemischer Sicht sind wir bei der Entstehung von Problemen gleichzeitig reaktiv und aktiv. Um das Problem zu lösen, müssen wir die Verantwortung übernehmen, uns selbst zu ändern.

Aus Sicht der universellen Verantwortung[16] – Karma, Tao, Ho'oponopono[17], Quantenphilosophie – arbeiten wir daran, uns selbst essenziell zu ändern. Da wir über den anderen keine Macht haben, weil es sehr schwierig, zufallsbedingt und im Übrigen illusorisch ist, den anderen zu ändern, und wir letztlich verantwortlich für das sind, was wir erleben und besonders für die Art und Weise, *wie* wir Dinge empfinden und erleben, liegt die Lösung darin, bereitwillig zu akzeptieren, was uns widerfährt und/oder uns selbst zu ändern.

Sich selbst ändern

Der Mensch (oder das Tier) ist das Ergebnis einer komplexen Mischung aus genetischen und erfahrungsbasierten Interaktionen, aus Überzeugungen und Konditionierungen, die zu automatischen Reaktionen auf spezifische Zusammenhänge führen. Während sich unsere Vererbung und unsere Erfahrungen kaum ändern lassen, können wir jedoch alle Konditionierungen und Überzeugungen ändern, die irgendwann einmal (in der Vergangenheit) nützlich waren und heute vielleicht nur eine unnütze Last oder sogar eine Blockade für unser Wohlbefinden und unsere persönliche Entwicklung sind.

Bejahen, wer man ist

Bei dem, was wir nicht ändern können, genügt es zu akzeptieren, der zu sein, der man ist – aber das ist wahrscheinlich am allerschwersten. Unter den Tieren ist der Mensch das Wesen mit dem am stärksten entwickelten Gehirn, was ein Geschenk und gleichzeitig ein Fluch ist: Das Gehirn produziert unablässig Gedanken, und der Mensch muss es schaffen, inmitten dieses Wirrwarrs, um nicht zu sagen dieses ständigen Tumults, zu funktionieren. Dass es ihm überhaupt gelingt, zwei vernünftige Gedanken aneinanderzureihen, ohne in dem Störgeplapper unterzugehen, grenzt an ein Wunder. In dieser aufgeblähten (oder sogar pathologischen) Funktion nehmen der Ärger und das Urteil einen großen Platz ein. Der Mensch akzeptiert selten, wer er ist. Er vergleicht sich mit anderen, obwohl niemand anderer als er selbst sein Leben lebt. Der Mensch ist einzigartig und unvergleichlich, und ebenso ist sein Leben einzigartig und unvergleichlich. Dennoch misst er sich an einem von der Gesellschaft (von anderen) vorgegebenen Ideal, sei es physisch oder psychisch.

Der Mensch akzeptiert selten, wer er ist.

Der Philosophie der universellen Verantwortung zufolge haben wir gewählt, wer wir sind, wo und wann wir sind und mit wem wir leben.

Der Mensch kann wie das Tier eine besondere Anlage mitbekommen haben, die ihn ängstlich, depressiv, impulsiv oder reizbar macht. Statt der Anlage mithilfe von Psychopharmaka Gewalt anzutun, was bleibt uns als zu bejahen, wer wir sind, und dennoch zu handeln?

Wenn ich eine ängstliche Persönlichkeit habe und mir in Gedanken zukünftige Widrigkeiten ausmale – Situationen, in die ich vermutlich nie kommen werde –, kann ich mir bewusst machen, dass meine Art, zu denken und die Welt wahrzunehmen, sich nie ändern wird. Ich werde nicht dann glücklich sein, wenn die Angst und die Sorgen aus meinem Leben verschwunden sind, sondern an dem Tag, an dem ich lebens- und handlungsfähig bin trotz meiner Ängstlichkeit, meiner Sorgen und meiner Qualen. Indem ich diese Facette meiner Persönlichkeit annehme, ohne dem Glauben zu schenken, was sich mein fantasievolles Gehirn an Katastrophen ausdenkt, kann ich voll und ganz leben. Und das ist eine tagtägliche Arbeit.

Wenn ich depressiv bin und mich mit Reue und Schuldgefühlen in Bezug auf die Vergangenheit herumquäle, werde ich an dem Tag glücklich sein, an dem ich aufhöre, an mein Geplapper zu glauben, und einen Schritt vor den anderen setze auf der Suche nach persönlicher Kreativität und Besserung.

Sich in der Erfahrung bejahen

Da Leben im Wesentlichen Handeln ist, wie können wir handeln, wenn wir durch unsere Anlage, Gesellschaft, Kultur, Überzeugungen, Automatismen und unseren Körper eingeschränkt sind? Es gibt nicht tausend Arten zu handeln: Wir müssen, und das ist nicht immer einfach, einen Schritt vor den nächsten setzen und vorwärtsgehen. Kinder, die laufen lernen, machen uns das alltägliche Wunder vor: Sie fallen hundertmal hin, sie stehen hundertundeinmal auf, so stark ist ihre Motivation, wieder aufzustehen. Und wie die Chaostheorie erläutert, kann eine winzige Veränderung des ursprünglichen Zustands – ein Aktivwerden, ein augenscheinlich unwichtiges Ereignis – beträchtliche Auswirkungen haben. Wir können die Unsicherheit dieser Auswirkungen fürchten, wir können bereuen, dass wir aktiv geworden sind, oder wir können uns dazu bekennen, dass wir es gewagt haben zu handeln, und uns in der Erfahrung annehmen, ganz gleich, worin die emotionale Verunsicherung und der Tumult der Überzeugungen, die daraus folgen, bestehen mag.

Schlussfolgerungen und Ratschläge

Da die Welt eine Illusion ist, stehen uns, um zu leben, nur Modelle, Interpretationen und Überzeugungen zur Verfügung. Die Bedeutung dieser Modelle und Überzeugungen besteht nicht so sehr darin, dass wir uns mit ihnen der Wahrheit der Welt annähern, sondern dass sie uns erlauben, unseren Weg durch diese Welt zu gehen. Je mehr Modelle wir haben, desto mehr (wirksame) Lösungen haben wir, um die Probleme anzugehen, denen wir auf unserem Lebensweg begegnen. In der Welt des Verhaltens sind einige Modelle effizienter als andere: Verhaltenstherapien, systemische Interventionen, kognitives Reframing, Psychopharmaka, klassische Gegenkonditionierung etc.

In der Welt der Beziehung zwischen Mensch und Haustier ist das Modell des Spiegels sehr hilfreich, um an uns selbst zu arbeiten. Ein Schlüssel, der beim Dekodieren hilft, ist die Frage: »Was sagt mir das über mich selbst?« Von da aus übernehme ich die Verantwortung für meine Wahrnehmungen, meine Reaktionen, meine Gefühle und – in einer spirituellen Philosophie – auch dafür, dass ich mir (wenn auch unbewusst) vorgenommen habe, diese einzigartige Erfahrung zu machen. Wenn ich das tue, bin ich nicht mehr Opfer, sondern Mitschöpfer der Erfahrungen meines Lebens.

Weiterführende Informationen finden Sie auf der Seite 466.

20

Aurore Sabouraud-Séguin

Muss man das Gleiche erlebt haben, um Empathie für andere zu haben?

Die Kindheit ist die Zeit fundamentaler Erfahrungen und fundamentalen Lernens. Sie legt unzweifelhaft fest, was aus uns wird und welche Entscheidungen wir als Erwachsene treffen.

Kinder sind egozentrisch und haben nicht unbedingt Einfühlungsvermögen für ihresgleichen. Empathie ist eine den anderen zugewandte Emotion, die dazu dient, soziale Beziehungen herzustellen. Seltsamerweise lernen wir Empathie, indem wir das Leid kennenlernen.

Wie entsteht Empathie?

Meine Großmutter verlor einen ihrer Söhne bei den Bombenangriffen auf Paris. Ich sah das Foto dieses jungen Mannes auf der Kommode im Wohnzimmer stehen, mit einem kleinen Blumenstrauß davor, der immer erneuert wurde. Ich dachte, meine Großmutter hätte ja nun *mich* als »Kind«, und das würde zu ihrem Glück genügen! Ich verstand ihr Leid erst, als ich selber Kinder hatte. Erst da konnte ich mir vorstellen, was sie empfunden haben musste. Ich empfand endlich Mitgefühl und nicht nur eine egozentrische Liebe für sie. Als ich selber Mutter war, konnte ich diese Erfahrung mit ihr teilen und war dadurch imstande, mich in sie hineinzuversetzen, um nachzufühlen und mir vorzustellen, was sie empfunden hatte.

Welchem Zweck das Leid dienen kann

Leid ist zweifellos ein Mittel, um Einfühlungsvermögen zu erlernen. Wenn wir diese Emotion erlebt und beobachtet haben, was sie in uns selbst auslöst und welche Folgen sie für andere hat, können wir das Leid, das ein anderer durchmacht, verstehen, unabhängig – oder beinahe unabhängig – davon, welche Ursachen es hat.

Ich habe als Kind *sehr gelitten,* zumindest glaubte ich es. Ich litt sehr und hatte ein furchtbares Verlustgefühl, wenn eine Person, die mir ans Herz gewachsen war, aus meinem Leben verschwand, nicht weil sie starb, sondern weil sie umzog. Aus der Rückschau sind diese Verluste und dieses Verlassenwerden natürlich ganz gewöhnliche und normale Lebensereignisse und nichts Traumatisches. Aber als Kind ging ich in jeder Situation durch sehr starke Emotionen: Trauer, das Gefühl des Verlassenseins, Wut. Die erste Erinnerung an Traurigkeit und Leid, die ich habe, war, als mein kleiner Bruder meine Puppe auf den Boden warf und dabei ihr kleiner Finger abbrach. Sie war nicht mehr so schön wie vorher, ich war unglücklich, und mein Bruder lachte.

Einige Jahre später zogen wir um, aus einer kleinen Wohnung in Paris in ein Haus am Stadtrand. Ich musste mich von meiner besten Freundin trennen. Ihr schien der »Horror« dieser Trennung nichts auszumachen. Ich hatte damals mehrere Monate lang Albträume. Es war ein echtes Leid, das sie nicht mit mir teilte. Sie antwortete auch nie auf meine Briefe. Es war vorbei; sie hatte mich vergessen. Sie hieß Sylvie Carpentier, und ich erinnere mich noch gut daran, wie sie mir ihre Kinderbücher lieh.

Einige Jahre später ließ mich meine Großmutter im Stich. Sie zog in den Südwesten Frankreichs. Ich weinte mir die Augen aus dem Kopf und flehte sie an, nicht wegzugehen, aber meine Großeltern zogen trotzdem weg. Ich war erstaunt und enttäuscht, als ich begriff, dass meine Großmutter, die mich sehr liebte, nichts dabei fand wegzuziehen. Ich empfand es als Im-Stich-gelassen-Werden. Schmerzerfüllt beobachtete ich, wie sie sich auf ihr kleines Haus und ihre Rente freute und für meine Verzweiflung kein Verständnis aufbrachte.

Ich hatte nicht viel Einfühlungsvermögen für sie! Wie alle Kinder kreiste ich sehr viel stärker um mich und meine Emotionen als um die Gefühle anderer. Doch ein Kind wird groß und lernt, Gefühle zu erwidern, sie zu verstehen und andere zu lieben – mit Freude in das Beziehungsleben einzutreten. Auf diese Weise konnte ich einsehen, dass es möglich ist, das Mädchen zu vergessen, das ich für meine lebenslange und beste Freundin hielt, und andere Freundschaften einzugehen. Ich verstand auch, dass die Entfernung nicht die anhaltenden Gefühle für meine Großmutter und das emotionale Band verhinderte, das ich zu ihr geknüpft hatte.

Das Leid besiegen

Dieses Erlernen der Beziehungen zwischen anderen und mir, des Leids, das man mit und wegen ihnen erfährt, vollzog sich in einer Atmosphäre emotionaler Sicherheit (meine Eltern waren immer da) und trotz aller Brüche in einem Klima des Beziehungsreichtums (ich war umgeben von vielen Onkeln und Tanten sowie Cousins, die nur wenig älter waren als ich). Dadurch konnte sich der Lernprozess der emotionalen Anpassung wahrscheinlich sanft und mit einer für mich im Großen und Ganzen erträglichen Intensität abspielen (auch wenn ich damals nicht dieser Meinung war). Die Erinnerungen an diese schmerzlichen Augenblicke im Rahmen des gewöhnlichen Lebens führten dazu, dass ich rasch begriff, was andere in schwierigeren oder traumatischeren Situationen empfanden. Wenn Empathie entsteht, heißt das, dass man die Gefühle, die ein anderer Mensch äußert (Leiden, Verlust, Scham, Glück), empfinden, verstehen und somit teilen kann.

Mein Interesse, zu verstehen, wie ich selbst und meine Freunde funktionierten, und mein Wunsch, die entsprechenden negativen Einflüsse zu lindern, sind ein Resultat dieser kindlichen Erfahrungen. Ich glaube, dass sich auf diese Weise bei mir die Lust und die Fähigkeit herausbildeten, Therapeutin zu werden.

Ich höre Menschen oft den Ausspruch von Nietzsche wiederholen: »Was uns nicht umbringt, macht uns stärker.« Leid ist ein Gefühl, durch das wir uns zweifellos entwickeln, aber nur in dem Maße, in dem dieses Leiden »erträglich« ist. Es lehrt uns das Gute und das Schlechte und ermöglicht uns, über uns hinauszuwachsen und uns weiterzuentwickeln. Das Gefühl, Leid ertragen und besiegt zu haben, verleiht einem Menschen Kraft. Man kann auf diese Weise das Leid und die Emotionen anderer verstehen und teilen, die richtigen Worte finden und sie auszusprechen wagen, wenn sie selbst sie nicht wahrnehmen. Das ist Empathie.

Das Einfühlungsvermögen und der Therapeut

Bei einer Vernissage, die eine meiner Patientinnen gab, stand ich vor einem ihrer Bilder neben einem Mann mit einem schönen Hut, der ein Gespräch mit mir anknüpfte. Wir begannen mit dem üblichen Smalltalk. Nachdem wir schon bald feststellten, dass wir den gleichen Beruf hatten – Psychiater –, gingen wir über die gewöhnlichen Banalitäten hinaus, um uns über berufliche Banalitäten zu unterhalten. Wir kamen auf unsere Interessengebiete zu sprechen, und ich redete schließlich über die Themen, die mich interessieren und in denen ich mich gut auskenne, insbesondere über die Therapie bei Traumata und Vergewaltigung. Nachdem er mir aufmerksam zugehört hatte, erwiderte er mit Kennermiene und in einem wissenden Ton: »Du redest sehr engagiert über dein Thema, man sieht, dass es dir am Herzen liegt. Hast du dich je gefragt, ob du selbst ein Inzest- oder Vergewaltigungsopfer warst?« Ich war außerordentlich wütend und fassungslos. Muss man selbst ein traumatisches Ereignis erlebt haben, um imstande zu sein, es zu verstehen oder sich dafür zu interessieren? Ich glaube nicht.

Ich sagte es schon zu Anfang: Leid ist konstruktiv, wenn es im Zusammenhang mit einem erträglichen Ereignis und in einem geschützten Rahmen auftritt. Ich hatte das Glück, in einer großen Familie aufzuwachsen, in der es immer jemanden gab, der sich um den anderen kümmerte. Wenn ein Onkel mich zum Weinen brachte, kam ein anderer Onkel oder eine Tante und tröstete mich. Wenn meine noch sehr jungen Eltern damit beschäftigt waren, ihre Jugend auszuleben, statt Zeit mit uns Kindern zu verbringen, waren unsere Großeltern da, um einzuspringen. Es war immer jemand da, um uns zu schützen und zu verhüten, dass etwas Schlimmes passierte. Diese Überzeugung hat mich stets begleitet. Sie war sehr hilfreich, als ich groß wurde, und sie ist eine wirksame Unterstützung für mich als Therapeutin. Sie ist auch eine Kraft, die den Patienten hilft.

Empathie ist die Fähigkeit, die Gefühle anderer zu verstehen und sie mit ihnen zu teilen. Psychotherapeuten brauchen diese Eigenschaft. Empathie ist die dem Menschen gegebene Fähigkeit zu empfinden, was ein anderer empfindet. Diese Fähigkeit gestattet dem Menschen einen besseren Gebrauch und ein besseres Verständnis von sozialen und Beziehungsinteraktionen, sodass er sich verteidigen oder aggressivem Verhalten entziehen kann. Wenn Sie die Handlungen und Bedürfnisse anderer einigermaßen genau vorhersehen können, sind Sie in der Beziehung zu ihnen lockerer und gewandter. Die Fähigkeit, den Ausdruck anderer Individuen intuitiv zu erfassen und mit ihnen auf derselben Ebene in Kontakt zu treten, erhöht das Gefühl der Sympathie. Das ist die Voraussetzung für das Verständnis

Empathie ist die Fähigkeit, die Gefühle anderer zu verstehen und sie mit ihnen zu teilen.

anderer, für die Bindung und für die zwischenmenschliche Beziehung, die eines der grundlegenden Elemente unseres Überlebens ist.

Die Empathie in der Hirnforschung

Für Tania Singer ist Empathie die Fähigkeit, Schmerz zu empfinden. In einer Studie mit freiwilligen Versuchspersonen entdeckten Singer und ihr Team, dass Empathie bestimmte Hirnregionen aktiviert, die für das Schmerzempfinden zuständig sind. Wenn man einen kochend heißen Löffel anfasst, wird in der Hand eine Empfindung, sich zu verbrennen, erzeugt, die von den Nerven an die Temperaturrezeptoren des Gehirns weitergeleitet und dann wieder zur Hand zurückgeführt wird. Bestimmte Hirnregionen sind zuständig für das Verständnis und die Intensität der Empfindung, andere Regionen werden mobilisiert, um die Verletzung zu lokalisieren oder um die unangenehme bzw. unerträgliche Qualität des Schmerzes zu bestimmen. Folglich kann die Empfindung der Schwere und Intensität des Schmerzes je nach Kontext variieren.

Reaktionen im Kontext

Wenn Sie in einen schweren Unfall verwickelt sind, ist Ihr Überlebenssystem vollauf damit beschäftigt, die Situation zu analysieren und die beste Strategie ausfindig zu machen, um Sie aus der Situation zu befreien, und das so sehr, dass Sie die Schmerzen, die Ihre eventuellen Verletzungen verursachen, nicht wahrnehmen. Kommen Sie jedoch mit Kindern in Kontakt, von denen Sie erfahren, dass sie Läuse haben, empfinden Sie einen unerträglichen Juckreiz und kratzen sich mit aller Kraft am Kopf. Ihre Empfindungen und Ihr Verhalten sind kontextabhängig.

Den Untersuchungen der Wissenschaftler zufolge werden bei der Empathie dieselben Hirnregionen aktiviert wie bei Schmerzen: die anteriore Insel und der anteriore cinguläre Cortex. Wenn einer Ihrer Angehörigen unter starken Schmerzen leidet, wird bei seinem Anblick auch gleichzeitig Ihre für das Schmerzempfinden zuständige Hirnregion aktiviert. Sie empfinden Empathie für das Leiden Ihres Angehörigen. Wenn Sie selbst hingegen unter den Schmerzen leiden, werden sämtliche Hirnregionen aktiviert. Die Wissenschaftler haben diese Abläufe mithilfe von bildgebenden Techniken untersucht (Magnetresonanztomografie). Frauen weisen die stärkste Empathie auf: Wenn man ihnen Bilder zeigt, auf denen jemand aus ihrer Familie scheinbar von einer Wespe gestochen wird, tritt bei ihnen eine stärkere Aktivität der Hirnareale auf, die für das Schmerzempfinden zuständig sind. Die Empathie wird sogar dann aktiviert, wenn die Versuchsperson das Gesicht des Opfers nicht sieht. Es scheint (nach T. Singer), dass wir noch mehr Mitgefühl mit anderen haben, wenn wir ähnliche Emotionen oder Situationen durchgemacht haben wie diejenigen, die sie erleben.

Zehn Jahre nach der Entdeckung der Spiegelneuronen haben wir den Beweis, dass wir die gefühlsmäßige Dimension dank einer neuronalen Bahn miteinander teilen, die unsere Fähigkeit, uns einzufühlen, unterstützt. Die Wissenschaftler haben nachgewiesen, dass unser Gehirn im Augenblick der mitfühlenden Emotion auf dieselbe Weise aktiviert wird wie das Gehirn desjenigen, der die Emotion erlebt. Wir wären demnach imstande, unsere automatischen Empathiereaktionen dem Kontext, dem Beziehungsmoment oder der Beobachtung anzupassen.

Wozu dient das Einfühlungsvermögen?

Das Verständnis des affektiven Verhaltens unserer Mitmenschen ist der Eckpfeiler unseres sozialen Lebens. Es erlaubt uns, miteinander auf effiziente, aber auch angenehme Weise zu interagieren und zu kommunizieren. Mit seiner Hilfe können wir die Absichten und Handlungen anderer vorhersagen. Unsere affektive körperliche Reaktion erlaubt dem anderen, unsere Gefühle zu verstehen: Wenn etwas geschieht, was uns nicht gefällt, erhält unser Gegenüber durch unseren Gesichtsausdruck – unsere Mimik – sofort eine emotionale Information (Abscheu, Traurigkeit, Erstaunen etc.), was ihm erlaubt, sein Verhalten anzupassen oder zu modifizieren. Wenn uns die Gegenwart des anderen hingegen angenehm ist, drückt unser Gesicht eine Zufriedenheit und Freude aus, die von unserem Gegenüber im Prinzip wortlos verstanden wird. Der andere wird sich seinerseits in der Situation wohlfühlen und Lust haben, sie fortzusetzen.

Wir sehen also, dass Empathie eine menschliche Fähigkeit ist, die für das soziale und Beziehungsleben essenziell ist (angeblich soll es auch Empathie unter Tieren geben, die ihnen erlaubt, komplexe soziale Beziehungen herzustellen). Dank dieser Eigenschaft können wir die emotionalen Folgen unseres Verhaltens auf einen anderen (Leid, Trauer, Wut) erkennen und es verändern, um diesem Leid ein Ende zu setzen. Diese Fähigkeit, die Emotion des anderen zu teilen, erlaubt Menschen untereinander ein besseres Verständnis ihrer Handlungen und ihres Verhaltens und verbessert auf diese Weise die sozialen Beziehungen.

Weitere Elemente der Empathie

Noch weitere Elemente spielen in eine weiter gefasste Definition von Empathie hinein: die Imitation, die emotionale Ansteckung, die Anteilnahme, das Mitgefühl. Jedes dieser Elemente beschreibt unterschiedliche Phänomene, die miteinander verknüpft sind und ineinandergreifen und sehr häufig gleichzeitig auftreten.

Der Unterschied zwischen Nachahmung und emotionaler Ansteckung ist bedeutsam. Unter Nachahmung versteht man die automatische Tendenz, die affektiven, stimmlichen und motorischen Äußerungen und die Körperhaltung einer anderen Person zu übernehmen. Das ist die wichtigste Art des Lernens im Kleinkindalter (Elaine Hatfield, Jean Piaget). Die Nachahmung ist ein Mechanismus, der wahrscheinlich am Rande mit dem Phänomen der Empathie zu tun hat. Ihre Rolle wurde in verschiedenen Studien demonstriert, bei denen es um emotionale Reaktionen von Versuchspersonen auf Gesichter mit jeweils unterschiedlicher Mimik ging, die ihnen gezeigt wurden. Den Studien zufolge reagiert eine Versuchsperson auf den Ausdruck (Lächeln, Stirnrunzeln), den sie auf einem anderen Gesicht beobachtet, mit einer kohärenten Emotion. Das erlaubt Sozialverhalten und ein Verständnis des Menschen in der Beziehung (Sonnby-Borgstrom 2002).

Die emotionale Ansteckung ist ein anderer Vorgang, der mit der Empathie verwandt ist, obwohl sie sich davon unterscheidet: Babys weinen, wenn sie andere Babys weinen hören. Selbst Erwachsene haben die Tendenz zu lachen, wenn sie andere lachen hören. Tania Singer zufolge gehört hierzu beispielsweise das Bewusstsein von sich und anderen, die Fähigkeit, die eigenen Bedürfnisse von denen anderer zu unterscheiden, und die Fähigkeit herauszufinden, ob unsere Emotion von uns stammt oder von der Emotion eines anderen ausgelöst wurde.

Es ist auch wichtig, die Anteilnahme oder das Mitgefühl von der Empathie abzugrenzen, ein weiteres Element, das in die Beziehung zu anderen einfließt. Während die Empathie die Folge des Verständnisses der Gefühle des anderen ist, teilen bei der Anteilnahme oder dem Mitgefühl die beiden Personen die Gefühle nicht unbedingt miteinander. Beispielsweise wird ein Gefühl von Traurigkeit, das eine Person zeigt, infolge von Empathie auch ein Gefühl von Traurigkeit bei einer anderen Person hervorrufen. Doch wenn jemand Anteilnahme für den Menschen empfindet, der traurig ist, manifestiert sich das eher als Mitleid oder Mitgefühl. Wenn ein Mensch bei jemand anderem ein Gefühl der Eifersucht beobachtet, wird er vermutlich keine Eifersucht empfinden, sondern Anteilnahme oder Mitgefühl für die eifersüchtige Person.

Diese Unterscheidung zwischen Anteilnahme und Empathie ist wichtig. Empathie hat gefühlsmäßig zur Folge, dass man das Gefühl des anderen teilt, während die Anteilnahme oder das Mitgefühl dazu führt, dass der Betreffende sich vor allem gefühlsmäßig zum anderen hin orientiert, was ein sekundärer Schritt der Empathie ist.

Man geht auch davon aus, dass Empathie ebenso wie der Altruismus dazu dient, das Wohlbefinden eines anderen Menschen oder anderer Menschen zu erhöhen. Doch Empathie geht nicht unbedingt mit Altruismus einher. Beispielsweise kann ein Polizist einem Verdächtigen mithilfe der Empathie eine Aussage oder ein Geständnis entlocken, indem er in ihm ein Gefühl der Hilflosigkeit oder Schuld provoziert. Ein Folterer kann sich in sein Opfer hineinversetzen, um es noch stärker zu quälen. Die Empathie kann also unabhängig von einem positiven oder altruistischen Gefühl eingesetzt werden.

Dennoch wird Empathie als eine notwendige Etappe in einer Kette von Prozessen betrachtet, zu denen das Miteinanderteilen, das Interesse an den Gefühlen anderer und die Motivation, sich auf soziale Beziehungen einzulassen, gehören.

Der Therapeut, die Empathie und das Mitgefühl: Muss man dasselbe erlebt haben wie der Patient?

Vor vier Jahren starb mein Bruder innerhalb weniger Monate völlig unerwartet an Krebs. Die Welt brach für uns alle zusammen. Unsere Familie war noch nie von einem so schweren Verlust heimgesucht worden. (Allerdings stimmt das nicht ganz: Mein Vater erfuhr vom Tod seines Bruders mit elf Jahren, als er getrennt von der Familie war. Man hatte ihn wie viele andere Pariser Kinder in eine Pflegefamilie in der Provinz gegeben. Er lebte dort seit einem Jahr auf einem einsamen Bauernhof, als sein Vater eines Tages ganz in Schwarz vor ihm stand und ihm mitteilte, dass sein großer Bruder – der junge Mann auf dem Foto im Wohnzimmer meiner Großmutter – bei der Bombardierung ihres Wohnhauses ums Leben gekommen war.) Mein Glaube an Sicherheit und Unsterblichkeit brach zusammen.

Im Jahr nach seinem Tod kam eine Frau zu mir in die Therapie, weil ich ihren Worten zufolge den Ruf hatte, gut zuhören und Menschen, die furchtbare Dinge erlebt hatten, helfen zu können: »Aber vielleicht wollen Sie sich gar nicht mit mir abgeben, denn letztlich ist meine Geschichte nicht so schrecklich wie andere Geschichten.« Ich knipste meine Aufmerksamkeit an, meine Empathie war wach, ich fühlte mich sehr professionell und hörte zu. Nach und nach merkte ich, wie ich meine Fassung verlor und erstarrte. Sie erzählte von der Krankheit ihrer Tochter, den Ärzten, den Krankenhäusern und ihrem Tod. Dieselbe Krankheit, derselbe Verlauf, dieselben Ärzte, derselbe Tod wie bei meinem Bruder. Ich konnte nicht mehr zuhören, ich versuchte mit allen Mitteln, der Situation zu entrinnen. Ich blockierte die Empathie, die Anteilnahme, das Mitgefühl und alles Übrige, um zu verhindern, dass die Emotionen hochstiegen und mich überschwemmten.

Am Ende der Stunde dankte mir die Patientin mit großer Wärme. Es habe ihr sehr gutgetan und sie wolle in der folgenden Woche wiederkommen. Wie sollte ich ihr sagen, dass das nicht möglich war?

Mir fiel nichts ein, also gab ich ihr einen Termin. Und im Laufe der Stunden wurde auch ich ruhiger ebenso wie sie. Ich ging durch meinen Trauerprozess in derselben Zeit wie sie. Wir sprachen über den Tod, oder vielmehr ließ ich sie vom Tod ihrer Tochter sprechen, von den Umständen und ihren Emotionen, und in meinem Innern machte ich dieselbe Arbeit wie sie. Was ich ihr sagte, sagte ich auch zu mir. Und das tat mir gut, denn ich konnte mich mit meinem eigenen Schmerz auseinandersetzen. Ich erzählte ihr nicht von meinem Leid; sie wusste nicht, dass ich dasselbe erlebt hatte wie sie. Es war keine Anteilnahme da, das war es nicht, was sie wollte. Aber wir teilten Emotionen miteinander durch »die Empathie unserer beiden Gehirne«, die nonverbal miteinander kommunizierten, und das gestattete ihr, sich verstanden und gehört zu fühlen.

Mit der Zeit fühlt man sich als Therapeut wohler und ist besser imstande, sich mit jeder Erfahrung und Emotion eines anderen auseinanderzusetzen, und das mit umso weniger Angst, je mehr man das Gefühl hat, ein beachtliches Gepäck von Ereignissen erfolgreich bewältigt zu haben. Experimente über die Empathie haben gezeigt, dass wir, wenn wir dieselbe Erfahrung gemacht haben wie der andere, seinem Leid Anteilnahme oder Mitgefühl entgegenbringen und gleichzeitig Empathie, um es zu verstehen. Natürlich kann der Therapeut unmöglich alle Erfahrungen seiner Patienten selbst erlebt haben! Doch er muss einige erlebt haben. Unsere Ressourcen sind aus einer Erfahrung geschöpft, die sowohl persönlicher als auch »empathischer« Natur ist. Tatsächlich scheint mir, dass der Therapeut einen Teil der Dinge, die er weiß, dem Umstand verdankt, dass er seine Patienten beobachtet und ihnen zuhört. Gerade die Empathie erlaubt uns, das Erleben unserer Patienten zu verstehen, ohne selbst durch dieselben Prüfungen gehen zu müssen. Glücklicherweise muss man keine Vergewaltigung erlebt haben, um zu verstehen, was ein Mensch dabei empfinden kann. Aber man muss Leid erlebt haben, man muss das Leid kennen, sei es physischer oder seelischer Natur, um Empathie zu haben.

Wie lernt man Empathie?

Seltsamerweise lernen wir, empathisch zu sein, indem wir leiden lernen. Das Erkennen unserer Emotion eröffnet uns den Zugang zum Erkennen der Emotionen anderer Menschen. Wir lächeln, wenn ein Kind lächelt, wir weinen, wenn wir den Tod des Königs der Löwen anschauen, wir haben ein Gefühl von Fülle und Freude, wenn wir in einem Chor singen. Und dafür brauchen wir keine Worte. Diese Fähigkeit erlernen wir, verfeinern wir, passen wir während des ganzen Lebens an, beginnend mit unserem Umfeld und unserer Umgebung in der frühesten Kindheit. Wir lernen sie durch Beobachtung: durch Selbstbeobachtung und die Beobachtung anderer und die Überprüfung dessen, was wir verstanden haben.

Man kann Empathie trainieren, aber nicht Emotionen.

Man kann Empathie trainieren, aber nicht Emotionen. Die Emotionen sind das, was da ist, noch bevor wir verstehen und analysieren.

Die Empathie auf Patienten übertragen

Mme H. kam in meine Sprechstunde und bat um Hilfe. Keiner verstand sie, man warf ihr vor, nicht das zu tun, was angebracht war. Sie hatte sich gerade von ihrem Mann getrennt, der ihre Kinder misshandelt hatte. Sie hatte das Gefühl, dass die Therapeuten und der Richter ihr unterstellten oder vorwarfen, nicht das Notwendige zu tun. Sie wusste nicht, was sie tun sollte, und konnte sich nicht verständlich machen.

Und tatsächlich kämpfte ich bei unserer ersten Unterredung gegen ein Gefühl der Antipathie bei dem, was ich beobachtete: Sie lächelte nicht, ihr Gesicht war verschlossen, ihr Körper stocksteif. Sie sagte nur Negatives, rechtfertigte sich für alles, untersagte sich jeden emotionalen Ausdruck. Die Arbeit, die in den nächsten Sitzungen stattfand, bestand darin, ihr beizubringen, ihre eigene Gestik zu beobachten, zu lächeln, ihre Emotionen zu spüren und darüber zu sprechen. Sie fand einen wärmeren und adäquateren Kontakt mit ihrer Umgebung wieder, verstand besser, was sich in Beziehungen abspielte, konnte sich verständlicher machen und Hilfe in Anspruch nehmen.

Empathie bei Kindern

Kinder kennen ihre Emotionen noch nicht gut. Die Intensität ihrer Emotionen schwankt ohne großen Bezug zur Situation, und das ist normal. Es ist weder dramatisch noch erschreckend, aber es ist natürlich schwierig und anstrengend.

Als ich in diesem Sommer meinen Enkel abends zu Bett brachte, hatte er die Augen voller Tränen. Als ich wissen wollte, was los war, antwortete er mir mit Verzweiflung in der Stimme: »Diese Ferien sind doof.« Mir schossen alle möglichen Gedanken durch den Kopf: Er liebte mich nicht, ihm war etwas Furchtbares zugestoßen und keiner hatte es gemerkt, er hatte etwas gesehen oder gehört, was ich nicht wusste. Gleichzeitig rekapitulierte ich innerlich: »Wir haben heute mindestens drei Eis gekauft, er hat den Tag mit seinen Cousins im Schwimmbad verbracht, wir haben jeden Abend Karten gespielt, er hat gerade sehr laut mit seiner Mutter gelacht …« Ich beruhigte mich wieder und fragte ihn, was los sei, was ihn bedrücke. »Wir haben heute Abend nicht sehr lange Karten gespielt.« Ich war einigermaßen platt über seine Antwort, aber ich hörte weiter zu: »Ich langweile mich, ich habe keinen, der mit mir spielt.«

Für ihn waren seine Emotionen sehr stark und präsent. Sie nahmen sein ganzes Bewusstseinsfeld ein und hinderten ihn daran, Distanz zu nehmen. Ihn daran zu erinnern, was er an den Tagen davor gemacht hatte und was für den nächsten Tag vorgesehen war, genügte, um wieder ein Lächeln auf sein Gesicht zu zaubern, bevor er einschlief.

Erwachsene vergessen leicht, wie schmerzhaft und schwierig die Welt von Kindern sein kann. Die Emotion selbst ist eine Schwierigkeit, mit der Kinder umgehen müssen. Sie müssen sie verstehen, akzeptieren, in den Griff bekommen und sich an sie gewöhnen, statt vor ihr Angst zu haben. Dazu müssen sie erleben, dass die Emotion ihrer Eltern gelassen und zuversichtlich ist und Geborgenheit ausstrahlt.

Weiterführende Informationen finden Sie auf der Seite 466.

Vielleicht ist Erfahrung notwendig, um Therapeut zu sein. Vielleicht muss man gelebt haben, um die anderen zu hören und zu verstehen und ihnen dann in ihrem Leid zu helfen.

Vor allem ist es wichtig, in Kontakt mit den eigenen Emotionen und der Erinnerung an die eigenen Emotionen zu bleiben.

Teil IV

Weitergehen

Man nennt es gewöhnlich persönliche Entwicklung: all diese Bemühungen nicht um die Gesundheit, sondern um ein sanfteres, gelasseneres, glücklicheres, helleres, kreativeres Leben im Innern, während man trotzdem weiterhin wirklich lebt, das heißt, sich weiter an der Welt reibt. Manchmal ist das einfach, manchmal nicht. Wichtig ist, dass man sich jedes Mal hinterher sagen kann: Ich habe gelernt, ich bin daran gewachsen …

21

Frédéric Fanget

Wohin gehst du?
Den eigenen Werten folgen

Sind Psychotherapeuten Menschen wie ich und du? Ich habe in der Sprechstunde manchmal den Eindruck, dass meine Patienten mich für einen Übermenschen halten. Angesichts der Fragen, die sie mir stellen, der gespannten Erwartung meiner Reaktion und angesichts dessen, wie sie auf meine Empfehlungen lauschen und auf mein Verhalten oder mein Stirnrunzeln achten, fühle ich mich manchmal auf ein Podest gestellt. Ich müsste ein perfektes Leben führen und vor allem auf alle Fragen sämtliche richtigen Antworten kennen. Der Psychologe weiß alles, versteht alles, hat auf alles eine Antwort. Bis auf eine Kleinigkeit: Der Psychologe ist ein Mensch wie alle anderen, er hat seine Grenzen, seine Probleme, seine Ängste, seine ungelösten Fragen, seine Erfolge und Niederlagen.

Der einzige Unterschied ist, dass er es zu seinem Beruf gemacht hat zu versuchen, die Probleme der Menschen (mit ihnen zusammen) zu verstehen und ihnen, so gut es geht, zu helfen. Er ist Zeuge, Partner, Begleiter.

»Woher kommst du?« – Die Werte eines Therapeuten im Laufe seines Lebens

Manchmal scheinen meine Patienten zu denken: »Wo führt dieser Therapeut mich bloß hin? Weiß er überhaupt selbst, wo es langgeht? Warum tut er das, was er tut?« Anders als es dem Bild vom undurchschaubaren Therapeuten entspricht – dem, der beeindruckt und einschüchtert – , kann es nützlich sein zu wissen, wer Ihr Therapeut ist, und seinen persönlichen Werdegang sowie seine Erfahrungen zu kennen, kurz: einen Blick hinter die Kulissen seines Lebens zu tun, bevor Sie sich ihm anvertrauen. Ich möchte Ihnen empfehlen, so wie ich es im Folgenden getan habe, zu erforschen, welche Werte in Ihrem Leben in der Vergangenheit eine Rolle gespielt haben bzw. gegenwärtig und zukünftig eine Rolle spielen werden.

Vierzig Jahre, um meine Berufswahl zu verstehen

Ich habe über vierzig Jahre gebraucht, bevor ich allmählich verstand, warum ich Psychiater geworden bin. Und es gibt bestimmt noch Dinge zu entdecken!

Ich habe mich lange in den Gründen für meine Wahl getäuscht. Als ich mit dreißig meine Facharztausbildung in der Tasche hatte, hatte ich keine Zweifel, wenn man mich fragte: »Warum bist du Psychiater geworden?« In einem fast brüsken Ton antwortete ich offenbar ohne Probleme: »Ich wollte seit frühester Kindheit Arzt werden.« Meine Mutter hatte mir gesagt: »Wenn ein Krankenwagen vorbeifuhr, bist du immer stehen geblieben, hast nicht weitergeredet, aufmerksam der Sirene nachgelauscht und gesagt: ›Ich will Arzt werden.‹« Ich habe diesen Gedanken nie fallen lassen und nach dem Abitur Medizin studiert, ohne mir je groß Fragen zu stellen.

Doch wenn man sich selbst keine Fragen stellt, tut es das Leben. Obwohl ich Internist werden wollte, entschied ich mich während der

Sommermonate im vierten Studienjahr für ein Praktikum in Psychiatrie. Dieses Praktikum stand im Ruf, wenig Arbeit zu machen. Ich dachte, für ein Sommerpraktikum wäre das genau das Richtige, ich könnte mich ausruhen und mich vergnügen. Ich trat mein Psychiatriepraktikum also sehr gelassen an und fand die Erfahrung überraschenderweise und wider allen Erwartens sehr spannend. Der Mentor war allerdings auch ausgezeichnet. Dennoch war ich selber verwundert über mein Interesse an einem Fachgebiet, an das ich bisher nie gedacht hatte. Doch ich blieb stur: »Nein, du willst Internist werden. Bleib dabei.«

Als ich einige Jahre später Assistenzarzt wurde, begann ich mit einem Praktikum in der Endokrinologie. Statt mich wie die anderen Assistenzärzte für Hormone, die Funktion der Hypophyse oder der Nebennieren und dieses im Grunde sehr technische Spezialgebiet zu begeistern, interessierten mich zu meinem Erstaunen die jungen Patientinnen, die an psychisch bedingter Magersucht litten. Die anderen Ärzte sagten: »Das fällt in die Psychologie; das interessiert mich nicht«, während mich diese Fälle total faszinierten.

Die Angstpatienten interessierten mich ganz besonders

Als nächstes Praktikum wählte ich die Kardiologie. Meine Kollegen waren begeistert von der Behandlung von Infarkten, weil sie den Eindruck hatten, Leben zu retten, was im Übrigen kein bloßer Eindruck war. Doch sie reagierten verärgert auf Angstpatienten, die Herzrhythmusstörungen hatten und große Herzuntersuchungen machen ließen, obwohl sie in den Augen meiner Kollegen kerngesund waren. »Das sind Angstpatienten, mit denen verplempert man nur seine Zeit«, sagten sie. Doch mich interessierten diese Angstpatienten ganz besonders, und ich muss gestehen, dass mein Interesse an der Apparatemedizin allmählich erlahmte.

Mit 25 Jahren hatte ich mein Studium fast beendet. Ich übernahm die Vertretung für einen praktischen Arzt, um mich mit den Krankheiten in ihrer Gesamtheit vertraut zu machen. Diese Erfahrung bestätigte mir erneut, dass Psychologie und Psychiatrie die Gebiete waren, die mich reizten. Ich absolvierte also noch einmal eine Assistenzzeit in Psychiatrie, um Psychiater zu werden.

Welche Mittel können helfen, den eigenen Weg zu finden?
Ich glaube an eine gewisse geistige Offenheit, an das Unvorhergesehene, die Überraschung, den Mut. Man muss sich von ausgetretenen Pfaden verabschieden können. Wenn Ihr Weg vollkommen vorgezeichnet erscheint, wird Ihnen manchmal das Unvorhergesehene helfen, Ihr Leben zu ändern. Verschließen Sie sich nicht gegen das Unerwartete.

Zögern Sie nicht, die Chancen zu ergreifen, die sich Ihnen bieten. So war es bei mir.

Bereit sein, einen neuen Weg einzuschlagen

Ich machte die gleiche Art von Erfahrung noch einmal einige Jahre später. Ich hatte gerade Christophe André kennengelernt, der federführend eine Reihe mit psychologischen Werken herausgab: »Frédéric«, sagte er mir, »könntest du nicht ein Buch über Selbstakzeptanz für den Verlag Odile Jacob schreiben?«

Dieser Vorschlag verblüffte mich! Ich machte Christophe André darauf aufmerksam, dass ich in Französisch im Abitur eine Vier minus gehabt hatte und trotz einer gewissen Redebegabung nur über ein erbärmliches Schreibtalent verfügte. Ich bat mir einige Tage Bedenkzeit aus und sagte schließlich zu.

Welcher Faktor kann in einer neuen Situation bei der Entscheidungsfindung hilfreich sein?

Statt sich für inkompetent zu halten, wenn man Ihnen etwas vorschlägt, ist es nützlich, sich die Begleitumstände des Vorschlags und die Gründe desjenigen anzuschauen, der Ihnen den Vorschlag macht.

Was mir im vorliegenden Beispiel half, ins kalte Wasser zu springen, war meine Achtung vor Christophe André, dessen Bücher ich kannte, und vor dem Verlag Odile Jacob, der im Ruf stand, qualitativ hochwertige Bücher herauszubringen, sowie Christophes Beharrlichkeit, der sich die Mühe gemacht hatte, sich mit meiner Arbeit auseinanderzusetzen. Hinzu kam, dass ich schon älter war, nur geringe Angst vor einem möglichen Misserfolg hatte und mir bereits die Devise der Moslems zu eigen gemacht hatte: *Inschallah.*

Wenn jemand, den Sie schätzen – wie es für mich im Falle Christophe Andrés galt –, Ihnen einen Vorschlag macht, warum nicht auf dieses Angebot hören, auch wenn Sie Selbstzweifel haben?

Gute Gründe, um sich auf ein unerwartetes Projekt einzulassen

Wenn Sie sich tendenziell fürchten, sich auf ein neues Abenteuer einzulassen, und dazu neigen, an sich zu zweifeln und den Schritt nicht zu wagen, empfehle ich Ihnen eine ganz einfache Methode. Untersuchen Sie schriftlich die Vor- und Nachteile, die Sie erwarten, wenn Sie sich auf das neue Projekt einlassen, sowie die Nachteile, wenn Sie sich nicht darauf einlassen.

Meistens hat man mehr zu verlieren, wenn man den Versuch nicht wagt, als wenn man sich entscheidet, ihn zu wagen, selbst wenn man dabei einige Risiken auf sich nehmen muss – selbstverständlich nachdem man das Für und Wider erwogen, die Vor- und Nachteile eingeschätzt und eventuelle Gefahren aus dem Weg geräumt hat.

Bei genauerem Hinschauen wird Ihnen auffallen, dass Sie im Allgemeinen besser damit beraten sind, eine Chance zu ergreifen und zu akzeptieren, dass Ihnen nicht immer alles gelingt, als auf der Stelle zu treten und sich damit zu begnügen, auf die manchmal irrationalen und übertriebenen Ängste zu hören.

Den eigenen Lebensweg verstehen und die eigenen Werte ausfindig machen

Es war wieder das Schreiben und insbesondere mein Buch *Où vas-tu?* (»Wohin gehst du?«), das mich zwang, mich nach meinen Werten zu fragen und in meinem Leben Bilanz zu ziehen. Ich möchte Ihnen davon berichten, um Ihnen ein paar kleine Kniffe zu verraten, die mir geholfen haben und Ihnen bei der Entdeckung Ihrer Werte helfen können.

Die eigene Biografie kennen

Ich habe zunächst meine Biografie geschrieben, die in dem eben erwähnten Buch ausführlich dargestellt wird und die ich hier nur in groben Zügen wiedergebe. Meine Eltern und ich lebten anfangs in eher ärmlichen Umständen. Mein Vater musste Tag und Nacht arbeiten, um den Lebensunterhalt für seine Frau und seine drei Kinder zu verdienen. Ich habe ihn also immer ungeheuer viel arbeiten sehen. Er beklagte sich nie; wie er sagte, war er froh, Arbeit zu haben, das allein genügte ihm schon. Er arbeitete an sechs Tagen in der Woche. Sonntags fuhr er mit uns ans Meer, damit wir baden gehen konnten. Diese ungeheure Arbeitskraft hat mich beeindruckt. Mein Vater zeigte mir, wie Arbeit einer ganzen Familie ihr Auskommen gab. Ich fand also schon sehr jung Gefallen am Arbeiten, was es mir später, wie ich glaube, erlaubte, ohne Angst ein Medizinstudium aufzunehmen, das mich sehr viel Energie kostete, weil ich nicht besonders leicht lernte.

In dem genannten Buch folgte anschließend die Biografie meiner Mutter, besonders die Schilderung ihrer Kindheit, die mir klargemacht hat, warum ich Psychiater geworden bin. Meine Mutter war in sehr jungen Jahren von ihrer eigenen Mutter, die sie nicht mehr ernähren konnte, obwohl sie sich noch um ihre Geschwister kümmerte, im Stich gelassen worden. Meine Mutter war also als Einzige aus der Familie ausgeschlossen worden. Ich habe sie ein Leben lang darunter leiden sehen, und wenn ich die blauen Flecken der Seele heilen wollte und mich für die Psychiatrie entschied, dann vielleicht aus einem noch tiefer liegenden Grund als jenem, den ich weiter oben angeführt habe, denn ich war sehr früh mit dem Leiden meiner Mutter konfrontiert. Erst nach dem Praktikum erhärteten meine Zeit als Assistenzarzt und die Praxisvertretung schließlich meine Entscheidung für die Psychiatrie, eine Wahl, die ich im Grunde schon von Anfang an getroffen hatte.

Wie zieht man eine Lebensbilanz und findet die eigenen Werte?

Wenn Sie in einer Phase stecken, in der Sie über den Sinn Ihres Lebens nachdenken, können Sie sich der folgenden Methoden bedienen und versuchen, Ihre Biografie zurückzuverfolgen, um auf diese Weise den Weg zu rekapitulieren, den Sie bereits zurückgelegt haben. Sie können sich beispielsweise mit Ihren Eltern, Angehörigen oder den Menschen, die damals um sie herum waren, über Ihre Kindheit unterhalten. Oft ist es nützlich, die Erinnerungen durch mehrere Personen abzusichern. Sie können Ihre Angehörigen auch mithilfe von Fotoalben in ein Gespräch verwickeln. Sie werden feststellen, dass oft viele Einzelheiten wieder ins Gedächtnis zurückkehren. Zögern

Sie nicht, beim Gespräch Fotos einzusetzen. Bitten Sie um Präzisierungen: »Wie heißen die Personen auf dem Foto? Erinnerst du dich an die Zeit, die wir gemeinsam verbracht haben? Wie wart ihr damals? Wie habt ihr euch verhalten, wie war euer Temperament?«

Sie können auch alte Schulzeugnisse hervorholen, noch einmal die Bemerkungen Ihrer Lehrer lesen, alte Klassenfotos anschauen und darüber mit Ihren Angehörigen sprechen. Ihre Biografie wird auch vollständiger, wenn Sie sich für die Biografie Ihrer Eltern interessieren: Was haben sie erlebt, wie und mit welchen Werten sind sie erzogen worden? Wie war ihre Familienkultur? Wie sind ihr Vater und ihre Mutter mit ihnen umgegangen? Es kann auch sehr nützlich sein, die Berichte Ihrer Eltern und Angehörigen auf Tonband aufzunehmen, um ihre Kindheitserfahrungen festzuhalten – die familiären und kulturellen Bedingungen, den Krieg, wenn sie ihn erlebt haben –, damit Sie die Aufnahmen an Ihre eigenen Kinder und an zukünftige Generationen weitergeben können.

Sich auf die Suche nach der eigenen Vergangenheit zu machen ist oft hilfreich, um den eigenen Lebensweg zu klären.

Der Lebensweg ist generationenübergreifend, wir erben eine Vergangenheit und geben eine Zukunft weiter. Sich auf die Suche nach der eigenen Vergangenheit zu machen, indem man sich auf Fakten, Erinnerungen und Ereignisse statt auf Interpretationen stützt, ist oft hilfreich, um zu klären, welchen Weg wir im Leben zum Teil oft selbst beschlossen haben einzuschlagen.

Es gibt noch eine weitere Methode, Ihre Werte aufzuspüren, und diese besteht darin, Ihr gegenwärtiges Leben zu untersuchen. Darum soll es nun gehen.

»Wo stehst du gerade?« Sich die gegenwärtigen Werte anschauen

Diese Frage stelle ich oft meinen Patienten, insbesondere denjenigen, die unter Stress leiden. Ich habe den Eindruck, dass einige meiner Patienten neben ihrem Leben herleben, dass sie nicht mit sich im Einklang sind. Sie machen tausend Sachen am Tag, sind völlig überarbeitet, fühlen sich aber letztlich nicht wohl, denn was sie machen, ist nicht wirklich wichtig für sie. Für das, was ihnen wichtig ist – sich um ihre Familie kümmern, ein guter Vater oder eine gute Mutter sein, den anderen etwas geben oder sich um sich selbst und seine Bedürfnisse kümmern –, fehlt ihnen die Zeit. Ich habe oft den Impuls, sie zu fragen, was ihnen wichtig ist, aber bevor ich diese Frage stelle, die in diesem Stadium angstbesetzt für sie ist, empfehle ich die Übung, einen Wochenplan mit ihren Tätigkeiten aufzuschreiben, mit dessen Hilfe sie ihre gegenwärtigen Werte betrachten können.

Die Wochenplan-Übung

Diese Übung erweist sich vor allem als nützlich, wenn Sie eine Entscheidung fällen oder eine Wahl treffen müssen. Sie ist ganz einfach. Notieren Sie auf einem Blatt Papier einen Wochenplan mit Ihren täglichen und stündlichen Aktivitäten, und benoten Sie jede Aktivität zum einen nach dem Vergnügen, das sie Ihnen verschafft, und zum anderen nach dem Grad, in dem Sie sie beherrschen, beispielsweise von 0 bis 10.

Notieren Sie auf einem weiteren Blatt Ihre hauptsächlichen Ziele im Leben.

Vergleichen Sie nach acht Tagen das zweite Blatt mit Ihrem Wochenplan, um einzuschätzen, ob Sie sich in der vergangenen Woche wirklich Ihren hauptsächlichen Zielen gewidmet haben. Wenn Sie vom Sinn Ihres Lebens abgewichen sind, werden Sie sich das auf diese Weise bewusst machen können: Sie haben die Woche vielleicht damit zugebracht, Dinge zu tun, die nicht zu Ihren hauptsächlichen Zielen gehören, und leider nur wenig Zeit auf Letztere verwendet, beispielsweise auf die Erziehung Ihrer Kinder oder die Pflege Ihrer Beziehung.

So merkte einer meiner Patienten, der 14 Stunden pro Tag arbeitete, nicht, dass er sich gar nicht um die Erziehung seines behinderten Sohnes kümmerte. Das war für ihn jedoch der Sinn seines Lebens, aber er verwendete keine Zeit darauf.

»Wo stehe ich gerade?« – Zu sich kommen

Auch ich als Psychologe stellte mir diese Frage in verschiedenen Augenblicken meines Lebens, von denen mir einer besonders deutlich wieder in Erinnerung kommt. Gegen vierzig hatte ich eine schwere Erschöpfung, die mich dazu veranlasste, mich medizinisch von Kopf bis Fuß untersuchen zu lassen.

Nachdem der Professor, ein Internist (wieder einmal die innere Medizin), mich sehr gründlich untersucht hatte, erklärte er mir, dass ich unter zu hohem Stress stünde. Ich antwortete ihm: »Machen Sie sich keine Sorgen. Ich habe gerade ein Haus in der Ardèche gemietet. Ich werde dort Tomaten anbauen, dann habe ich Ruhe.« Der Professor, der ernst, aber nicht humorlos war, antwortete mir: »Aber Herr Fanget, wenn Sie in der Ardèche Tomaten anbauen, werden Sie, so wie ich Sie einschätze, in kürzester Zeit zum Tomatenproduzenten werden und versuchen, Ihre Tomaten in Frankreich und anschließend in ganz Europa zu verkaufen. Und vermutlich werden Sie dann wieder wegen zu hohen Stresses zu mir kommen.«

Mit dieser Bemerkung traf er den Nagel auf den Kopf. Tatsächlich liegt das Problem nicht darin, sein Leben zu ändern –Tomatenproduzent statt Psychiater zu werden; es ist die Art, wie wir unser Leben

leben, die fragwürdig ist. Ich begriff, dass ich zu hohe Anforderungen an mich stellte, dass ich zu viel wollte. Ich war vermutlich Perfektionist im guten wie im schlechten Sinn dieses Persönlichkeitsmerkmals. Ich begriff, dass mein Perfektionismus mir zum Erfolg verholfen hatte; er hatte mir geholfen, Arzt zu werden und gute Arbeit zu leisten (was für mich wie schon für meinen Vater ein sehr hoher Wert ist). Der Perfektionismus war also die Triebfeder meines Erfolgs und meines Wohlbefindens, aber ebendieser Perfektionismus begann mir das Grab zu schaufeln. Ein Zuviel an Perfektionismus, ein Zuviel an Energie, die wir vergeuden, erschöpft uns auf die Dauer. Wie so oft in der Psychologie kann ein und derselbe Charakterzug die ganze Bandbreite des Verhaltens abdecken, vom Guten bis zum Exzess, vom Besseren bis hin zum extremen Gegenteil.

Nach Schicksalsschlägen wieder auf die Beine kommen

Mithilfe des Wochenplans Bilanz zu ziehen, Ihre Ziele im Laufe Ihres Lebens immer wieder zu definieren, entweder in regelmäßigen Abständen oder bei einschneidenden Ereignissen, ist höchst nützlich, um zu wissen, welche Werte Sie haben, und zu begreifen, wo Sie im Augenblick stehen. Ich hatte Gelegenheit, in bestimmten Augenblicken Bilanz zu ziehen.

Das war der Fall, als ich einen ziemlich schweren Unfall hatte, der einen partiellen Verlust der Beweglichkeit meines Ellbogens und eine mehrmonatige Arbeitsunfähigkeit nach sich zog. Es war das erste Mal, dass ich nicht arbeitete. Ich hatte nie vorgehabt, eines Tages nicht zu arbeiten, ich hatte nie geglaubt, dass mir so etwas passieren könnte. Ich wurde von heute auf morgen komplett abhängig: Ich konnte weder das Fleisch auf dem Teller schneiden noch mein Hemd zuknöpfen oder meine Schuhe zubinden. In Augenblicken, in denen man mit einem unvorhergesehenen einschneidenden Ereignis konfrontiert wird, stellt man sich die Frage, welche Werte man hat. Würden meine Werte – die Arbeit, ein guter Arzt sein, ein guter Psychiater sein – auch nach dem Unfall noch Bestand haben können? Wie würde ich weitermachen?

Ich führte diese Übung auch in der Phase meiner Scheidung durch. Nach 32 Jahren eines glücklichen Lebens kam sie wie ein Blitz aus heiterem Himmel. Was sollte nun aus meinen Werten »Ehe«, »Familie«, »Kinder« werden? Die Untersuchung der Werte, die ich damals hatte, erlaubte mir wahrscheinlich, meine Scheidung besser zu verkraften. Ich war offener für die verschiedenen Paare in meiner Umgebung, ich begann mit befreundeten Paaren mehr über meine Beziehungsprobleme zu sprechen. Mehrere sagten mir, ich hätte mich infolge meiner Trennung anderen stärker geöffnet.

Der Wert »Kinder«, der in meinem Leben immer bestanden hatte, aber den ich aufgrund meiner übermäßigen Arbeit ein wenig vernachlässigt hatte, trat wieder in den Vordergrund. Es war mir sehr wichtig, unsere Beziehung zueinander zu stärken (meine Kinder waren schon groß) und zu wissen, wie es um unsere Bindung stand. Was meinen Körper angeht, kümmere mich seither sehr um ihn, weil mir inzwischen bewusst ist, dass die Gesundheit, auch wenn sie kein Wert an sich ist, dennoch ein Mittel oder Werkzeug bildet, das uns befähigt, Dinge umzusetzen. Das merkt man erst, wenn man sie nicht mehr hat.

Das Leben konfrontiert uns mit scheinbar negativen Ereignissen, die uns bereichern und helfen können, unsere Werte genauer zu erfassen. Wie wir gesehen haben, bilden sich diese Werte in unserer Vergangenheit, wir erneuern sie in der Gegenwart und projizieren sie in die Zukunft über den Umweg folgender fundamentaler Fragen: »Was werde ich weitergeben?«, »Was wird nach mir bleiben?«

»Wohin gehst du?« – Den Faden der Ariadne aufrollen, der den Sinn unseres Lebens lenkt

Wie können Sie Ihre zukünftigen Werte entdecken?

Ich schlage gewöhnlich eine Übung vor, die ich »Die letzte Lebensminute« nenne: Ich sage dem Betreffenden: »Wenn Sie in einer Minute sterben würden, was würden Sie dann am meisten bedauern? Was käme an zweiter Stelle? Was an dritter Stelle?« Anschließend frage ich: »Worauf wären Sie am stolzesten? Was käme an zweiter Stelle? Was an dritter Stelle?«

Bei einer ehrlichen Antwort nennen Sie bei der Frage, was Sie am meisten bedauern würden, das, was Ihnen im Leben wirklich wichtig ist. Ich sage dann zu meinen Patienten: »Wenn Sie es bis jetzt nicht getan haben, setzen Sie es in die Tat um, jetzt, ab heute Abend oder spätestens ab morgen. Machen Sie einen ersten Schritt in Richtung auf das hin, was Sie bedauern nicht getan zu haben. Das sollten Sie jetzt vordringlich tun.« Genau diese Fragen habe ich mir auch bei meinem Unfall und meiner Scheidung gestellt.

Die Werte, die am häufigsten genannt werden

Die Werte, die meine Patienten bei der Übung »Die letzte Lebensminute« am häufigsten nennen, sind:
- ein guter Vater/eine gute Mutter sein
- sich um die Angehörigen, die Kinder, den alten Vater, den Ehepartner kümmern
- anderen helfen, offen für andere sein
- teilen, Menschlichkeit
- künstlerische Qualitäten entwickeln
- sich mit gelungenen Dingen befassen
- sich mit Ästhetik, Dekoration befassen

– an etwas glauben, oft an religiöse oder politische Werte
– ein gerechter Mensch zu sein; Gerechtigkeit ist vielen sehr wichtig
– Freundlichkeit, Güte

...

Und was würden Sie sagen? Jetzt sind Sie an der Reihe.

Werte stellen eine Richtung dar, kein Ziel

Es gibt keine guten oder schlechten Werte. Werte sind Anhaltspunkte, die die Richtung anzeigen, in die wir uns bewegen. Es gibt keine Hierarchie. Welchen Sinn hätte die Aussage: »Der Süden oder der Osten sind gut.« Diese Aussage ergibt keinen Sinn. Jede Richtung hat ihre Vor- und Nachteile. Warum wählen wir letztlich diese oder jene Richtung? Stellen Sie sich vor, Sie fahren in einen Kreisel hinein. Welche Ausfahrt möchten Sie gern nehmen? Diese Ausfahrt leitet Sie in eine Richtung, aber welche? Sie wissen nicht, wie weit Sie fahren, wenn Sie von Lyon aus beschließen, nach Westen zu fahren. Werden Sie in Saint-Étienne, in Roanne, in Bourges oder in Nantes haltmachen, den Atlantik überqueren, bis nach New York oder bis an den Pazifik nach Kalifornien weiterfahren?

Was zählt, ist, dass wir alle die Richtung finden, die uns zusagt.

Wo Sie ankommen, spielt keine Rolle. Was zählt, ist, dass wir alle die Richtung finden, die uns zusagt, und ihr treu bleiben.

Was heißt es, Bilanz zu ziehen?

Im Allgemeinen kommen die Patienten zu mir und sagen: »Ich will Bilanz ziehen«, das heißt, die Erfolge und die Misserfolge gegeneinander abwägen. Aber ein Wert hat nichts mit einer mathematischen

Bilanz zu tun. Werte sind keine Erfolge und noch weniger Misserfolge. Es handelt sich vielmehr um Fragen wie: »Bin ich der Richtung gefolgt, die ich mir vorgenommen hatte?« »War ich mit mir selbst im Einklang?« »Hinterlasse ich meinen Kindern das Bild des Menschen, der ich sein möchte?« Werte lassen sich weder beurteilen noch bewerten. Was man bewerten kann, sind die Mittel, die wir einsetzen, um zu versuchen, unseren eigenen Werten zu entsprechen. Die Werte dienen uns als Orientierung, als Richtung, aber wir haben auch das Recht, uns von ihnen zu lösen. Wenn Sie unterwegs sind und in die falsche Richtung fahren, haben Sie jederzeit die Möglichkeit der Korrektur. Auch moderne Navigationsgeräte geben Menschen, die sich verfahren, einen neuen Weg an, um ihr Ziel zu erreichen. Seien Sie bereit, umherzutasten und zu suchen. Und bleiben Sie offen für alles, was vielleicht geschieht, für das Unvorhergesehene, das Ihrem Leben einen Sinn geben kann.

Weiterführende Informationen finden Sie auf der Seite 467.

22

Roger Zumbrunnen

Es anders machen oder es hinnehmen: zwei Arten, sich zu ändern

Etwas läuft in Ihrem Leben schief, und Sie wissen nicht, was Sie machen sollen, damit es Ihnen wieder besser geht. Vielleicht geht auch alles seinen Gang, doch Sie finden, dass es noch besser laufen könnte, dass Sie es weiterbringen könnten. Oder Sie werden durch eine neue Situation aus der Bahn geworfen, in der Ihre gewöhnlichen Reaktionen ungeeignet sind. Diese drei Situationen rufen nach ein und derselben Lösung: Veränderung. Doch die Veränderung hat ihre Gesetze. Sie zu kennen und anzuwenden heißt, die größte Chance zu haben, etwas erfolgreich zu verändern, wenn es wünschenswert oder notwendig ist. Hier folgen ein paar Einsichten, die mich die Erfahrung im Hinblick auf die persönliche Veränderung gelehrt hat.

Wie ändert man sich?

Wenn man an »Veränderung« denkt, kommt automatisch der Gedanke, etwas (oder jemanden) durch etwas anderes (oder jemand anderen) zu ersetzen. Das Verhalten eines Menschen ist seine Art, in einer bestimmten Situation zu handeln, zu fühlen und zu denken. Nach dieser Definition heißt ändern *anders machen*, ein nicht adäquates Verhalten durch ein anderes Verhalten zu ersetzen, das man als adäquat oder wünschenswerter betrachtet.

Es anders machen ist also eine Art, sich zu verändern. Es gibt aber noch eine weitere. Sie besteht nicht darin, es anders zu machen, sondern es stattdessen *hinzunehmen*. Wie ich später noch erläutern werde, habe ich persönlich viel Zeit gebraucht, um das Hinnehmen als Mittel der Veränderung zu betrachten. Ich bin also nicht erstaunt, wenn einige meiner Patienten sich überrascht zeigen, sobald ich ihnen empfehle, diesen Weg einzuschlagen, um eine Veränderung zu bewirken. Aus diesem Grunde werde ich mich bei dieser Art der Veränderung etwas länger aufhalten.

In Wirklichkeit sind *Andersmachen* und *Hinnehmen* zwei Arten der Veränderung, die sich ergänzen. Schauen wir uns ein wenig näher an, wie man sie praktisch umsetzen kann.

Es anders machen

Dies besteht darin, ein nicht adäquates, ineffizientes und unerwünschtes Verhalten durch ein neues Verhalten zu ersetzen, das der Situation angemessener ist oder den eigenen Wünschen mehr entspricht. Dazu muss man ein wenig Fantasie haben und nach neuen Wegen des Handelns, Denkens und Fühlens Ausschau halten. Wenn man sie gefunden hat, empfiehlt es sich, die Machbarkeit und Effizienz jeder neuen Art des Tuns zu testen. Man behält bei, was funktioniert, und man übt unermüdlich, bis das neue Verhalten gut sitzt.

Ein Beispiel: Prüfungsangst

Jacques, einer meiner Patienten, ist ein Student, der unter so großer Prüfungsangst leidet, dass er wiederholt in letzter Minute nicht zur mündlichen Prüfung erschienen ist. Er schilderte mir, dass er im Augenblick, als er das Prüfungszimmer betreten sollte, zu sich sagte: »Ich kann nichts, ich werde durchfallen, das ist furchtbar. Ich werde diese Prüfung nie bestehen.« Gleichzeitig war sein Körper angespannt, ihm war heiß, er schwitzte, ihm zitterten die Beine, und er hatte ein Loch in der Magengrube. Falls er doch in die Prüfung ging, war er mit seinen unangenehmen Empfindungen und Katastrophengedanken so beschäftigt, dass er sich nicht konzentrieren konnte und seine Ausführungen konfus und unvollständig waren.

Jacques kann in dieser Situation drei Veränderungen vornehmen: Er kann die unangenehmen Empfindungen (Muskelverspannungen und Zittern) durch adäquatere Empfindungen ersetzen, indem er sich mit einer Methode der Muskelentspannung vertraut macht. Er kann auch lernen, seine irrationalen Katastrophengedanken durch realistischere Gedanken zu ersetzen, wie etwa: »Es ist möglich, dass ich durchfalle, aber es ist nicht sicher. Und ist es außerdem so ein Drama, wenn man eine Prüfung nicht besteht?« Jacques kann sich auch vornehmen, sein Vorgehen zu ändern, indem er beispielsweise vor der Prüfung seine Aufmerksamkeit auf seine unmittelbare Umgebung richtet (die Landschaft draußen vor dem Fenster, die Wände, die Ausstattung des Raums usw.), statt zuzulassen, dass er sich auf unangenehme innere Phänomene (negative Empfindungen und Gedanken) konzentriert.

Es anders machen in meinem Leben

In meinem Beruf als Psychiater und Psychotherapeut bin ich aufgerufen, ständig neue Lösungen, neue Arten des Denkens und Handelns zu erforschen. Tatsächlich ist jede Behandlung immer ein neues Abenteuer. Es bestehen zwar Übereinstimmungen bei den Symptomen zweier Patienten, die an derselben Krankheit, beispielsweise einer Zwangsstörung, leiden. Die Behandlungsprinzipien sind bekannt und auf die Mehrzahl der Patienten anwendbar. Und dennoch ist über alle Ähnlichkeiten hinaus jede Situation auch anders und weist unendliche Variationen auf, die auf die jeweils verschiedenen Persönlichkeiten und Umstände zurückzuführen sind. Hier setzt die Kreativität des Therapeuten und des Patienten an, anders ausgedrückt, ihre Fähigkeit, neue Wege zu finden, das »Gelände zu ertasten« und sich für Lösungen zu entscheiden, die am adäquatesten und nützlichsten sind. Diese Arbeit geschieht in einem Geist der Zusammenarbeit zwischen Therapeut und Patient, der als aktiver Partner fungiert und in voller Kenntnis des Falles bei diesem Erforschungsprozess mitmacht, der sich durch allmähliches Herantasten vollzieht.

Und dennoch ist über alle Ähnlichkeiten hinaus jede Situation auch anders.

Dasselbe gilt für mein Privatleben. Es anders machen heißt beispielsweise, dass ich mein Verhalten gegenüber meinen Kindern, die größer werden und schließlich erwachsen sind, allmählich anpasse, dass ich sie mit anderen Augen betrachte und anders mit ihnen spreche. Es heißt auch, die Grenzen zu berücksichtigen, die das Alter und der Körper mir auferlegen. Es heißt, auf Tennisspielen zu verzichten, weil sich die Knie melden, und es durch gemächliche Fahrradtouren zu ersetzen. Es heißt, mich einer drakonischen Diät, wenn auch nur von kurzer Dauer, zu unterwerfen, denn ich will nicht allzu lange auf die Freuden des Essens verzichten. Es heißt, mir mehr Zeit für mich zu nehmen und gleichzeitig zu versuchen, kein schlechtes Gewissen zu haben. Es heißt ebenfalls zu lernen, wie mühsam und schön es ist, die Erde im Garten umzugraben und Gemüse anzupflanzen, während ich mich bis dahin damit begnügt hatte, den Salat anzuschauen und zu essen, der wie von Zauberhand essfertig auf meinem Teller lag.

Es hinnehmen: die Lektion meiner Großmutter

Ich musste einen langen inneren Weg hinter mich bringen, bevor ich verstand, dass auch das *Hinnehmen*, also das Akzeptieren der Realität, eine Möglichkeit ist, um zu wirklicher Veränderung zu gelangen.

Worte, die ich nicht hören wollte

Es ist schon sehr, sehr lange her. Ich war etwa zwölf, als ich mit meiner Großmutter ein Gespräch hatte, das mir in Erinnerung geblieben ist, so sehr hat es mich überrascht und sogar schockiert. Trotz ihres hohen Alters war meine Großmutter in so guter gesundheitlicher Verfassung, dass sie allein und ohne fremde Hilfe leben konnte und gelegentlich ihre Lebensfreude zum Ausdruck brachte. Während ich sie eines Nachmittags besuchte, überraschte sie mich jedoch sehr, als sie in das Gespräch vollkommen selbstverständlich die Worte einflocht: »Weißt du, es ist jetzt an der Zeit, dass ich gehe. Ich habe gut gelebt, ich habe alles gehabt: meinen Anteil an Lebensjahren, Freuden und Leiden. Jetzt kann ich ruhig sterben, und das wünsche ich mir.«

Vollkommen überrumpelt, wusste ich nicht, was ich dazu sagen sollte. Ich fing an zu protestieren, indem ich ihr erwiderte, sie solle nicht solche Dummheiten sagen, sie werde und müsse noch lange leben und dergleichen mehr. Ich machte mir damals nicht klar, wie dumm meine Äußerungen waren. Sie verbargen nur schlecht mein Entsetzen. Ich war traurig bei dem Gedanken, dass meine geliebte Großmutter sterben könnte, und unglücklich, dass sie die Gesellschaft der Toten der meinen vorzog! Einige Zeit nach unserem Gespräch ging ihr Wunsch in Erfüllung. Sie ging heim zu ihren geliebten Verstorbenen, indem sie nach kurzer Krankheit für immer »einschlief«.

Was ich zur damaligen Zeit nicht sah und erst nach vielen Jahren begriff, war, dass meine Großmutter im Augenblick unseres Gesprächs an einem Punkt ihrer inneren Entwicklung angekommen war, an dem sie sich mit dem Gedanken zu sterben abgefunden hatte. Die Art und Weise, wie sie mit mir darüber sprach, lässt mich denken, dass sie sich nicht widerwillig oder mit Schrecken in den Tod fügte, sondern ihn gelassen bejahte. Weit von einer Kapitulation oder einem Rückzug entfernt, markierte diese Etappe in ihrem Leben einen Wendepunkt, eine entscheidende Veränderung, die es ihr erlaubte, sich dem Ende ihrer Existenz ruhig zu nähern. Wahrscheinlich konnten sich in ihrem Denken die Lebenden fortan fröhlich mit den Toten mischen.

Ich brauchte viel Zeit, um die Lektion meiner Großmutter zu verstehen. Wahrscheinlich fällt es uns in der Jugend schwer, uns vorzustellen, dass man sich ändern kann, indem man die vorhandene Situation akzeptiert. Und dennoch war deutlich, dass die Akzeptanz des Todes die Sicht und das Fühlen meiner Großmutter zutiefst verändert hatte. Ich begriff letztlich, dass sich ändern nicht immer darin besteht, sein Verhalten zu ändern. Die Realität zu akzeptieren, wie unangenehm sie auch sein mag, kann ebenfalls zu einer wirklichen und tiefgreifenden Veränderung führen. Aber ich musste reifen und andere Erfahrungen machen, bevor ich zu dieser Einsicht gelangte.

Die Realität zu akzeptieren, wie unangenehm sie auch sein mag, kann ebenfalls zu einer wirklichen und tiefgreifenden Veränderung führen.

Etwas, was ich bei meinen Patienten versäumt habe

Viele Jahre nach dem Gespräch mit meiner Großmutter war ich als junger Arzt mit Patienten konfrontiert, die im Sterben lagen. Auch wenn ich es heute bedaure, muss ich zugeben, dass ich in meinem Verhalten ihnen gegenüber denselben Fehler wie mit meiner Großmutter beging. Ich wollte und konnte nicht hören, dass diese Männer und Frauen bereits ihren Tod akzeptiert hatten, während ich noch um ihr Leben kämpfte. Sie hatten eine entscheidende Grenze überschritten, und dem entsprach ihr Verhalten. Ich kürzte aus Verlegenheit das Gespräch ab, wenn sie begannen, mir ihre Hoffnungen (oder ihre Verzweiflung) im Hinblick auf das anzuvertrauen, was nach dem Tode geschehen würde, oder wenn sie mich baten, mich um die Beerdigung oder ihren letzten Willen zu kümmern.

Dennoch war ich Arzt, und wenn man diesen Beruf ausübt, muss man bereit sein, dem Tod ins Auge zu schauen. War ich nicht seit meinem Studium darauf vorbereitet worden? Hätte mich als Medizinstudent nicht der Umstand hellhörig machen sollen, dass mein erster Kontakt mit einem Menschen, nachdem ich lang und breit die Pflanzen- und Tierwelt studiert hatte, in einer Leiche bestand, die ich mehrere Monate lang minutiös sezieren musste? Doch trotz dieses rüden Entrées in das Fach übte der junge Krankenhausarzt, der ich war, allzu hastig seine therapeutische Macht aus, statt selber seine eigene Ohnmacht, diese Patienten zu retten, *hinzunehmen*.

Später habe ich etwa zehn Jahre lang als Psychiater in einem allgemeinen Universitätskrankenhaus gearbeitet. In diesem Rahmen hatte ich die Chance, an einer Studie über psychologische Anpassungsmechanismen bei körperlichen Erkrankungen mitzuwirken. In meinen Gesprächen mit Edgar Heim, dem Leiter der Studie, der zwanzig Jahre älter war als ich, erklärte ich ihm, dass ich nicht verstand, warum er Wert darauf legte, das, was er »die stoische Akzeptanz« nannte, in die Liste der effizienten Anpassungsstrategien aufzunehmen. Für mich war dieses Verhalten mit der Resignation oder der Kapitulation verwandt. Trotz Heims geduldiger Erläuterungen konnte ich den Wert und Nutzen der Anpassung darin nicht erkennen.

Das wissenschaftliche Fundament des *Hinnehmens*

Es war meine Ausbildung in kognitiver Verhaltenstherapie zusammen mit dem unvermeidlichen Einfluss des Alters, die mir den Schlüssel lieferten, das Hinnehmen als mächtiges Instrument der Veränderung zu begreifen und zu praktizieren. Um dem Patienten zu helfen, sich zu ändern, bedient sich die kognitive Verhaltenstherapie zweier Hebel, die aus der Lerntheorie stammen: der operanten Veränderung und der reaktiven Veränderung.

Die operante und die reaktive Veränderung

Der Begriff der *operanten* (handlungsbezogenen) Veränderung leitet sich aus den Arbeiten der amerikanischen Psychologen E. Thorndike und B. F. Skinner in der ersten Hälfte des 20. Jahrhunderts ab. Die operante Veränderung besteht darin, ein adäquateres oder effizienteres Verhalten als das gewohnte Verhalten zu finden. Ein Angstpatient eignet sich beispielsweise eine Entspannungsmethode an, um in angstauslösenden Situationen lockerer zu werden. Ein depressiver Patient lernt seine übermäßig negativen und defätistischen Gedanken durch eine Art des Sehens zu ersetzen, die näher an der Wirklichkeit und vermutlich weniger deprimierend ist als seine depressive Sicht.

Der Begriff der *reaktiven* (reizbezogenen) Veränderung stammt ursprünglich aus den Arbeiten des russischen Arztes Iwan Pawlow am Ende des 19. Jahrhunderts.

Sich an etwas gewöhnen oder sich damit arrangieren

Auf der Grundlage seiner noch heute berühmten Experimente beschrieb Pawlow das Phänomen der Gewöhnung, nämlich dass ein Lebewesen sich schließlich an einen Reiz gewöhnt, dem es wiederholt oder dauernd ausgesetzt ist. Trotz seiner augenscheinlichen Einfachheit ist der Mechanismus der Gewöhnung in Wirklichkeit ein komplexes Phänomen. Das Lebewesen, das einer neuen Situation ausgesetzt wird, spielt eine aktive Rolle dabei, sie zu assimilieren und mit ihr sein Gleichgewicht zu finden.

In der Praxis ermutigt man beispielsweise einen phobischen Patienten, sich allmählich und systematisch dem auszusetzen, was ihm Angst macht: vor anderen zu sprechen, mit einem Menschen zu reden, den anzusprechen er sich fürchtet, an einem geschlossenen Ort zu bleiben, auf der Autobahn zu fahren etc. Wenn man sich regelmäßig der Quelle der Angst aussetzt, nimmt die Angst allmählich ab und verschwindet. Jedes Training, im Sport, im Beruf oder in der Kunst, beruht auf dem Mechanismus der Gewöhnung durch wiederholte Konfrontation. Man kann sich auch an Phänomene gewöhnen, die im Innern auftreten, beispielsweise an Empfindungen und Gedanken. Mithilfe dieses Prinzips kann man sich mit bestimmten unangenehmen Empfindungen arrangieren, wie Herzklopfen, Hitze, Zittern und Schmerz. Es kann auch helfen, sich mit beunruhigenden Gedanken zu konfrontieren. Wahrscheinlich war es meiner Großmutter und meinen Patienten, die im Sterben lagen, gelungen, mit dem Gedanken ihres eigenen Todes fertigzuwerden, indem sie sich auf alle erdenklichen Weisen damit auseinandergesetzt hatten: durch innere Arbeit, indem sie wiederholt ihr Spiegelbild betrachteten, durch den Blick der anderen, aber vielleicht auch durch Lektüre oder Unterhaltungen mit Gesprächspartnern, die offener waren als ich.

Annehmen lernen, ein neuer Weg der Behandlung

Seit einigen Jahren ist die Akzeptanz zu einem expliziten Anliegen der kognitiven Verhaltenstherapeuten geworden. Der Begriff steht sogar im Zentrum einer neuen Strömung innerhalb dieser Therapie: der Akzeptanz- und Commitment-Therapie, kurz ACT genannt. Wie der Name schon sagt, empfiehlt dieser Ansatz, der von dem amerikanischen Psychologen Steven Hayes entwickelt wurde, gegen die eigenen schmerzbesetzten Emotionen, Erinnerungen oder Gedanken nicht anzukämpfen, sondern sie zu akzeptieren und zuzulassen. Parallel dazu regt er den Betroffenen dazu an, sich auf das zu konzentrieren, was ihm wirklich wichtig ist – auf seine Werte. Ich für meinen Teil ziehe den Begriff *hinnehmen* vor, selbst wenn er nicht so elegant wie akzeptieren klingt. Es scheint mir, dass dieser Ausdruck zu Recht den aktiven Charakter (das »Nehmen«) der Assimilation des neuen oder schwierigen Elements betont. Überdies halte ich es für wichtig, diesen Prozess der Veränderung deutlich an das reaktive Lernen zu koppeln. Indem sich die Verhaltenstherapie fest auf die Gesetze des Lernens stützt, konnte sie die Genauigkeit und Effizienz entwickeln, die ihr zum Erfolg verholfen haben.

Das Andersmachen und das Hinnehmen

Ein Schritt: *Ich nehme es hin.* Der nächste Schritt: *Ich mache es anders*, und so weiter und so fort.

Eine ausgewogene und dauerhafte Veränderung vereinigt harmonisch das *Hinnehmen* und das *Andersmachen.* Die beiden Vorgehensweisen sind eng miteinander verknüpft. Sie ergänzen sich, so wie sich unsere Beine beim Vorwärtsgehen abwechselnd, aber koordiniert bewegen. Ein Schritt: *Ich nehme es hin.* Der nächste Schritt: *Ich mache es anders,* und so weiter und so fort. Nehmen wir das Beispiel des Schwimmenlernens. Wenn man schwimmen lernen will, muss man zunächst ins Wasser steigen: Man muss die Anwesenheit des Wassers *hinnehmen*, um sich an das Wassermilieu zu gewöhnen. Man merkt sehr rasch, dass die vertrauten Bewegungen, mit denen man sich an Land fortbewegt, im Wasser ineffizient sind. Man muss es *anders machen*: sich zuerst der Länge nach ausstrecken wie ein Fisch, der weder im Sitzen noch im Stehen schwimmt, und dann die Arm- und Beinbewegungen so abändern, dass man im Wasser vorwärtskommt. Dann muss man wieder mit dem *Hinnehmen* weitermachen, um die neue Position und die neuen Bewegungen zu festigen und sich an sie zu gewöhnen. Und so geht es weiter: Schwimmen lernen heißt, sich in dem Wechselspiel *von Hinnehmen* und *Andersmachen* vorwärtszubewegen. Das gilt für jede Änderung, die auf dem Erwerb neuen Verhaltens (und dem Aufgeben alten Verhaltens, das seine Nützlichkeit verloren hat) durch das Wechselspiel von *Hinnehmen* und *Andersmachen* beruht.

Sich alle Chancen zunutze machen

Veränderung ist ein schwieriges Unterfangen, das viel Motivation und Beharrlichkeit erfordert. Um sich die besten Erfolgschancen zu sichern, gibt es drei Mittel, die meine Erfahrungen mich gelehrt haben.

Nur das verändern wollen, was in unserer Hand liegt

Wir sollten den Lehren des griechischen Philosophen Epiktet folgen, der empfiehlt, unsere Bemühungen auf das zu begrenzen, was in unserer Hand liegt, das heißt, auf unser eigenes Verhalten. Alles andere liegt nicht in unserer Hand, es ist also illusorisch, es ändern zu wollen. Das ist Zeitverschwendung und garantiert vor allem Frustration bei uns selbst wie bei allen anderen, die wir gern ändern möchten. Ich versuche dieses Prinzip in meiner therapeutischen Praxis anzu-

Unsere Bemühungen auf das begrenzen, was in unserer Hand liegt.

wenden. So beklagte sich eine Patienten bei mir über ihren Mann. Er sei immer aggressiv und habe nur wenig Achtung vor ihr. Ich fragte sie: »Liegt das Verhalten Ihres Mannes in Ihrer Hand? Ich glaube nicht. Also was können wir hier daran tun? Bestenfalls können wir, falls Sie wollen, untersuchen, wie Ihr eigenes Verhalten das unerfreuliche Verhalten Ihres Mannes begünstigt.«

Es ist verführerisch und oft sehr angenehm, vor der Tür eines anderen zu kehren, statt sich um die eigenen Angelegenheiten zu kümmern. Ich stelle es Tag für Tag in meinem Privatleben fest. Eine kleine Untersuchung meines Verhaltens hat mich leider schnell von meiner Neigung überzeugt, dem köstlichen kleinen Vergnügen nachzugeben, anderen die Schuld zuzuweisen, wenn etwas schiefläuft, statt den Anteil ausfindig zu machen und zu korrigieren, der mit mir zu tun hat. Die Versuchung, gut dazustehen und jedes Problem zu vereinfachen, indem man anderen die Schuld gibt, ist stets da. Von der unauffindbaren Brille bis hin zur Verspätung angeblich wegen des Verkehrs, ganz zu schweigen von Klagen über den mangelnden Respekt der Menschen in der Stadt, die Luftverschmutzung, die zunehmende Unhöflichkeit und die steigenden Preise ist die Liste dieser kleinen oder großen Missstände unerschöpflich, die ich meinen Artgenossen, den anderen, in die Schuhe schieben kann.

Leider (oder glücklicherweise) ist dieses kleine Vergnügen von kurzer Dauer. Die Realität ist eigensinnig, sie rächt sich schließlich an denen, die sie verleugnen. Ich muss mich dem Offensichtlichen stellen: *Ich* habe die Brille verlegt und nicht meine Frau. *Ich* bin zu spät losgefahren, der Stau hat meine Verspätung nur noch verstärkt. Und (unter all den anderen) trage auch *ich* zur Luftverschmutzung, der Unhöflichkeit und den ausufernden Preisen bei, weil ich immer mehr haben will.

Kurz: Letztlich würde ein wenig Ehrlichkeit meinerseits den Vorteil bringen, mir Zeit zu ersparen. Aber werde ich mir das kleine oder große Vergnügen verkneifen können, etwas von mir auf andere abzuwälzen?

Sich ein konkretes und begrenztes Ziel der Veränderung setzen

Vage Ziele sind nicht erreichbar. Man muss sich also ein konkretes Ziel der Veränderung setzen. Ein objektives, nicht abstraktes Ziel muss genau umrissen und verständlich sein und konsequent zu einer Handlung führen. Es muss in der ersten Person ausgedrückt werden (»ich«), denn es handelt sich um unser eigenes Verhalten.

Einige Beispiele von konkreten Zielen

»Ich will fünf Kilo abnehmen« ist besser als: »So wie ich aussehe, geht es nicht weiter.« »Ich wäre gern imstande, vor anderen das Wort zu ergreifen« ist vorzuziehen vor: »Ich habe kein Selbstvertrauen.« »Ich möchte lernen, nicht gleich aus der Haut zu fahren« ist auf eine konkrete Handlung hin orientiert im Gegensatz zu: »Ich möchte wissen, warum ich immer gleich aus der Haut fahre.«

Sich in schwierigen Situationen auf ein Motto stützen

In meinem Beruf und meinem Privatleben verwende ich das Motto als Hilfestellung. Es handelt sich um eine formelhafte Anweisung, die man auswendig lernt und sich selbst gibt. Sie muss kurz sein, damit man sie sich gut merken kann und im Fall des Falles zur Hand hat. Das Motto dient in kritischen Situationen, in denen man von Emotionen überwältigt ist, als Gedächtnisstütze. Wenn man alles vergessen hat, ist das Motto da, um an das Wesentliche zu erinnern und die Richtung zu weisen.

Hier zwei Beispiele für die Verwendung eines Mottos: »Habe ich einen Beweis dafür?« ist ein Motto, das eine Patientin nützlich fand, die dazu neigte, sofort und emotional auf ein Ereignis zu reagieren, denn sie interpretierte es immer außerordentlich negativ. Ihr Sohn war noch nicht aus der Schule zurück? Er war unter ein Auto gekommen. Ihr Mann hatte nicht wie gewöhnlich von der Arbeit aus angerufen? Er war wütend auf sie oder, noch schlimmer, er wagte nicht, ihr eine schlechte Nachricht mitzuteilen. Wenn sie merkte, dass das Katastrophenszenario in ihrem Kopf die Oberhand gewann, hielt sich die Patientin am Motto fest, um sich dazu zu zwingen, in ihrer Interpretation die Vernunft walten zu lassen, statt von der Panik überwältigt zu werden. Ein anderes Beispiel für ein Motto: »Besser das biegsame Schilfrohr als die starre Eiche!« Diese an La Fontaine angelehnte Formel, die ich meinen Patienten empfehle, wende ich auch manchmal selbst an, wenn ich merke, wie ich mich auf eine unnötig rigide Haltung versteife.

Weiterführende Informationen finden Sie auf den Seiten 467 f.

Abschluss

Anstelle einer Zusammenfassung möchte ich Ihnen drei Mottos empfehlen, die den Tenor dieses Beitrags zusammenfassen:

- Worauf ich achte? Auf mein eigenes Verhalten!
- Es hinnehmen? Eine andere Art der Veränderung!
- Mein Ehrgeiz? Die Realität respektieren!

23
Dominique Servant

Wie ich mit Stress im Beruf umgehe

»Wie machen Sie das, Herr Doktor? Sie wirken so ruhig. Sind Sie niemals gestresst?« Diese Bemerkung bekomme ich öfter von meinen Patienten zu hören. Dabei ist ihnen klar, dass ich wie jeder andere Mensch auch stressige Augenblicke am Arbeitsplatz habe, die mich belasten. Aber ich versuche, etwas dagegen zu tun, so wie ich es auch meinen Patienten empfehle, und natürlich gebe ich mir Mühe, sie nicht mit meinem Stress zu belasten. Es wäre der Gipfel, von seinem Therapeuten gestresst zu werden!

Jeder ist gestresst, ich auch

Nur wenige Menschen kennen gar keinen Stress, speziell im Beruf, der heutzutage eine der Hauptursachen für die Patienten ist, zu mir in die Behandlung zu kommen. Die Gründe sind vielfältig, aber am häufigsten werden der Zeitdruck, der Mangel an Anerkennung, die Überlastung und die schwierigen Beziehungen am Arbeitsplatz angeführt. Manchmal begegnen mir auch Menschen, die meisterhaft mit bestimmten Stresssituationen umgehen können und eine Distanz zu ihnen an den Tag legen, die ganz und gar erstaunlich ist.

Eine meiner Patientinnen schilderte mir, welchen Druck ihr Chef auf sie ausübte. Er rief sie abends auf dem Mobiltelefon an, um sie zu bitten, eine unvorhergesehene Konferenz zu organisieren. Am nächsten Morgen rief er sie gleich nach Arbeitsbeginn wieder an, um sich zu erkundigen, ob sie alle Teilnehmer erreicht hätte und sie kommen würden. Dann meldete er sich noch viermal am Vormittag, bis er die Bestätigung hatte, dass alles organisiert war. »Ich habe mich nicht aufgeregt, ich weiß, wie er tickt. Aber das hat nichts geändert. Selbst wenn er mich nicht angerufen hätte, wäre alles bis mittags erledigt gewesen«, vertraute sie mir an. Als ich das hörte, fragte ich mich: »Wie macht sie das bloß? Bei alledem, was diese Leute aushalten müssen, weiß ich nicht, wie es mir an ihrer Stelle gegangen wäre.«

Die Antistress-Einstellungen, die ich anzuwenden versuche

- Möglichst nicht sofort reagieren, besonders wenn man weiß, dass grundsätzlich unnötiger Druck ausgeübt wird.
- Sich am Ende des Arbeitstages ein oder zwei positive Dinge vor Augen führen, die man geleistet hat und die nützlich waren oder uns interessant erscheinen.
- Viele kleine Pausen machen, selbst sehr kurze, um die Akkus im Laufe des Tages immer wieder aufzuladen.
- Nicht mehr an die Arbeit denken, wenn man sich mit anderen Dingen beschäftigt, und sich Zeit für sich und die Familie nehmen.

Es gelingt mir nicht immer vollständig, meinen Stress in den Griff zu bekommen, aber ich versuche, mithilfe kleiner mentaler und physischer Methoden eine übermäßige Belastung zu vermeiden, die bei mir noch nie aufgetreten ist, das sogenannte Burnout-Syndrom. Dafür muss man sich vor gedanklichen Grübeleien oder Unzufriedenheit und Zweifeln im Hinblick auf die Arbeit hüten, die sich breitmachen können, wenn man nicht aufpasst. Denn Stress kann manchmal auf direktem Wege zu Überarbeitung, Erschöpfung und Motivationsverlust führen, die die schlimmsten Feinde von Ausgeglichenheit und Zufriedenheit am Arbeitsplatz sind. Man muss die Arbeit richtig einteilen und wachsam sein, aber es gibt leider auch den Stress, der von der Arbeit als solcher und den beteiligten Menschen ausgeht, und da sind einem manchmal die Hände gebunden. In solchen schwierigen Situationen gilt es zu überleben.

Ich sage mir auch, dass es in meinem Beruf von Vorteil sein kann, unter leichtem Stress zu stehen und eine gewisse Unruhe zu empfinden. Schon andere vor mir haben es gesagt: »Man kann nur das verstehen, was man selbst kennt.«

Ich erinnere mich an einen Professor während meines Medizinstudiums, einen ausgeprägten Humanisten mit einer guten Prise Humor, der zu uns sagte: »Das einzige Praktikum, das die Universität während des Medizinstudiums nicht anbietet, ist ein Praktikum als Kranker. Das ist sehr schade, denn es würde einige von Ihnen viel lehren.« Behandeln heißt auch Emotionen teilen, verstehen und in sich schwingen lassen, während man gleichzeitig die notwendige Distanz behält.

Was stresst mich am meisten?

Wie jeder andere Mensch auch bin ich tagtäglich mit dem Stress an meinem Arbeitsplatz konfrontiert, und das seit langer Zeit. Ich habe bereits schwierige Phasen durchgestanden und werde noch weitere durchstehen. Ich habe mir eine Frage gestellt, die ich mehr oder minder direkt auch meinen Patienten stelle, wenn sie mich aufgrund von beruflichem Stress aufsuchen: Was stresst mich wirklich, und was tue ich dagegen? Ich möchte Ihnen einige Überlegungen und Anekdoten dazu mitteilen.

Arbeite ich zu viel?

Ich habe immer gern gearbeitet. Arbeiten beruhigt und entspannt mich, und ich habe das Glück, einen Beruf auszuüben, der mich fasziniert. Ich langweile mich nie, meine Arbeit ist reich an Kontakt mit Menschen, und gleichzeitig sind die Aufgaben, die ich im Laufe einer Woche bewältige, sehr breit gestreut. Mit der Behandlung meiner Patienten, den Seminaren, die ich an der Universität halte, mit den Ausbildungen, Beratungen, Vorträgen, Konferenzen und ein wenig Zeit, die für das Schreiben von Artikeln oder Büchern reserviert ist, sind meine Tage gut ausgefüllt. Und wenn ich weniger arbeiten würde? Was würde ich beispielsweise tun, wenn ich keine Arbeit mehr hätte? Ich glaube, dass sie mir tatsächlich fehlen würde. Nichts mehr zu tun zu haben wäre für mich keine Erholung.

Ich hoffe, dass die Arbeit keine Therapie ist. Jeder Mensch hat Erwartungen und Werte, die mit seiner Arbeit verbunden sind. Die Arbeit bringt mir zweifellos Anerkennung und Erfüllung, was dazu führt, dass ich manchmal zu viel tue. Der Grat zwischen der Arbeit als Faszination und der Arbeit als Droge ist manchmal schmal. Ich war niemals das, was man einen Workaholic nennt, also ein Arbeitswütiger, der nichts anderes mit sich anzufangen weiß und sich nur für seinen Beruf interessiert, auch wenn dieser einen sehr wichtigen Platz in meinem Leben einnimmt. Ich versuche mir einen klaren Blick zu bewahren: Arbeit ist nicht alles. Ich müsste weniger arbeiten, wenn die Arbeit mich daran hindern würde, das, was ich tue, mit Interesse zu tun, wenn sie mich erschöpfen oder überstrapazieren würde und wenn ich schließlich nicht mehr die Zeit fände, mich meiner Familie zu widmen. Dann müsste ich das Tempo herunterfahren und Abstand von der Arbeit gewinnen, das will ich nicht vergessen.

Ich versuche, mir einen klaren Blick zu bewahren: Arbeit ist nicht alles.

Wächst mir der Zeitdruck über den Kopf?

Wir erleben heutzutage eine Tempobeschleunigung, die zur Folge hat, dass sich die Arbeit schnell anhäuft. Auch ich entkomme ihr nicht. Wie alle Menschen habe ich viele verschiedene Dinge zu erledigen, und es mangelt mir oft an Zeit. Ich habe nicht die Möglichkeit, den wichtigen Dingen im Beruf wie auch im Privatleben so viel Zeit zu widmen, wie ich möchte.

Die E-Mails häufen sich, neue Anfragen und Aufgaben warten auf mich. Wie alle Menschen erlebe ich die Kehrseite der neuen Technologien. Als ich meine Arbeit im Krankenhaus begann, konnte es dauern, bis man ein einfaches Schreiben erledigt hatte: Man musste es diktieren, ins Sekretariat geben, warten, bis es getippt war, es noch einmal durchlesen, notfalls korrigieren und unterschreiben. Heutzutage kann man eine E-Mail quasi im Handumdrehen verschicken. Dasselbe gilt, wenn man einen Zugang zu wissenschaftlichen Quellen braucht, der mir beim Schreiben und Forschen sehr nützlich ist. Ich erinnere mich, dass ich als Oberarzt einen halben Tag pro Woche nur damit verbrachte, in der Bibliothek Quellenangaben herauszuschreiben, und dann musste ich die Artikel bestellen und manchmal 14 Tage warten, bevor ich sie per Post zugeschickt bekam. Heute habe ich dank des Internets praktisch einen sofortigen Zugang.

Auch wenn die neuen Technologien meine Arbeit wirklich erleichtert haben, wie es für viele Menschen gilt, verliere ich durch sie manchmal auch sinnlos Zeit, die ich anders nutzen könnte. Ich müsste vermeiden, ein bisschen zu oft in mein E-Mail-Postfach zu schauen und mein Mobiltelefon bei den Behandlungen anzulassen (tut mir leid, wenn ich es doch vergesse, glücklicherweise klingelt es nur selten). All diese Gesten, die alltäglich geworden sind, erzeugen die Illusion, ständig aktiv und in Bewegung zu sein, während es einer Flucht nach vorn gleicht, die nicht immer effizient ist. Wir sind immer weniger Herr über unsere Zeit, während wir uns, so wie es ist, auf einem ungebremsten Kurs des Aktionismus bewegen. Beispielsweise denke ich, während ich diesen Artikel redigiere, schon an das nächste Buch, das ich schreiben will. Ich muss wirklich aufpassen, dass dieses Wettrennen mit der Zeit mich nicht das Wesentliche vergessen lässt: den gegenwärtigen Augenblick.

Bin ich am Arbeitsplatz gemobbt worden?

Vor einigen Jahren wurde ich von meinem damaligen Chef, der mich bis dahin gefördert hatte, aufs Abstellgleis geschoben. Es hatte nichts mit der Art von Mobbing zu tun, das einige Menschen erleben, aber ich konnte besser begreifen, was man »Kaltstellen« nennt.

Ich musste von einem sehr schönen Büro in einen Raum umziehen, der ein Drittel der Größe meines alten Büros hatte, recht muffig war und an einem abgelegenen Ort lag. Wenn ich an einer Konferenz teilnahm, bei der jeder nach seinen Arbeitsprojekten gefragt wurde, wurde ich ignoriert oder übergangen. Man trug mir Sätze zu, die gefallen waren: Angst sei ein Modephänomen, das vergehen würde, und meine Arbeit habe keine Priorität. Ich war nicht mehr auf dem Laufenden, was die Projekte anging, und meine Mitarbeiter wurden gegen ihren Willen auf andere Stellen versetzt.

Meine Antistress-Regeln, um eine Situation des Ausgeschlossenwerdens zu überwinden

– *Ich bin keine Niete.*
  Meine Stelle kommt mir rechtmäßig zu. Ich habe nichts verbrochen, obwohl man so tut, denn meine Arbeit wird nicht mehr anerkannt und als wertlos beurteilt. Glücklicherweise haben einige Menschen draußen meine Arbeit immer anerkannt.

- *Ich isoliere mich nicht.*
  Als ich einem Freund und Kollegen, einem Psychiatrieprofessor von einer anderen Station, mein Herz ausschüttete, fand ich Gehör und Unterstützung bei ihm und anderen Menschen draußen, insbesondere bei einem anderen Chefarzt, der mich freundlich bei sich aufnahm und auf dessen Station ich nun seit mehreren Jahren glücklich und zufrieden arbeite. Ohne diese menschliche Unterstützung hätte niemand etwas von dem Problem gewusst und es verstanden.
- *Ich selbst beschließe zu gehen oder zu bleiben, wenn es notwendig ist.*
  Damals war ich nahe daran, mich beruflich vom Krankenhausdienst zu verabschieden. Ich hatte schon Räume besichtigt und überlegt, mich niederzulassen. Irgendwann, in einem Augenblick großen Zögerns, stellte ich mir eine einzige Frage: »Was würde ich am liebsten machen, und wo kann ich mich meiner Ansicht nach am besten einbringen?« Ich habe durchgehalten und abgewartet in der Überzeugung, dass ich im Krankenhaus bleiben wollte und sollte. Heute bedaure ich es nicht.
- *Ich tanke draußen auf.*
  In der Zeit, als ich mit dieser Situation konfrontiert war, begann ich wieder, viel Sport mit meinen Kindern zu treiben und viel Musik zu hören.

Tatsächlich beschwerte sich keiner über mich, aber die Parole, die eine bestimmte Person ausgab, wurde als rechtens anerkannt: »Er muss gehen.« Das Schwierigste in solchen Situationen ist, dass man sich nicht rechtfertigen oder erklären kann und sich zur Tür hinausgeschoben fühlt, ohne etwas daran ändern zu können.

Diese Phase war nicht sehr erfreulich, und ich musste einige Antistress-Regeln anwenden, die ich weiterempfehlen kann.

»In jedem Unglück steckt auch etwas Gutes.« Es ist nicht leicht, sich an diesen Satz zu halten, aber tatsächlich habe ich noch nie so viel gearbeitet wie damals und so sehr die Unterstützung meiner Familie zu spüren bekommen und geschätzt. Ich versuchte, das Positive zu sehen; ich begriff, dass bestimmte Menschen nichts gegen mich hatten. Es nützt nichts, eine solche Situation noch schwieriger zu gestalten, indem man sich abkapselt oder eine negative Einstellung gegen andere hegt.

Absorbiere ich alle Ängste meiner Patienten?

Ich bin für meine Patienten da, vielleicht noch mehr als für meine Familie. Die Patienten äußern ihre Angst und ihr inneres Unglück, wenn sie mich aufsuchen. Einigen Menschen ist es manchmal peinlich, ihre Emotionen ungeschminkt zu zeigen, und sie entschuldigen sich sogar, wenn sie sich aufregen oder weinen. Ich erwidere ihnen, dass ich sie verstehe, denn ich weiß, was es heißt, wenn es einem schlecht geht, und dass es im Übrigen mein Beruf ist, ihnen zuzuhören, dafür bin ich da.

Die menschlichen Schwierigkeiten miteinander zu teilen ist – ähnlich wie bei allen Berufen auf dem Gesundheitssektor – einer der Stressfaktoren im Beruf des Psychiaters und kommt zu den Schwierigkeiten hinzu, die den Arbeitszwängen an sich innewohnen. So habe ich eine Frau therapiert, die Krebs hatte und nach mehreren Jahren regelmäßiger Behandlung verstarb. Sie sagte mir, dass sie ohne die Krankheit nie zu mir gekommen wäre und an unseren Stunden hing, weil sie ihr Halt und ein neues Interesse am Leben gaben. Dennoch hatte ich manchmal den Eindruck, ihr nicht sonderlich helfen zu können. Angesichts der schlechten Nachrichten, der Unsicherheit und ihrer Zweifel fiel es mir zuweilen schwer, Worte zu finden: Ich hörte ihr einfach zu. Nach ihrem Tod erhielt ich einen Brief von ihrem Ehemann, in dem er mir schrieb, wie gut ihr unsere Begegnungen getan hatten, wie sehr sie mich geschätzt hatte und wie viel ich ihr in den letzten Augenblicken gegeben hatte. Dieser Brief befreite mich von vielen Sorgen um meine Patienten aufgrund des friedlichen Gefühls, das er mir vermittelte. Darum geht es wahrscheinlich bei der Empathie. Einfach eine Emotion mit jemandem teilen, ohne zu versuchen, sich in Worte zu flüchten, die unnütz wären. Wer diese menschlichen Schwingungen nicht gibt und empfängt, kann diesen Beruf nicht ausüben. Wenn wir die Ängste unserer Patienten mit ihnen teilen, bekommen wir von den Patienten auch viel zurück.

Ich kann die Ängste meiner Patienten in mich aufnehmen, weil viele Menschen mir auch etwas Positives erzählen. Sie sind fröhlich, lachen und erzählen mir amüsante Dinge, die ein Gegengewicht zu ihren negativen Empfindungen bilden. Ich erinnere mich an eine meiner Patientinnen, die viel Humor hatte. Ich gestehe, es fiel mir schwer, ernst zu bleiben, wenn sie mir all ihre kleinen Ungeschicklichkeiten schilderte, die sie ins Lächerliche verkehrte. Einmal sagte sie mir: »Ich habe Sie zum Lachen gebracht, Herr Doktor, da bin ich froh.«

Man muss in der Therapie auch von fröhlichen Dingen sprechen können. Ich versuche so, gewisse negative Schwingungen ins Positive zu verwandeln. Deshalb kann man auch nicht allzu viele Patienten am Tag behandeln, aber das Gleiche gilt auch für andere Berufe, in denen man Zeit mit einem Klienten verbringt. Um zugewandt zu bleiben, muss man die Zeit begrenzen.

Die gute Distanz

Bestimmte Menschen kommunizieren ihre Angst durch ihre Haltung und ihre Worte. Sie hören nicht mehr zu, denn sie haben sich in ihrer angstbesetzten Welt und in dem, was sie beschäftigt, verschanzt. Was ist die beste Haltung? Vielleicht einfach die passende Distanz einzunehmen und gleichzeitig die Gefühle des anderen zu beachten.

Wie ich mich in meiner Arbeit verwirkliche

Um es zu wiederholen: Ich liebe meine Arbeit und habe sie immer geliebt. Ich möchte daher auch von den positiven Werten sprechen, durch die mir meine Arbeit immer noch viel Freude macht. Ich habe die große Chance, meine Arbeit in einem angenehmen Rahmen und mit Menschen, die ich achte und schätze, zu verrichten. Ich arbeite mit einem sehr harmonischen und aufeinander eingespielten Team, dem es gelingt, die berufliche Zusammenarbeit und freundschaftliche Beziehungen unter einen Hut zu bringen. Wenn ich einen Kollegen auf dem Flur lachen höre, wenn mich jemand anlächelt, mich grüßt und ein Scherz die Runde macht, ist es auch das, was mein berufliches Engagement mit Sinn erfüllt.

Wie ich Psychiater geworden bin

Ich kann nicht sagen, dass ich schon von klein auf Psychiater werden wollte. Bei jedem Schritt auf meinem Weg hat sich die Richtung ganz von selbst ergeben. Ich habe nicht Medizin studiert, um Psychiater zu werden, ich hatte keine Vorstellung davon. Erst als ich Arzt wurde, wandte ich mich der Psychiatrie zu, einem Fach, das sich von anderen Fachgebieten sehr unterscheidet. Die Psychiatrie lernt man nicht nur aus Büchern und bei der Behandlung von Patienten, sondern auch, indem man andere beobachtet und neugierig sowie offen ist. Es ist eine ebenso praktische wie intellektuelle Sicht der Welt; diese realitätsnahe Seite hat mir gefallen. Aus diesem Grunde fiel meine Wahl wie von selbst auch auf die Behandlung von Stress und Angst.

Tauche ich gern in die Probleme anderer ein, weil ich selber so gestresst und ängstlich bin? Ich weiß es nicht, aber was ich sagen kann, ist, dass das Leben der Menschen mich interessiert. Ich höre ihnen gerne zu und bin ihnen gerne nah. Die Psychotherapie ist die dritte Gabelung auf meinem Weg: Was mich interessiert, ist, in Menschen die Möglichkeit der Heilung oder des Weges der Besserung wachzurufen, sie ihnen zu eröffnen und sie dabei anzuleiten. Über die Therapie hinaus heißt das: helfen, zu verstehen, zu handeln, die Sicht vom Leben und seinem Sinn zu ändern. Das ist es, was mir bei der Psychotherapie wichtig ist.

Das Leben der Menschen interessiert mich. Ich höre ihnen gerne zu und bin ihnen gerne nah.

Ich weiß, dass das vielleicht ein Privileg ist, aber mein größter Stress bestünde darin, nicht mehr mit dem weitermachen zu können, was ich gern tue, worum ich mich bemüht habe und worin ich versucht habe, Fortschritte zu machen, um den anderen so gut wie möglich helfen zu können.

Einige Menschen glauben, dass Psychiater sich mit rein intellektuellen Tätigkeiten befassen und dass sie die kleinsten Dinge und Gesten ihrer Umgebung analysieren. Das ist ein Trugschluss. Psychiater schätzen auch die einfachen Dinge des Lebens und sind imstande, in Kontakt mit der Realität zu bleiben. Ich kenne sogar einen Therapeuten, der in seiner Freizeit eine Prüfung als Klempner abgelegt hat.

Ich habe leider keine handwerkliche Begabung, die alltagstauglich ist, und regeneriere mich, indem ich Laub fege, die Hecke schneide oder den Rasen mähe und die Mauern oder die Terrasse schrubbe. Diese Tätigkeiten mögen öde erscheinen, aber sie entspannen mich und geben mir das Gefühl, etwas Konkretes und Sichtbares zu tun. Das gehört, wie ich glaube, zu den kleinen Dingen, die mir helfen, meine Arbeit weiterhin zu schätzen und mir einen gewissen Realitätssinn zu bewahren.

Meine drei wichtigsten Empfehlungen

1. Schwierige Phasen überwinden

Es gibt nur wenige Menschen, die keine schwierige Phase durchgemacht haben, sei es in konfliktbesetzten Beziehungen, in dem Augenblick, als ihr Arbeitsplatz bedroht war oder verloren ging, oder bei einem beruflichen Misserfolg trotz großen Engagements. Oft muss man dann nicht nur das begründete Gefühl der Ungerechtigkeit überwinden, sondern es auch schaffen, sich der Situation zu stellen und außerhalb des Berufs seine Akkus wieder aufzuladen, also sich zu lösen und wieder auf die Beine zu kommen. Zu viele Menschen brechen zusammen und gehen durch tiefes Leid. Sie müssen lernen, dem zuvorzukommen und zu handeln.

2. Positive Werte ausstrahlen

Einige Menschen strahlen Stress aus. Warum sollte der Arbeitsplatz nicht auch ein Ort des Austauschs, des Respekts, der Rücksicht auf andere sein? Die Arbeit anderer anzuerkennen und Konflikte lösen zu können sind Eigenschaften, die entwickelt werden müssen.

3. Den eigenen Weg finden

Wir haben nicht alle dieselben Werte und dieselben Erwartungen an unsere Arbeit. Welchen Beruf jemand auch ausübt, jeder sollte in seiner Arbeit eine Quelle der Selbstverwirklichung finden können. Bei bestimmten Aufgaben muss man imstande sein, Abwechslung hineinzubringen, denn sonst man läuft Gefahr, das Interesse daran zu verlieren, wenn man sie sein ganzes Leben lang macht. In manchen Be-

Weiterführende Informationen finden Sie auf der Seite 468.

rufen hat man Zeit, andere nehmen einen Menschen voll in Anspruch, man arbeitet allein oder man tauscht sich mit einem Gegenüber aus, man sitzt in einem Büro oder arbeitet draußen. Aber je mehr man im Einklang mit seinen Erwartungen ist, desto mehr hat man die Chance, sich zu verwirklichen.

24

Béatrice Millêtre

Der eigenen Intuition vertrauen

»Geheimnisse der Therapeuten«, also Tricks und Kniffe der Psychologen … Das heißt, dass ich von mir sprechen muss, aber nicht zu viel. Und dass ich »Geheimnisse« verrate, doch nicht zu simple, sondern solche, die etwas nützen. Tatsächlich habe ich keine Ahnung, was ich zu diesem Thema sagen soll, obwohl ich mich ja damit gut auskenne. Und was nun?

Nun werde ich das tun, was ich auch sonst tue (inzwischen kenne ich mich gut und weiß, was bei mir funktioniert): nichts. Mich um etwas anderes kümmern. An meine anderen Bücher und Projekte denken.

Wie üblich klappt es: Ich setze mich ins Auto, und mein Beitrag schreibt sich während der Fahrt von ganz allein. Als ich im Büro ankomme, schalte ich meinen Computer ein, und schon fügt sich alles zusammen und entwickelt sich – kurz, der Beitrag entsteht fast ein wenig ohne mein Zutun. Ich muss ihn nur noch einmal durchlesen, die Rechtschreibfehler korrigieren, und er ist fertig. »Und«, so werden Sie einwenden, »was hat das mit Intuition zu tun?« Das ist Intuition, schlicht und ergreifend. Was versteht man also unter diesem Begriff?

Was ist Intuition?

Der Begriff »Intuition« hat zwei Bedeutungen.

Die erste entspricht der Definition im *Petit Larousse*: ein sofortiges Erfassen der Wahrheit ohne Zuhilfenahme des logischen Denkens; die Fähigkeit, etwas vorherzusehen oder vorher zu wissen, eine Vorahnung haben. Anders ausgedrückt: Man »spürt« Dinge.

Die zweite Bedeutung bezieht sich auf das intuitive Denken, einen unterschwelligen Prozess, der zu einer Schlussfolgerung führt. Damit werden wir uns hier beschäftigen. Tatsächlich ist das intuitive Denken, auch wenn viele Menschen es anwenden, ziemlich unbekannt und hat deshalb bei denen, die es nicht praktizieren, zahlreiche Fehleinschätzungen zur Folge. Dennoch existiert es schon seit grauer Vorzeit.

Archimedes und Rodin

Die häufigste Art des Denkens, diejenige, die meistens im Vordergrund steht, ist das Sinnieren in der Art der von Rodin geschaffenen Skulptur *Der Denker*. Bei einem Problem »stützt man den Kopf auf die Hände« und denkt nach: Ausgehend von der Aufgabe leitet man den ersten Schritt ab, aus dem sich der nächste ergibt, bis man zum Ergebnis gelangt. Das ist logisch-mathematisches Denken, bei dem die Gedanken der Reihe nach kommen. Menschen, die nach diesem Modell verfahren, denken über nur eine Sache zurzeit nach und gehen ein Element nach dem nächsten durch. Das Denken baut sich Stück für Stück auf, jedes Element leitet sich aus dem vorhergehenden ab, exakt wie in der Mathematik. Erst wenn alle Faktoren durchdacht sind, zieht man die Schlussfolgerung.

Der Reihe nach denken: eins nach dem anderen
Angenommen, Sie betrachten Ihren Schreibtisch. Sie lassen Ihren Blick von rechts nach links über den Tisch schweifen und sehen nacheinander ein Telefon, einen Terminkalender, einen Behälter mit Bleistiften, ein Lineal, einen Computer und einen Papierstapel.

Im Gegensatz dazu steht der bei den Neurowissenschaftlern gut bekannte Heureka-Effekt – der Geistesblitz, wie Archimedes ihn erlebte, bei dem die Verbalisierung das letzte Glied in der Kette der Informationsverarbeitung ist.

Natürlich gibt es nicht nur das eine oder andere Denken in Reinform. Meine Absicht ist lediglich, die Grundzüge des Denkens darzulegen, indem ich die beiden Formen einander gegenüberstelle. Selbstverständlich hatte Archimedes schon länger über sein Problem nachgedacht und verfügte über die notwendigen Kenntnisse und Informationen, um es zu lösen. Doch er hat sie nicht bewusst gesammelt in der Form, dass er sich der Zwischenschritte seines Denkprozesses bewusst war (ebenso wie wir auch nicht jede unserer Gesten in Einzelschritte unterteilen). Sein Gehirn erledigte es für ihn ohne sein Wissen, daher das berühmte Heureka, das er in der Badewanne ausrief, als das Ergebnis in seinem Bewusstsein auftauchte. Aus diesem Grund spricht man auch von intuitivem Denken.

Es scheint, dass Menschen, die intuitiv denken, die Informationen, die sie erhalten, parallel und gleichzeitig verarbeiten. Das ist so, als würden Sie mit einem Blick alles erfassen, was sich auf Ihrem Schreibtisch befindet. Da Sprache sequenziell ist (Sie können nur ein Wort nach dem anderen aussprechen), haben Sie kein verbales Bewusstsein von den Gegenständen, die dort liegen. Es ist, als ob Sie keinen Zugang zu den verschiedenen Informationen hätten, die zum Ergebnis Ihres Denkens führen. Und plötzlich – »plopp« – taucht die Schlussfolgerung auf, die Puzzlestücke sortieren sich irgendwie, ohne dass Sie merken wie, denn das verbale Bewusstsein ist nur das letzte Glied in der Kette des Denkens.

Diesen Vorgang nennt man Intuition. Die Intuition ist kein Hirngespinst, sondern die Frucht eines hochgradig ausgeklügelten Denkprozesses, der sehr strukturiert, aber eben anders strukturiert ist als das logische Denken.

Die Intuition ist kein Hirngespinst.

Von diesem Denken profitieren

Dieses Denken ist besonders kraftvoll, denn es genügt, »nichts zu tun« oder fast nichts, um ein Ergebnis zu erzielen. Ja, aber wie?

So paradox es auch klingen mag: Arbeiten, ohne zu arbeiten, ist wirklich effizient. Statt Ihr Gehirn auf ein Problem, eine Akte oder etwas anderes zu konzentrieren, indem Sie sich an den Schreibtisch setzen und »Rodins Denker« nachahmen, ist es manchmal effizienter, hinauszugehen und das Gehirn in Ruhe nachdenken zu lassen. Wenn Sie zurückkommen, wird es ganz von selbst auf irgendeine Weise die Lösung gefunden haben, die Sie vorher krampfhaft gesucht haben. Es handelt sich hier natürlich um eine Metapher, nicht um eine Verdoppelung der Persönlichkeit: einfach um einen Prozess, mit dessen Hilfe Sie loslassen können, was ein notwendiger Schritt ist, um nachzudenken.

Wie geht man vor?

Zunächst sammeln Sie alle Informationen, die Sie vielleicht brauchen können. Anschließend geben Sie dem betreffenden Projekt bewusst Priorität. Während Sie dann etwas anderes tun, sind Sie entspannter und lassen den automatischen Informationsverarbeitungsprozessen in Ihrem Gehirn freien Lauf. Da die Verbalisierung der letzte Schritt in diesem Prozess ist, stellt sich dann der Heureka-Effekt ein: Sie haben »unwissentlich« nachgedacht, und plötzlich fällt Ihnen die Lösung ein.

Lassen Sie Ihr Gehirn allein arbeiten!
Eine ganze Reihe von Untersuchungen haben gezeigt, dass wir, wenn wir unsere Gedanken schweifen lassen, intellektuell sehr aktiv sind und über komplexe Probleme nachdenken. Das wurde von Computeraufnahmen des Gehirns gestützt. Wir sollten unser Gehirn also nicht zwingen, sich auf ein Problem zu fixieren.

Sich darüber klar werden

Werden Sie sich über diese Vorgänge klar, damit Sie sich einerseits selber wohler fühlen und sie andererseits Ihrer Umgebung erklären können, Ihren Kollegen, Freunden oder Ihrer Familie. Wenn diese einmal verstanden haben, dass Sie auf eine andere Art effizient sind und Ihr Ziel erreichen, werden Sie geneigter sein, Ihnen zu vertrauen und Sie gewähren zu lassen.

Intuition und Vertrauen

Menschen, die einen intuitiven Gedanken vorbringen, haben keinen direkten, spontanen Zugang zu dem Prozess seiner Entstehung derart, dass sie Wahrheiten äußern, die sie weder erklären noch rechtfertigen können.

Auf die Frage: »Woher weißt du das?« oder »Was erlaubt dir, diese oder jene Hypothese aufzustellen?«, kann ein intuitiver Mensch nur antworten: »Ich weiß es nicht.« Er kann dann das Gefühl haben, sich unglaubwürdig zu machen, und das Selbstvertrauen verlieren.

Aus diesem Denkprozess resultiert auch ein Zeitvorsprung gegenüber anderen: Die parallele Informationsverarbeitung liefert ein schnelleres Ergebnis, als wenn jemand die Informationen der Reihe nach verarbeitet.

Es kommt einem so vor, als würde der Intuitive mit jemandem Chinesisch sprechen, der diese Sprache noch nicht kennt, aber gerade anfängt, sie zu lernen. Beherrscht er sie einige Zeit später, kehrt er zu seinem intuitiven Gesprächspartner zurück und teilt ihm genau das mit, was dieser ihm schon vorher gesagt hat. Ideenklau? Nein, einfach langsameres Denken. Der Mensch, der der Reihe nach denkt, hat mittlerweile die Faktoren in Betracht gezogen, die der andere intuitiv wahrgenommen hatte, hat sie verarbeitet und ist zum selben Ergebnis gelangt. Von Vorkommnissen dieser Art, vor allem am Arbeitsplatz, berichten mir Menschen, die zu mir in Behandlung kommen, fast täglich.

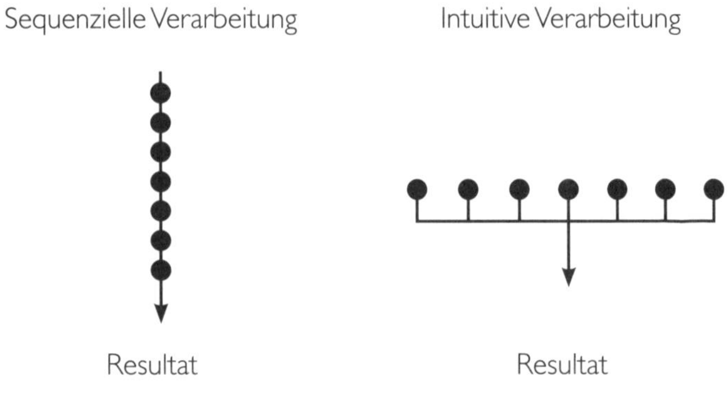

Die Schwierigkeit, sich Gehör zu verschaffen

So auch Lucie, Kundenbetreuerin in einem Informatikunternehmen. Sie unterbreitet dort häufig ihre Ideen, wie man an einen neuen Kunden herangehen sollte. Ihr Chef antwortet ihr in der Regel nicht. Er schaut durch sie hindurch und spricht von einem anderen Thema. Einige Zeit später (meistens mehrere Wochen danach) sucht er sie auf und erklärt ihr, er habe eine Idee, wie man die Sache angehen könne, und dann kommt er exakt mit dem Vorschlag, den sie ihm unterbreitet hat. Sie kann nicht umhin zu denken, dass er es mit Absicht tut, um ihre Ideen zu klauen.

Ähnlich geht es Clémentine. Sie sieht die Haken und Ösen bei den Projekten, an denen sie arbeitet, und sie macht darauf aufmerksam, um die Klippen zu umschiffen, die ihr unvermeidlich erscheinen, wenn man so weitermacht wie bisher. Selbstverständlich hört niemand sie an, aber im passenden Augenblick wirft man ihr dann vor, nicht die Initiative ergriffen zu haben.

Daraus resultieren Frustration, Ärger, Groll, Motivations- und Vertrauensverlust. Die Liste der Folgen, die das Unverständnis der anderen hat, ist lang. Da jeder für sich davon überzeugt ist, dass es nur eine Art des Denkens gibt – und das ist der Normalfall –, projiziert er seine Art zu funktionieren auf die anderen, ohne wahrzunehmen, dass sie anders ticken.

Sich gegenseitig besser verstehen und effizienter kommunizieren

Praktisch handelt es sich darum zu verstehen, dass es zwei Arten zu denken gibt, und für Ihr Gegenüber mitzudenken.

Als intuitiver Mensch sollten Sie lernen, rationalen Menschen Hinweise zu geben: Sie haben sie in Ihrem Kopf und können sie also dort abrufen. Akzeptieren Sie als rationaler Mensch, dass eine neue Idee, die ein Mitarbeiter aufbringt, richtig sein kann, selbst wenn sie Ihnen auf den ersten Blick unverständlich ist. Lernen Sie gemeinsam, Ihre vergangenen Erfahrungen zu berücksichtigen, um einander gegenseitig zu vertrauen.

Selbstvertrauen und Anpassung an andere

Was hätten Clémentine und Lucie tun müssen in Anbetracht dessen, was wir gerade gesagt haben? Selbstverständlich ihre Meinung äußern und sich gleichzeitig klarmachen, dass sie in der gegenwärtigen Form nicht auf Verständnis stoßen wird. Sie müssen ihre Art zu reden also ihren Gesprächspartnern anpassen.

Clémentine könnte sich beispielsweise auf ihre alten Erfolge berufen und ihrem Chef etwas in der folgenden Art sagen: »Denk dran, letztes Mal war es ganz ähnlich. Ich konnte es dir nicht erklären, aber schließlich haben wir es so gemacht, wie ich es vorgeschlagen habe, also vertrau mir auch heute.« Die Hauptsache hierbei ist, dass sie sich der Art, wie sie funktioniert, bewusst ist, sie akzeptiert und sie damit den anderen nahebringen kann.

Für Lucie gilt dasselbe. Sie könnte sagen: »Ich habe immer diese Art Intuition gehabt, die ich nicht erklären kann, aber vertraut mir, auf diese Weise konnte ich in meinen früheren Jobs den Kundenstamm aufbauen.«

Selbstvertrauen und Anpassung an die anderen sind letztlich die beiden Schlüssel.

Aufschieben: die notwendige Zeit des Wartens

»Ich verschiebe immer alles auf morgen«, sagt mir David. »Beispielsweise muss ich einen wichtigen Brief schreiben, und ich schaffe es nicht, mich dranzusetzen. Stattdessen räume ich meinen Schreibtisch auf!«

Was wäre passiert, wenn David den Brief in dem Augenblick geschrieben hätte, als er angefangen hatte, an ihn zu denken? Er wäre nicht gut geworden, und er hätte ihn noch einmal von vorn schreiben müssen. Warum? Weil es immer derselbe Mechanismus ist. Wenn Sie eine Sache, die Sie erledigen müssen, nicht erledigen (eine Akte bearbeiten, einen Brief schreiben etc.), sagt Ihnen Ihre innere Stimme, dass es nicht an der Zeit ist, es zu tun: entweder weil Ihnen Informationen fehlen oder weil Sie nicht genügend nachgedacht haben und Ihr Gehirn die Informationen, die Sie ihm gegeben haben, noch nicht fertig verarbeitet hat. Fühlen Sie sich also nicht schuldig und halten Sie es nicht für einen Beweis von Faulheit, sondern machen Sie sich die Maxime zu eigen: »Der Herr gibt's den Seinen im Schlaf.« Sagen Sie sich, dass Sie über eine andere Art der Effizienz verfügen, denn im richtigen Augenblick kommen Sie wohlbehalten ans Ziel.

Machen Sie sich das bewusst, indem Sie noch einmal Ihre Vergangenheit durchgehen und sich fragen, ob Sie etwa generell die Termine nicht einhalten, die man Ihnen setzt. Sie werden sehen, dass das nicht der Fall ist und Sie es also nicht mit Faulheit zu tun haben, sondern mit einem anderen Denk- und Reifungsprozess.

Sich konzentrieren oder sich verzetteln

Oft kommen Eltern zu mir, die sich um ihr Kind Sorgen machen, weil es »sich nicht konzentrieren kann, sich verzettelt und nichts zustande bringt«. Auch junge Menschen kommen und sagen mir, sie seien nicht normal. Ich denke beispielsweise an Benoît, der Medizin studiert und Angst hat, sein Studium nicht zu bewältigen: »Stellen Sie sich vor, bei der Vorbereitung aufs Abi hatte ich das Lehrbuch vor der Nase, einen Comic auf der einen Seite, einen Roman von Tolstoi auf den Knien und meinen Computer auf der anderen Seite! Sind Sie nicht auch der Meinung, dass das nicht normal ist und ich damit scheitern werde?« Nein, ich bin ganz und gar nicht dieser Meinung. Denn schließlich ist Konzentration die uns eigene Fähigkeit, unsere Aufmerksamkeit auf ein bestimmtes Thema zu lenken. Das bedeutet auch, dass wir, wenn unsere Konzentration nachlässt, unser Ziel erreicht haben: Wir haben Informationen erworben, einen Kursinhalt gelernt, eine Akte bearbeitet. Deshalb ist die erste Frage, die man sich stellen muss: »Habe ich mein Ziel erreicht?« Wenn die Antwort ja lautet, und das ist oft der Fall (und gilt auch für Benoît, der sein Abitur mit Auszeichnung bestanden hat), schauen Sie sich an, wie Sie vorgegangen sind.

Ganz gleich, ob Sie Ihre Aufmerksamkeit exklusiv auf das richten, was Sie zu tun haben, oder ob Sie regelmäßig in die Luft gucken müssen, Sie kommen zum selben Ergebnis. Es kommt also darauf an, dass Sie sich beobachten, um sich das Verfahren bewusst zu machen, mit dessen Hilfe es Ihnen am besten gelingt, das zu tun, was Sie sich vorgenommen haben. Was geschieht, wenn Sie in die Luft gucken? Entweder haben Sie gerade Informationen gelesen und verankern sie in Ihrem Gedächtnis, oder Sie brüten über einem Problem und lösen es dadurch, dass Sie an nichts denken.

Wie war es in Ihrer Schulzeit? Haben auch Sie, nachdem Sie das Thema in einer schriftlichen Prüfung erhalten hatten, 15 bis 20 Minuten lang gar nichts getan? Bei der Beobachtung Ihrer Mitschüler, die bereits drei Seiten geschrieben hatten, liefen Sie entweder Gefahr, den Mut zu verlieren, oder es war der Augenblick, in dem Sie die Aufgabe in einem Zug erledigt haben und eher als alle anderen fertig waren.

Das Mindmapping

Wie kann man sich beim intuitiven Denken helfen? Ein Trick besteht darin, mit kleinen Haftnotizen zu arbeiten. Schreiben Sie auf jeden Zettel einen Gedanken, und dann schieben Sie die Zettel einfach so lange hin und her, bis Sie Ihre Gliederung haben.

Dasselbe Prinzip liegt dem *Mindmapping* zugrunde. Das Prinzip dabei ist, die Ideen zu Papier zu bringen und visuell zu organisieren. Hier folgt ein Mindmapping, das ich in meinem Masterkolleg über Menschenführung verwendet habe.

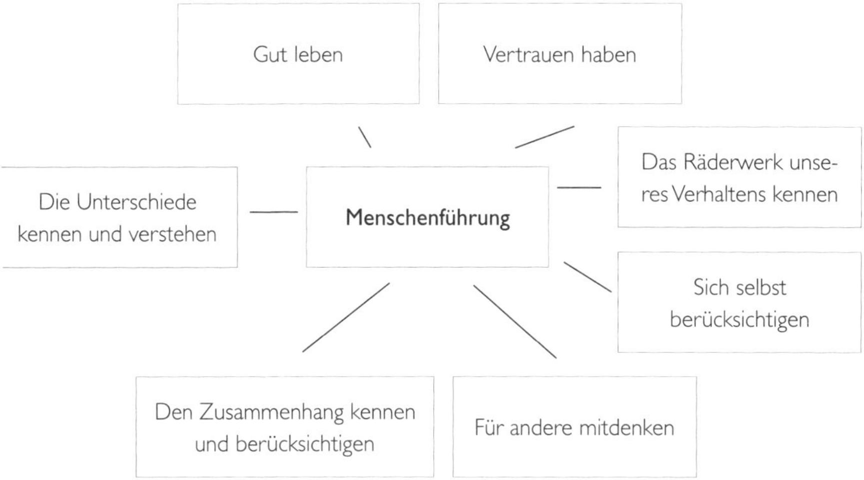

Jedes Kästchen war wiederum aufgeteilt, um den Inhalt der einzelnen Abschnitte zu erfassen.

Ein solches Mindmapping wird Ihnen beim Nachdenken helfen und Ihnen eine einfache visuelle Hilfe bieten, auf die Sie sich stützen können.

Und schließlich sollten Sie vor allem nicht vergessen, sich auf Ihr Ziel zu konzentrieren und sich klarzumachen, dass Sie letztlich auf Ihre Art alles tun, was Sie tun müssen.

Wer kann der inneren Stimme vertrauen?

Wir alle können das, aber in verschiedenem Maße und von verschiedenen Blickwinkeln aus. In verschiedenem Maße, weil wir spontan die Tendenz haben, die eine oder andere Form des Denkens zu bevorzugen, erstens abhängig von unserer Persönlichkeit, zweitens abhängig von der Art, wie wir gelernt haben, und schließlich abhängig vom Kontext. Von verschiedenen Blickwinkeln aus, weil der Intuitive seinen eigenen Einfällen und der Rationale denen seiner Gesprächspartner vertrauen muss.

Alle Intuitiven müssen lernen, auf ihre innere Stimme zu hören und sie zunächst zum Zuge kommen zu lassen, denn sie irrt sich nur selten. Gehen Sie von da aus rückwärts: Sagen Sie zuerst Ihre Schlussfolgerung, und dann machen Sie sich auf die Suche nach den Schritten, mit deren Hilfe sie zu ihr gelangt sind. Sie sind irgendwo »da draußen« oder in Ihrem Kopf zu finden. Wenn Ihnen bewusst ist, dass Sie so ticken, können Sie Ihren Gesprächspartnern auch erklären, dass Sie nicht wissen, wie Sie es machen, aber dass es funktioniert. Wenn Sie sich auf Ihre Erfolge berufen, werden die anderen bereit sein, sich auf Ihre Ideen einzulassen. Was Sie selbst angeht, sollten Sie, wenn es nicht sein muss, nicht herauszufinden versuchen, woher Sie etwas wissen, sondern sich selbst vertrauen und den Prozess auf natürliche Weise und ohne darüber nachzudenken, ablaufen lassen: Das wird Sie noch effizienter machen.

Rationale und intuitive Menschen

Die rationalen Menschen stellen die Mehrheit der Bevölkerung. Logischerweise denken wir, dass jeder so tickt wie wir. Vielleicht betrachten Sie die Intuitiven als Menschen, die, wenn nicht bizarre, so doch unverständliche Verhaltensweisen an den Tag legen, besonders wenn diese Ihnen Ideen darlegen, die sie weder erklären oder rechtfertigen noch argumentativ begründen können. Ebenso ist es, wenn ein Intuitiver den Eindruck erweckt, dass er nicht arbeitet, sondern aus dem Fenster starrt, oder Sie meinen, dass er sich verzettelt, weil er tausend Dinge tut und vom Hölzchen aufs Stöckchen kommt.

Und Kinder?

Ohne verallgemeinern zu wollen, kann ich sagen, dass die meisten Kinder, die ich behandle (abgesehen von denen, die wegen eines spezifischen Problems wie dem Bettnässen kommen), zu den Intuitiven gehören. Sie kommen zu mir, weil sie Probleme damit haben, sich nicht genügend zu konzentrieren und sich zu verzetteln, die, wie wir gesehen haben, keine sind. Sie kommen auch wegen Problemen in der Schule zu mir, die auftreten, sobald die Lehrer sie bitten, ihren Gedankengang zu begründen, was, wie wir gesehen haben, schwierig ist.

Vom Ergebnis zum Denken

Nehmen wir das Beispiel von Paul. Als Sehbehinderter fing er an, das Dividieren zu lernen. Die Lehrerin brachte ihm bei, wie man die Zahlen untereinander schreibt, und er begann auch damit, um dann, ohne die Zwischenschritte einzuhalten, sofort das Ergebnis aufzuschreiben. Wenn er nicht sehbehindert gewesen wäre, so gestand die Lehrerin der Mutter, hätte sie geglaubt, er habe von seinem Nachbarn abgeschrieben.

Sobald wir einmal begriffen haben, dass diese Kinder im Grunde keine Probleme haben, besteht die Arbeit darin, ihnen zu helfen, aus ihrer speziellen Funktionsweise Nutzen zu ziehen, indem wir sie ihnen erklären. Anschließend geht es darum, ihnen zu helfen, die Knoten in ihrem Denken aufzulösen, indem sie es von hinten aufrollen.

So ließ Alexis, der in die 13. Klasse ging, bei Mathematikaufgaben etwa zehn Linien Platz zwischen dem Ergebnis (das ihm klar war) und der Aufgabe, und füllte dann den leeren Platz mit den verlangten Zwischenschritten aus, wie er sie verstanden hatte.

Warten können

Es handelt sich hier um eine andere Form des Lernens: einige Minuten in die Luft gucken, bevor man mit der Aufgabe beginnt. Die Textaufgabe lesen, vor sich hin träumen, während der Inhalt im Hintergrund Gestalt annimmt. Dann ohne Entwurf losschreiben, aber mit dem System des Mindmapping oder der Haftzettel.

Meiner Erfahrung nach besteht der schwerste Schritt darin, nach dem Abwarten loszuschreiben und einen ersten Versuch zu verfassen. Wie viele Eltern, Jugendliche und Studenten schauten mich mit großen Augen an, als ich ihnen riet, eine Viertelstunde lang gar nichts zu tun, und meinten, ich sei mir nicht im Klaren darüber, dass sie ihre Zukunft aufs Spiel setzten. Doch, das ist mir sehr klar. Aber es funktioniert ja, so wie ich es sage, und zwar verteufelt gut! Ganz gleich, ob es sich um eine Schulaufgabe, ein Examen (Abitur, M. A.) oder eine Aufnahmeprüfung für die Elite-Universitäten handelt, es funktioniert.

Bringen wir also unseren Kindern bei, sich ihre Unterschiedlichkeit bewusst zu machen und einen möglichst großen Nutzen daraus zu ziehen. Ermutigen Sie sie, ihre Aufmerksamkeit auf das Ergebnis statt auf den Weg dorthin zu richten, und begleiten Sie sie auf diesem Weg. Denn wir haben vergessen, dass wir alle in verschiedenem Maße über diese Fähigkeit verfügen, über diese innere Stimme, die uns nur selten täuscht.

Und danach?

Wir sollten allesamt lernen, andere als anders zu betrachten, ohne auf sie unsere eigene Art zu projizieren, die Dinge anzupacken. Was gut für den einen ist, ist es nicht unbedingt für den anderen.

Diese Frage hat auch mit Selbstakzeptanz, der Akzeptanz anderer und mit der Rolle des sozialen Einflusses zu tun. Wie viel verschiedene Persönlichkeiten und verschiedene Denkstile kann die Welt, in der wir leben, akzeptieren?

Alles vereinfacht sich, wenn Sie ausschließlich auf das Ergebnis schauen, das Sie erhalten möchten: Bringen Sie es in der richtigen Zeit zustande? Wenn ja, können Sie sich zu Recht auf Ihren vergangenen Erfolgen ausruhen. Dasselbe gilt, wenn es sich nicht um Sie, sondern um eine dritte Person handelt.

Unter der Bedingung, dass man das Sosein der anderen anerkennt, wird die Verbindung von intuitiven und rationalen Menschen besonders effizient: Die einen haben Ideen mit einer umfassenden Vision, sehen jedoch nicht die Details und langweilen sich bei der praktischen Umsetzung. Die anderen haben eine präzise Sicht der Wirklichkeit, aber keine sofortige Sicht des Ganzen und sind besonders gut in der Umsetzung. Die Konkretisierung von Projekten geht auf diese Weise leicht und schnell, und die Beziehungen zu anderen werden flüssiger und entspannter.

Weiterführende Informationen finden Sie auf der Seite 468.

Ein Schlüsselsatz

Wenn man eine Maxime behalten sollte, dann diese: »Für mich ist dies normal, für den anderen ist jenes normal.« Mithilfe dieses Satzes akzeptieren Sie den Unterschied zwischen sich und den anderen.

25
Jacques Van Rillaer

Positiv auf Ablehnung reagieren

Die wichtigste Aufgabe aber, die wir haben, ist für jeden die eigene Lebensführung, denn ebendarum sind wir hier.
MICHEL DE MONTAIGNE[1]

Als ich mich 1962 für ein Studium entscheiden musste, erschien mir die Psychologie als Zukunftsberuf. Ich hatte mit Begeisterung »Die Heilung durch den Geist« von Stefan Zweig gelesen. Das Werk des Freundes von Freud hatte mich von der wunderbaren Macht der Gedanken überzeugt. Das Buch »Psychologie für jedermann« des Psychoanalytikers Pierre Daco hatte meine Überzeugung noch verstärkt. Ich entschied mich für ein Psychologiestudium mit der Absicht, Psychotherapeut zu werden.

Ab dem zweiten Studienjahr wandte ich mich an die belgische Gesellschaft für Psychoanalyse (die an die Internationale Psychoanalytische Vereinigung angeschlossen ist), weil ich eine Freud'sche Lehranalyse beginnen wollte. Die Präsidentin antwortete mir, dass ich erst mein Diplom machen müsse, bevor ich die Analyse beginnen könne. Im Jahr darauf erfuhr ich von einem Professor an meiner Universität, dass er mit vier anderen Psychoanalytikern die *École Belge de Psychanalyse* gründen wollte, die sich der soeben von Jacques

Lacan gegründeten *École Freudienne* in Paris anschließen würde. In Lacans Vereinigung waren die Regeln weniger »zwanghaft«[2] als in der Anna-Freud-Vereinigung. Die Tür stand Psychologiestudenten, Philosophen und Theologen weit offen. So konnte ich ab dem dritten Studienjahr eine Lehranalyse bei Winfried Huber absolvieren, der die seine in Paris bei Juliette Favez-Boutonnier gemacht hatte.

Mein Glaube an die Freud'sche Lehre erfuhr 1968 eine erste starke Erschütterung. Sechs Monate lang war ich Assistent am Fachbereich für klinische Psychologie der Universität von Nimwegen (Niederlande), wo die Psychoanalyse bereits als überholte Form der Psychologie galt. Die Freud'sche Lehre wurde dort kritisiert, und zwar aus wissenschaftlichen Gründen (Freud hatte seine Beobachtungen sträflich verallgemeinert), aus politischen Gründen (die Psychoanalyse, eine »bürgerliche Ideologie«, »subjektivierte« alle menschlichen Probleme) und besonders aus praktischen Gründen (die Resultate waren kaum besser als bei anderen Therapien, die deutlich weniger kosteten). In Nimwegen nahm ich an Verhaltenstherapien bei Phobien teil.[3]

Ich glaubte damals noch, eine Veränderung der Störung ohne das Aufdecken ihres »verdrängten« Sinns habe nur eine »Symptomverschiebung« zur Folge. Nun stellte ich erstaunt fest, dass die verhaltenstherapeutischen Behandlungen von Phobien im Gegenteil von einem positiven Schneeballeffekt begleitet waren: Nicht nur die Phobien verschwanden, die Leute gewannen auch wieder Selbstvertrauen und machten einen glücklicheren Eindruck. Viele weitere Umstände untergruben in der Folge mein Vertrauen zur Freud'schen Lehre, vor allem die mittelmäßigen therapeutischen Erfolge ausgebildeter Psychoanalytiker (Stagnationen, Verschlechterungen, Selbstmorde), der Anblick von Psychoanalytikern, die nicht vom Rauchen oder Alkohol loskamen, die Lektüre des Buches von Henri Ellenberger[4], indem er Freuds Lüge beim ersten psychoanalytischen Fall, der Behandlung der Anna O., aufdeckte.

Ellenberger hatte mir auch die Augen geöffnet, was die Legende von der Originalität der Freud'schen Entdeckungen anging. Die

Existenz von unbewussten Prozessen, die Bedeutung von Fehlleistungen, die Wichtigkeit der Sexualität und viele andere Vorstellungen hatte Freud von Vorläufern und Zeitgenossen übernommen. Wie sah es also mit dem Wert von spezifisch Freud'schen Aussagen aus? Ich beschloss, all diese Informationen zusammenzustellen, und schlug Marc Richelle, dem wissenschaftlichen Berater des Verlags Editions Mardaga vor, ein Buch mit dem Titel *Science et illusion en psychanalyse* (»Wissenschaft und Illusion in der Psychoanalyse«) zu schreiben. Ich hatte für das Rigorosum meiner Doktorarbeit 1972 Freuds *Gesammelte Werke* mehrmals von vorn bis hinten gelesen. Ich las mehrere tausend Seiten von Autoren des 19. Jahrhunderts und von wissenschaftlichen Psychologen und Wissenschaftsphilosophen des 20. Jahrhunderts. Ich kam nach Hans Eysenck[5] und anderen zur Schlussfolgerung, dass die interessantesten Aussagen bei Freud nicht von ihm stammten und dass das, was von ihm stammte, von der wissenschaftlichen Psychologie im Wesentlichen widerlegt worden war. Der endgültige Titel meines Buches lautete dann: *Les Illusions de la psychanalyse.*

Die Erfahrung der Gegnerschaft und der Ablehnung

Das Buch, das 1981 erschien, trug mir eine starke Gegnerschaft vonseiten fast all meiner Kollegen – Psychiatern und klinischen Psychologen – ein. Ich war glücklicherweise schon zum Professor an der medizinischen Fakultät von Louvain ernannt worden, aber man gab mir keine Lehraufträge mehr an der psychologischen Fakultät. Die Universitätsverwaltung deckte mich mit administrativen Aufgaben ein, die mich völlig in Anspruch nahmen. Ich war sehr frustriert. Eines Tages hatte ich im Rahmen dieser Tätigkeit ein Gespräch mit dem Rektor. Er sagte mir, er habe gehört, dass es mir nicht gelänge, im Team zu arbeiten. Ich antwortete ihm, dass meine klinischen Kollegen leider fast alle Freudianer seien und dass ich das einseitige Denken in der Psychiatrie und klinischen Psychologie an unserer Universität bedauere. Da erwiderte der Rektor, dass die Welt groß sei und es viele Universitäten gebe, an denen ich besser aufgehoben sei als in Louvain. Der Schock ging tief. Ich dachte sofort an die Reaktion von Galileo Galilei vor der heiligen Inquisition, die von ihm forderte, seinem Irrglauben abzuschwören und seine Treue gegenüber der Kirche zu beeiden. Wie Galilei beteuerte ich, wie sehr ich mich der Institution verbunden fühlte. Ich wusste damals nicht, dass dieser Rektor, ein Physiker, den ich für einen Anhänger des wissenschaftlichen Denkens gehalten hatte, ein alter Freund des Chefs der Psychiatrie war, eines Psychoanalytikers, der kein Heil außerhalb der Freud'schen Kirche sah.

Positiv reagieren, indem man sich ein Beispiel an »Vorbildern« nimmt

Um positiv auf diese plötzliche und unerwartete Aufforderung zu reagieren, meine Universität zu verlassen, griff ich auf meine verhaltenstherapeutische Ausbildung zurück, die ich einige Jahre vorher begonnen hatte. Ich weigerte mich, den Abhang des Grolls und der Selbstzerstörung hinabzurutschen, und bemühte mich nach einer schlaflosen Nacht, die Universität nicht mit ihrem augenblicklichen Rektor gleichzusetzen, einem Menschen, der wie jeder Mensch begrenzt war und nur eine bestimmte Zeit in seinem Amt – und am Leben – sein würde.

Nachdem ich mir ein Beispiel an Galileis Reaktion genommen hatte, nahm ich mir nun Skinner und seine Reaktion zum Vorbild. Ich hatte gelesen, dass sich Skinner, als er auf die sechzig zuging, am psychologischen Fachbereich von Harvard als *Persona non grata* gefühlt und dafür gesorgt hatte, dass er so viel wie möglich zu Hause arbeiten konnte. Ich hatte auch seinen Artikel »Intellectual self-management in old age«[6] gelesen, in dem er erläuterte, wie man sich motivieren kann, ein bestimmtes Verhalten an den Tag zu legen, indem man für die Bedingung der Stimulation und Verstärkung sorgt. Ich beschloss, die »Skinner'sche« Lösung zu übernehmen: so viel wie möglich zu Hause zu arbeiten.

Effektive intellektuelle Arbeit zu Hause zu leisten, fern von Kollegen und einer regulierenden Autorität, ist ein schwieriges Unterfangen. Tag für Tag ist die Versuchung da, eine »Vermeidungshaltung« einzunehmen: Zeitungen und angenehme Bücher zu lesen, die Arbeit zu unterbrechen und zu plaudern, Fernsehen zu schauen, sich in Details zu verlieren. Das moderne Leben bietet eine unendliche Möglichkeit an interessanten und fesselnden Dingen. Ständig werden wir eingeladen, zuzuschauen und zuzuhören, statt selbst aktiv zu sein.

Macht über sich selbst gewinnen

Die fundamentale Frage bei diesem wie bei vielen anderen Problemen ist die der Selbstkontrolle. Ich widmete mich dieser Frage, um eine persönliche Schwierigkeit zu lösen, aber auch, weil ich als Verhaltenspsychologe wusste, dass das letztliche Ziel einer Therapie nicht nur das Verschwinden der Störungen ist, sondern auch, dass der Patient dauerhaft wirksame Strategien erwirbt, die er in einer großen Bandbreite von Situationen autonom einsetzen kann.

Das letztliche Ziel einer Therapie ist, dass der Patient dauerhaft wirksame Strategien erwirbt, die er in einer großen Bandbreite von Situationen autonom einsetzen kann.

Es gibt nichts Besseres, um diese Strategien zu studieren, als parallel Therapien durchzuführen und ein Buch zum Thema zu schreiben. Ich schlug Marc Richelle daher vor, ein Buch mit dem Titel *La Gestion de soi* (»Wie man sich selbst steuert«) zu verfassen.

Skinner ist einer der ersten Autoren, der im Rahmen der wissenschaftlichen Psychologie über Selbststeuerung geschrieben hat. Im Seminar, das er in den 1950er Jahren in Harvard hielt – erschienen unter dem Titel *Wissenschaft und menschliches Verhalten* –, nimmt das Kapitel über »Selbstkontrolle« einen zentralen Platz ein. Skinner, der immer darauf bestand, dass man die äußeren Umstände heranziehen müsse, um ein Verhalten zu erklären, entwickelt dort den Gedanken, dass wir fähig sind, uns zu beobachten, aus der Vergangenheit zu lernen und mit neuem Verhalten zu experimentieren, kurz, teilweise das zu kontrollieren, was uns kontrolliert. Er schreibt:

> *Trotzdem scheint der Einzelne in erheblichem Maße sein Schicksal selbst zu bestimmen. Häufig kann er im Hinblick auf die Variablen, die ihn angehen, etwas unternehmen. Ein gewisses Maß an »Selbstbestimmung« schreibt man gewöhnlich dem kreativen Verhalten des Künstlers und Wissenschaftlers zu, dem sich selbst erklärenden Verhalten des Schriftstellers und der Selbstdisziplin des Asketen. Bescheidenere Abarten der Selbstbestimmung sind uns vertrauter. Die Einzelperson »wählt« zwischen Alternativen des Handelns, sie »durchdenkt« ein Problem … und sie sorgt für ihre Gesundheit und ihre Stellung in der Gesellschaft, indem sie »Selbstkontrolle« ausübt.*[7]

Das Vermögen, sich selbst zu steuern, sollte sich umso mehr entwickeln, als die wissenschaftliche Psychologie fortschreitet und es besser erlaubt, die Gesetze des Verhaltens zu verstehen: »Da eine Wissenschaft des Verhaltens die Variablen, von denen Verhalten eine Funktion ist, klarer zutage treten lässt, dürften uns diese Möglichkeiten erheblich weiterbringen.«[8]

In seinem Werk von 1953 verwendet Skinner den Begriff »Selbstkontrolle«. Dieses Wort, das ein Synonym für Beeinflussung ist, kann leicht missverstanden werden. Daher zog es Skinner wie die Mehrheit der Verhaltenspsychologen ab den 1970er Jahren vor, von *Selbstmanagement* zu sprechen.

Für Skinner ist Selbstmanagement nicht Ausdruck einer geistigen Entität (der Seele, des Willens oder der Selbstdisziplin). Es ist eine

Kategorie von »operanten« Verhaltensweisen, das heißt von Operationen, die man beobachten, analysieren und erlernen kann. In Wirklichkeit sind die infrage kommenden Vorgänge weder für den äußeren Beobachter noch für den Betreffenden selbst leicht zugänglich. Skinner schreibt zu Recht: »Alles Verhalten ist fundamental unbewusst in dem Sinne, dass es sich zugunsten effizienter Umstände entwickelt und aufrechterhält, auch wenn sie nicht beobachtet oder analysiert werden können.«[9] Das gilt insbesondere für das Selbstmanagement: »Wir können uns der Stimuli, die wir für das Selbstmanagement benutzen, ebenso wenig bewusst sein wie jener, die wir benutzen, um einen Kopfstand zu machen.«[10] Dennoch: Wir können lernen, wichtige psychologische Vorgänge zu erkennen und zu lenken.

Burrhus Frederic Skinner (1904–1990)

Skinner ist der bekannteste Vertreter in der Geschichte der Verhaltenspsychologie und einer der berühmtesten Forscher innerhalb der wissenschaftlichen Psychologie. Er studierte in Harvard, wo er auch eine Professur erhielt. Er führte eine Reihe beeindruckender Experimente durch und publizierte ein umfangreiches Werk. Einer seiner wichtigsten Beiträge ist die Anwendung dessen, was er die »funktionelle Analyse« oder die »experimentelle Verhaltensanalyse« nannte, auf verschiedene Bereiche. Dieses Vorgehen besteht aus vier Arten von Variablen:

1. dem Verhalten als solchem, seiner Häufigkeit, Dauer, Intensität;
2. dem, was vorhergeht und zur Folge hat, dass dieses Verhalten produziert wird (sogenannte »diskriminative Stimuli«);
3. den vorher erlebten Folgen eines bestimmten Verhaltens (Folgen, die »Verstärker« genannt werden, wenn sie die Wahrscheinlichkeit der Wiederholung eines bestimmten Verhaltens vergrößern);
4. den »verstärkenden Kontingenzen« des Verhaltens, das heißt, der genauen Beziehung zwischen dem Verhalten, dem, was ihm vorhergeht, und seinen Folgen.

Skinner hat die Fruchtbarkeit dieses Ansatzes sowohl bei der Analyse von individuellem Verhalten gezeigt als auch beim Funktionieren von Gruppen und Kontrollinstanzen (der Regierung, Religion, Erziehung). Anders als man gewöhnlich glaubt, hat er sich nicht auf die Beobachtung von Ratten und Tauben beschränkt. Ab den 1950er Jahren widmete er seine Zeit bis zu seinem Tode im Wesentlichen der Analyse von »privaten Ereignissen«: dem Denken, der gedanklichen Visualisierung, der Entwicklung der Aufmerksamkeit, dem Identitätsgefühl etc.

Mit Beginn der 1960er Jahre entwickelten mehrere seiner zahlreichen Schüler Verfahren der »Verhaltensmodifikation« und der Selbststeuerung bzw. der Selbstkontrolle und des Selbstmanagements.

Regeln für ein intellektuell produktives Leben

Hier folgen, inspiriert durch die Lektüre von Skinner, Verhaltensweisen, die mir geholfen haben, mit meiner Existenz als »isolierter« Universitätslehrer[11] so umzugehen, wie ich es mir wünschte.

- Es ist wichtig, regelmäßig über die eigenen Werte und Ziele nachzudenken. Diese Reflexion sollte zu einer Konkretisierung der Ziele in Form von beobachtbarem und messbarem Verhalten führen. Wenn man es für wichtig hält, gesund zu bleiben, ist es wünschenswert, Zielformulierungen zu haben in der Art von »jeden Tag zwanzig bis vierzig Minuten stramm gehen, außer bei Witterungsbeeinträchtigung«. Es ist nützlich, die Verhaltensziele, die man sich setzt, aufzuschreiben.
- Die Realisierung von Zielen beinhaltet die Beobachtung und Analyse des Verhaltens und seiner Determinanten. Man muss dem Ausfindigmachen von Reaktionen, die dazu dienen, sich Mühe zu

ersparen, einen wichtigen Platz einräumen. Dieses sogenannte Vermeidungsverhalten wird im Allgemeinen »gewählt«, ohne dass wir uns dieses Vorgangs bewusst sind.

Die Verhaltensanalyse: ein Bruch mit der Psychoanalyse

Es sei angemerkt, dass die Beobachtung und Analyse von Verhalten sich radikal von der Freud'schen Praxis abhebt. Freud schenkte der methodischen Beobachtung des aktuellen Verhaltens keine Beachtung. Er suchte nach den unbewussten Bedeutungen, nach Erinnerungen an verdrängte Ereignisse und Fantasien. Er glaubte, sich wieder zu erinnern sei die notwendige und hinreichende Bedingung, um sich zu ändern. Der Verhaltenstherapeut erkennt selbstverständlich an, dass das augenblickliche Verhalten zum großen Teil das Produkt der phylogenetischen und ontogenetischen Vergangenheit des Individuums ist, aber er schlägt vor, vor allem aktuelles Verhalten und seine Äußerungen zu beobachten und zu analysieren. Darüber hinaus ist das intellektuelle Verständnis nur eine Vorbedingung zur Veränderung. Ein Verhalten zu übernehmen, das Mühe macht, beinhaltet, methodisch mehrere Variablen zu bearbeiten: den materiellen Zusammenhang, die zwischenmenschlichen Beziehungen, die Art zu denken, die Art zu handeln, den Zustand des Organismus, die Folgen des Verhaltens.

– Wir werden stets, wie gering auch immer, durch die gerade vorhandene Umgebung »kontrolliert« (beeinflusst). Allerdings haben wir meist die Macht, unsere Umgebung gegen eine andere einzutauschen oder zumindest einige ihrer Elemente zu ändern. Ich hatte beschlossen, so weit wie möglich in einer Atmosphäre des Friedens zu arbeiten und einen weiteren Rat Skinners zu befolgen: mir mein Arbeitszimmer als bequemen und angenehmen Ort einzurichten. Ich kaufte mir eine Stereoanlage, sodass ich bei Aufgaben, die wenig Konzentration erforderten, Barockmusik hören konnte. Das nennt man »sein eigenes Verhalten durch frei gewählte Stimuli kontrollieren«.

– Skinner ist ein Pionier des programmierten Lernens. Dieses Verfahren hat mich die Wichtigkeit der Planung gelehrt. Wenn man ein Verhalten erreichen will, das Mühe und Ausdauer erfordert, ist es oft notwendig, konkrete Handlungen zu programmieren und präzise die Umstände und den Augenblick zu definieren, in denen sie stattfinden sollen. Leichte Tätigkeiten erfordern keine Programmierung und Mühe. Es ist, als würde man einige Takte Musik spielen. Wenn man aber eine ganze Symphonie aufführen will, sieht es anders aus.

Ich machte es mir also zur Gewohnheit – und dasselbe empfehle ich stets meinen Studenten –, einen wöchentlichen Stundenplan aufzustellen, in den ich ausschließlich die Stunden eintrug, in denen ich mich mit Aufgaben beschäftigen wollte, die Mühe machten und die für mich einen hohen Stellenwert hatten: schwierige Bücher lesen, eine Sache gründlich studieren und sich einprägen, schreiben. Ich stellte fest, dass ich nicht alle Stunden am Tag verplanen durfte: Eine »zwanghafte« Organisation eignet sich nur für wenige Menschen und wird im Allgemeinen fallen gelassen. Dennoch lernte ich, an Aufgaben zu arbeiten, die ich im Voraus nach einem vorher festgelegten Stundenplan programmiert hatte. Ich notierte auch jeden Tag die Zeit, die ich für »Aufgaben mit hohem Wert« gebraucht hatte, indem ich mir an folgender Bemerkung Skinners ein Beispiel nahm: »Es ist für mich wirklich eine Offenbarung festzustellen, wie viel man arbeiten kann, wenn man sich überwacht. Ich teile meine Zeit sorgfältig ein. Auf diese Weise arbeite ich weiter, während ich früher, ermüdet vom Thema, eine Unterbrechung eingelegt hätte. Ich merke jetzt, dass ich die Gewohnheit angenommen hatte, mich zu verhätscheln.«[12]

Eine weitere Bemerkung Skinners war für mich richtungsweisend bei der Planung von »Aufgaben mit hohem Wert«: sich zwingen, sich an die Arbeit zu setzen, wenn es so weit ist, egal in welchem gefühlsmäßigen Zustand man sich befindet, aber auch im vorgesehenen Moment aufhören, um eine Übersättigung oder, wie Skinner schreibt, das »Erlöschen« des Interesses für die Tätigkeit zu vermeiden.

- »Das Verhalten wird von seinen Konsequenzen geprägt«, hat Skinner unermüdlich wiederholt. Wir können uns umso besser managen, je besser wir dieses Gesetz im Alltag verstehen. Sich für eine Art des Verhaltens zu motivieren heißt zunächst, eine Bestandsaufnahme der Anreize zu machen, wenn man es umsetzt, sowie der aversiven Wirkungen, wenn man es nicht umsetzt. Dann muss man diesen beiden Kategorien von Wirkungen anhaltende Aufmerksamkeit widmen, sie sich vor Augen führen und mit Überzeugung bei zahlreichen Gelegenheiten gedanklich wiederholen. Die Macht dessen, was man traditionell Wille nennt, ist vor allem eine Frage der willentlichen Lenkung der Aufmerksamkeit.

Die Frage des Selbstmanagements stellt sich tagtäglich. Von Stunde zu Stunde stehen wir vor dieser Wahl, selbst wenn wir uns ihrer nicht bewusst sind: uns jetzt oder wenig später für ein anstrengendes oder wenig angenehmes Verhalten zu entscheiden, dessen Nutzen (Freude, Erfüllung, Abklingen oder Verhindern von Leid) sich erst nach einem mehr oder minder langen Zeitraum zeigt, oder für ein angenehmes oder Vermeidungsverhalten, dessen Folgen im Hinblick auf unsere wesentlichen Ziele langfristig negativ sind. Mache ich Sport (eine Tätigkeit, die mir Mühe abverlangt, aber die langfristig gut für die Gesundheit ist), oder blättere ich meine Lieblingszeitschrift durch? Schaue ich mir die Nachrichten im Fernsehen an (einfache und angenehme Tätigkeit), oder arbeite ich konzentriert, was mir vielleicht ermöglicht, einen Artikel zu veröffentlichen (entfernte und relativ abstrakte Wirkung)?

Die Frage des Selbstmanagements stellt sich tagtäglich.

Eines unserer größten Privilegien als Homo sapiens ist, dass wir imstande sind, verbale Regeln zu formulieren in der Art von: »In dieser Situation hat dieses Verhalten diese Folgen«, und uns diese Folgen im Geiste auszumalen. Diese Operationen geben uns ein gewisses Maß an Freiheit gegenüber dem Impuls, unter dem Einfluss kurzfristiger Folgen zu handeln.

Die Schwierigkeit der Selbstkontrolle liegt in der Tatsache, dass die Folgen des wünschenswerten Verhaltens zeitlich entfernt sind und dadurch eine geringere Motivationskraft haben als die sofortigen oder zeitnahen Folgen. Wenn möglich, ist es wichtig, Zwischenziele zu formulieren und zu lernen, sich darüber zu freuen, wenn man sich ihnen nähert. Man schreibt nicht auf der Stelle ein druckreifes Manuskript. Daher muss man sich so arrangieren, dass man Freude an den verschiedenen Etappen der Ausarbeitung hat: der vorläufigen Gliederung, der vorangehenden Lektüre, der Organisation der Notizen, der Niederschrift der Gedanken, ohne Berücksichtigung des Stils, der Überarbeitung, dem erneuten Lesen.

Das Ideal ist, Befriedigung in der Tätigkeit als solcher zu finden (im Fachjargon: »intrinsische Verstärker«). Wenn er sich motivieren wollte, ein Buch zu schreiben, sagt Skinner, hatte die Vorstellung der Reaktionen seiner zukünftigen Leser wenig Wirkung auf ihn. Was sein Verhalten, etwas niederzuschreiben, wirksam verstärkte, war das Gefühl, Probleme und Rätsel zu lösen, etwas, was konfus war, klar zu formulieren, Sätze zu verfassen, die er mit Vergnügen wiederlas.[13]

– Ich muss gestehen, dass ich Skinners Beispiel folgend das Vergnügen, anderen zu widersprechen und sie zu kritisieren, oft als Verstärker genommen habe. Wenn der Harvard-Professor das Interesse an seiner Arbeit verlor, las er einige Seiten eines Autors, zu dem er in völligem Widerspruch stand. Wie er sagte, ähnelte die Wirkung mehreren Tassen Kaffee.[14] Ich selbst habe einige Werke von Lacan und seinen Imitatoren griffbereit stehen. Ein oder zwei Seiten des Gefasels zu lesen hat oft genügt, damit ich mich wieder an die Arbeit setzte mit dem Gefühl, eine edle Aufgabe zu vollbringen: Lehrbücher in einem vollkommen verständlichen Stil zu schreiben und Kurse ebenso vorzubereiten. Seit Langem habe ich mir den Satz von Karl Popper zur Devise gemacht: »Es ist eine moralische Pflicht aller Intellektuellen, auf Einfachheit und Klarheit Wert zu legen: Der Mangel an Klarheit ist eine Sünde und die Schaumschlägerei ein Verbrechen.«[15] Schummeleien aufzudecken ist für mich zu einem mächtigen Verstärker geworden.

- Schließlich habe ich durch die Lektüre von Skinner gründlich verstanden, dass Wahrnehmen, Sich-Beobachten, Sich-Analysieren, Sich-etwas-Vorstellen, Selbstgespräche-Führen und Denken Formen des Verhaltens sind, die abhängen vom Kontext, den Wirkungen, die sie hervorbringen, und dem Zustand des Organismus. *Thinking is behaving*, sagt er wiederholt.[16]

Sicher sind viele unserer Kognitionen – ebenso wie viele unserer Handlungen – automatisierte Prozesse, die wir nicht bewusst wahrnehmen. Bestimmte Kognitionen tauchen ganz plötzlich auf und sind unangenehm (»intrusive Gedanken«). Man kann ihnen nur entrinnen, indem man seine Aufmerksamkeit auf andere richtet, die man auswählt. Dennoch können wir uns unserer Gedanken wie auch unserer Handlungen aktiv bewusst werden, wir können viele unserer Gedanken verändern, so wie wir viele unserer Handlungsweisen verändern können. Dazu bedarf es der Beobachtung, der Analyse, der Formulierung von Verhaltenszielen und wiederholter Übung.[17]

Sich von Vorbildern anregen lassen, ohne sich von einem Übervater abhängig zu machen

Skinner wurde oft zu Unrecht als Psychologe dargestellt, für den der Mensch nichts als das Produkt seiner Gene und seiner Umwelt ist.[18] Die Lektüre seiner Texte anstelle dessen, was man über ihn geschrieben hat, überzeugte mich davon, dass wir in einem gewissen Maße der Schmied unseres Glückes sind. Wir verfügen über die Macht, diverse Determinanten unseres Verhaltens zu beeinflussen, sodass wir Ziele erreichen können, die wir gewählt haben.

Seitdem ich mich von Freud abgewandt habe, habe ich keinen Personenkult mehr betrieben. Auch wenn Skinner als größter Psychologe des 20. Jahrhunderts gelten mag,[19] ist er nicht die Inkarnation der modernen Psychologie, er ist für mich nicht der Übervater. Was ich heute bin, habe ich auch vielen anderen zu verdanken: meinen Kollegen, meiner Frau, meinen Freunden, Studenten, Patienten und vielen Autoren, darunter Barlow, Ellis, Beck, Meichenbaum, Seligman, Hayes, aber auch Epiktet, Seneca und Montaigne. Skinner war mir durch sein Werk ein besonders geschätzter Wegbegleiter, der mir half, eine frustrierende Situation in eine Quelle der Selbstverwirklichung und des Glücks zu verwandeln. Ich wage die Annahme, dass er durch mich auch vielen meiner Studenten und Patienten gute Dienste geleistet hat.

Weiterführende Informationen finden Sie auf den Seiten 468 f.

Schlüsselsätze

- »Was liegt in deiner Hand? Der Gebrauch der Ideen« (Epiktet: *Handbüchlein der Moral*).
- »Wenn du dich zu sehr aufregst, wenn du üble Gefühle hast, denke daran, dass dein Leben als Mensch nur einen Augenblick währt und dass wir bald verlöschen werden« (Marc Aurel: *Selbstbetrachtungen*).
- »Auch wenn die Lebensfreude so wertvoll ist wie Gold, findet man sie selten barrenweise. Man muss sie Körnchen für Körnchen zusammentragen« (B. F. Skinner und Margaret Vaughan: *Mit sechsundsechzig Jahren: Lebensfreude kennt kein Alter*).

26

Benjamin Schoendorff

Chronische Schmerzen: Werte als Kraftquelle, um dem Leben einen Sinn zu geben

Ich möchte von Antoine berichten, einem meiner Patienten, durch den ich begriffen habe, welche Kraft darin liegt, in die Behandlung chronischer Krankheiten und körperlicher Behinderung die Arbeit an den Werten mit einzubeziehen.

Ich lege Wert darauf, Antoines Mut zu würdigen, der damit einverstanden war, dass ich von seiner Erfahrung berichte. Mit seiner Zustimmung habe ich einige persönliche Details, wie seinen Namen und seinen Beruf, geändert, um seine Identität so gut wie möglich zu schützen. Er hatte nichts dagegen, dass ich diesen Text schreibe, denn es ist ihm ein Anliegen, andere zu unterstützen, wie ich weiß, und ich danke ihm dafür in deren Namen.

Ein Unfall, seine Spätfolgen und ihre Behandlung

Antoine war dreißig und Juwelier. Er besaß großes handwerkliches Geschick und liebte seine Arbeit, an der er von morgens bis abends saß, ohne je auf die Mühe oder die Zeit zu achten. Er war auch sportlich und hatte einen großen Freundeskreis, der seine Interessen teilte: Bergsteigen, Radfahren, Autorennen. Vor drei Jahren stürzte Antoine mit seinem Motorroller. Er erinnerte sich nicht an die Einzelheiten des Unfalls, nur, dass es keinen Zusammenstoß mit einem anderen Fahrzeug gegeben hatte. Obwohl er nicht schnell fuhr und einen Helm trug, schlug er mit dem Kopf hart auf der Fahrbahn auf.

Nachdem man ihn einige Tage zur Beobachtung im Krankenhaus behalten hatte, wurde Antoine entlassen und nahm wieder sein normales Leben auf, ohne sichtbare Folgen. Doch einige Wochen später empfand er auf einer langen Autofahrt eine starke Spannung in Hals und Schulter. Sein Kopf sank zur rechten Seite, und er hatte die allergrößte Mühe, ihn gerade zu halten, sodass das Autofahren für ihn immer schwieriger und schmerzhafter wurde. Es stellten sich überdies starke Verspannungen und Spasmen im Hals und der rechten Schulter ein. In den folgenden Wochen nahmen die Schmerzen und Verspannungen noch weiter zu, und die Spasmen vervielfachten sich. Sein Hals und seine Schulter waren ununterbrochen verkrampft. Es fiel ihm immer schwerer, die in seinem Beruf notwendigen Handgriffe, die große Präzision erforderten, auszuführen.

Antoine ging zu seinem Hausarzt, der ihn zum Neurologen überwies. Dieser diagnostizierte einen »spasmischen Schiefhals« und verschrieb ihm Krankengymnastik. Die vielen muskulären und neurologischen Untersuchungen, die folgten, förderten die physiologische Ursache des Problems jedoch nicht zutage. Die Ärzte konnten nicht einmal mit Sicherheit sagen, ob der Schiefhals überhaupt auf den Unfall zurückzuführen war.

Trotz der Zweifel der Ärzte blieb Antoines Körperhaltung sichtbar anomal, und seine Schmerzen nahmen zu. Er bekam Botox-Injektionen verschrieben, ein starkes Muskelrelaxans auf der Basis des Nervengifts Botulin, das durch die Schönheitschirurgie bekannt geworden ist. Bald musste er unbefristet krankgeschrieben werden, und man riet ihm zu einer kognitiven Verhaltenstherapie.

Erster Kontakt

Vier Monate nach seinem Unfall kam Antoine zu mir in die Praxis. Er wirkte hilflos. Nachdem die Ärzte die Ursache des Schiefhalses nicht finden konnten, fragte er sich, ob sie sich der Schwierigkeit vielleicht dadurch entledigen wollten, dass sie ihn zu einem psychologischen Fall abstempelten. Ich verstand, dass ein solcher Gedanke irritieren konnte. Tatsächlich hatte Antoine vorher nie psychische Probleme gekannt. Gut integriert im Berufs- und Sozialleben, litt er weder unter Ängsten noch Depressionen. Seine familiären Beziehungen waren normal. Er besaß viele Freunde, einige schon seit sehr langer Zeit. Antoine hatte mehrere Liebesbeziehungen hinter sich, aber ohne die Partnerin zu finden, auf die er sich festlegen wollte. Zur Zeit des Unfalls lebte er allein. Nach seiner Krankschreibung zog er auch aufgrund von Umbauten in seiner Wohnung wieder bei seinen Eltern ein. Antoine war ein sympathischer Mensch, eigenwillig, selbstsicher und mit festen Ansichten.

Unser erster Kontakt war gut. Antoine war einverstanden, sich auf die Therapie einzulassen, weil sie ihm verschrieben worden war. Aber er machte keinen Hehl aus seinen Zweifeln, inwieweit eine kognitive Verhaltenstherapie ihm für ein in erster Linie körperliches Problem besonders nützlich sein könnte. Es schien ihm nicht zu passen, dass man keine klare medizinische Diagnose gefunden hatte. Die Muskelrelaxantien und Schmerzmittel brachten ihm nur vorübergehende Erleichterung, und die Krankengymnastik schien keine nennenswerte Wirkung zu haben. Er versprach sich sehr viel von den Botox-Injektionen.

Das Botox senkte zwar leicht den Druckschmerz in Antoines Nacken und Schulter, aber erlaubte ihm nicht, wieder eine normale Körperhaltung einzunehmen. Die entspannende Wirkung ließ nach einigen Wochen nach, und dann musste Antoine warten, bis der erforderliche Zeitraum zwischen zwei Injektionsserien verstrichen war. Die Neurologen, bei denen er in Behandlung war, blieben ratlos, und Antoine beschloss, die Meinung anderer Ärzte einholen.

Das Abgleiten in die Depressionsspirale

Antoine hoffte darauf, dass irgendein Arzt die Ursache seines Leidens herausfinden und ihm eine Behandlung verschreiben würde, die ihn gesund machte. Die Ungewissheit war schwer zu ertragen, sowohl was die Ursachen seiner Erkrankung als auch was ihre medizinische Prognose anging. Die Schmerzen und die Spasmen waren derartig stark, dass er ganze Tage im Liegen verbrachte, konzentriert auf die Schmerzen und den Versuch, sich von ihnen abzulenken. Wenn er schließlich aufstand, dann nur, um sich an seinen Computer zu setzen und im Netz Spiele zu spielen. Für ihn war das ein wirksames Mittel, um sich seiner schmerzhaften Realität zu entziehen. Er, der nie depressiv gewesen war, verfiel in dumpfe Grübeleien.

Rückzug
Wie soll ich meiner Umgebung mein unerklärliches Leiden erklären? Was werden die anderen von mir denken? Wie lange werden meine Familie und meine Freunde diesen eingeschränkten Antoine unterstützen? Wie lange kann ich krankgeschrieben bleiben? Die anderen werden anfangen, mich für seltsam zu halten. Ich werde nie mehr eine Frau kennenlernen. Wie soll ich es ertragen, meine Schwäche zu zeigen? Was soll aus mir werden?

Nach und nach sah ich mit an, wie Antoine sich zurückzog und seine Zuversicht deutlich litt. Seine Laune verschlechterte sich. Ich spürte, wie seine Irritation sich allmählich in Wut verwandelte. Die Gefahr der Abhängigkeit von Schmerzmitteln und Muskelrelaxantien beunruhigte ihn. Um mit seinen Freunden ausgehen zu können, erhöhte er manchmal die Medikamentendosis und trank. Sport war ihm verboten. Vielen Tätigkeiten wich er aus, weil er sie am nächsten Tag oft mit intensiven Schmerzen bezahlte. Draußen auf der Straße machte es ihm zu schaffen, was die Menschen, die an ihm vorübergingen, wohl von seiner Körperhaltung dachten. Wenn er jemandem auf der Straße begegnete, unternahm er schmerzhafte Anstrengungen, sich aufzurichten und normal zu erscheinen. Frauen anzusprechen wagte er nicht mehr. Für seinen Arbeitgeber stand allem Anschein nach mehr der Verdienstausfall im Vordergrund als die Frage, ob Antoine wieder gesund würde, und ihre Beziehung wurde allmählich schlechter.

Langsam schlich sich in seinem Kopf der Gedanke ein, dass er erledigt war, dass er sich nie mehr wieder auf etwas freuen könnte. Er, der sein Leben immer voll unter Kontrolle gehabt hatte, war plötzlich den Unwägbarkeiten der Medizin, seiner Behinderung und der sozialen Unterstützung ausgeliefert. Diese Position fiel ihm besonders schwer. Er hatte immer geglaubt, man müsse im Leben stark sein, und es sei das sichere Aus für einen Menschen, die eigene Schwäche zu zeigen oder zuzugeben. Antoine spürte, wie sein Leben ihm entglitt, und geriet in eine bittere depressive Abwärtsspirale.

Erster Ansatz: die klassische kognitive Verhaltenstherapie

Anfangs versuchte ich, Antoine mit den Methoden der traditionellen Verhaltenstherapie zu helfen, die ich damals praktizierte. Ich schlug ihm ein Entspannungstraining vor, aber seine Versuche, Entspannung zu üben, hatten nur noch stärkere Spasmen zur Folge. Er verkrampfte sich sichtbar im Entspannungssessel. Nach drei Sitzungen mussten wir das Vorhaben aufgeben.

Wir versuchten anschließend, die Gedanken zu finden, die Antoine möglicherweise begrenzten. Ich lud Antoine im Gespräch ein, diese Gedanken infrage zu stellen und sie an der Realität zu messen. War er für die anderen wirklich eine Last? Welche Beweise hatte er, dass das tatsächlich stimmte? Aber die einzige Wirkung dieser Arbeit schien darin zu bestehen, Antoine noch ein wenig mehr davon zu überzeugen, dass seine depressiven Gedanken wohl begründet waren.

Unsere therapeutische Arbeit ging schleppend voran. Da Antoines Probleme von einer organischen Ursache stammten, die vielleicht eines Tages behoben werden würde, klammerte er sich an den Gedanken, dass der Nutzen einer psychologischen Arbeit in der Zwischenzeit lediglich darin bestand, sich vorübergehend alles von der Seele zu reden. Für ihn war die Therapiestunde ein Ort, wo er »seinen Müll loswerden« konnte. Und Antoines Müllberg wuchs zusehends. Es stimmte mich ein wenig traurig, dass er die potenzielle Nützlichkeit unserer Arbeit von vornherein so gering einschätzte. Mir fiel es schwer, mich mit dem Gedanken abzufinden, dass unsere Gespräche Antoine nicht helfen könnten, Fortschritte zu machen – selbst mit seiner Behinderung.

Ich fuhr also fort, Antoine eine aktivere Therapie vorzuschlagen als die bloße »Quasseltherapie«, in der wir gelandet waren. (Dieser Begriff, der zu einem geflügelten Wort zwischen uns wurde, war mir eines Tages entschlüpft, als ich Antoine frustriert sagte, dass unsere Arbeit keine Richtung habe.) Er hegte weiter Zweifel. Schließlich, so hielt er mir entgegen, könne die Psychotherapie keine neurologischen Störungen lösen. Unsere Stunden wurden für ihn wie auch für mich zu einer frustrierenden Angelegenheit. Antoines Irritation war deutlich zu spüren, und manchmal wusste ich nicht, was ich tun sollte, um sie zu entschärfen. Allmählich glaubte ich, dass sich hinter seinem Widerstand ein bestimmter Gedanke verbarg: Wenn er mithilfe unserer Arbeit Fortschritte machte, wäre das die Bestätigung des Verdachts, den die Ärzte in seinen Augen hegten: dass sein Problem psychosomatisch sein könnte. Antoine war es hingegen wichtig, dass man seine Situation und seine Schmerzen bedingungslos als etwas Reales anerkannte.

Sich mit dem Patienten verbinden

Also beschloss ich, sein Erleben, die Fakten seines Problems, das Ausmaß seines Leidens und die Intensität seiner Frustration als real zu akzeptieren. Ich gab zu, dass unsere Arbeit die organische Störung nicht lösen könne, und bemühte mich so gut wie möglich die enormen Schwierigkeiten seiner gegenwärtigen Situation anzuerkennen – Schwierigkeiten, die sich durch die vielen enttäuschten Hoffnungen, die seine medizinische Behandlung kennzeichneten, noch verstärkten. Mein Ziel war, wieder Zugang zu Antoine und seinem Erleben zu finden. Dazu musste ich bereit sein, mich der Verzweiflung seiner Situation zu öffnen. Indem ich diese Verzweiflung selbst empfand, indem ich sie akzeptierte und ihm spiegelte, konnte ich die Verbindung zu ihm wiederherstellen. Der Strom floss, und er floss immer besser. Jedes Mal, wenn es uns gelungen war, wieder miteinander in Kontakt zu treten, bat ich Antoine geduldig, die Möglichkeit in Betracht zu ziehen, dass unsere Arbeit ihm helfen könne, anders mit der Situation, so wie sie war, umzugehen und vielleicht auch den Weg zu einem erfüllteren Leben wiederzufinden.

»Mit diesem Hals, unmöglich!«, erwiderte er stets. »Im Übrigen sollten Sie wissen, dass ich mich lieber erschießen würde, wenn das so bleiben sollte.«

Ich sah nicht, welchen Fortschritt es ihm bringen sollte, in meiner Gegenwart laut seinen Gedanken nachzuhängen.

Es machte mich zutiefst traurig, als ich sah, wie dieser Mann, dessen Situation mich so stark berührte, in seinem Leiden stecken blieb. Unsere Sitzungen machten mir schwer zu schaffen, und ich gebe zu, dass ich manchmal Schwierigkeiten hatte, dem roten Faden seiner zahlreichen Klagen zu folgen.

Obwohl er gesagt hatte, er habe das Bedürfnis, seinen Müll loszuwerden, sah ich nicht, welchen Fortschritt es ihm bringen sollte, in meiner Gegenwart laut seinen Gedanken nachzuhängen.

Zweiter Ansatz: die Akzeptanz- und Commitment-Therapie

Als Antoine zu mir in die Therapie kam, war ich in der klassischen Verhaltenstherapie nicht sehr erfahren – ein versierter Therapeut hätte es vielleicht besser gemacht. Erst nachdem ich ihm begegnet war, lernte ich die kognitiven Verhaltenstherapien der neuen Generation kennen, insbesondere die Akzeptanz- und Commitment-Therapie (ACT), eine Therapie, die die Akzeptanz und den Kontakt mit den persönlichen Werten in den Vordergrund stellt. Ich schlug Antoine also vor, von seinen Werten zu sprechen, davon, was ihm im Leben wirklich wichtig war. Anfangs erklärte er mir, solange er die Behinderung habe, sei das einzig Wichtige, sie loszuwerden. Er sprach von Zielen, die er aufgrund seiner Behinderung nicht erreichen konnte: beruflich weiterzukommen und eine eigene Firma aufzumachen, eine Familie zu gründen, an Wettkämpfen teilzunehmen, mit seinen Freunden Bergtouren zu unternehmen. Sein Gesicht verdüsterte sich dann. Sein Leid war greifbar, und er hatte keine Lust mehr, davon zu sprechen. Ich schlug ihm vor, ein etwas anderes Gespräch zu führen, bei dem es nicht so sehr um seine Ziele als vielmehr um seine Werte ging, so wie es die ACT-Therapie empfiehlt.

Werte statt Ziele
Aus der Sicht der ACT-Therapie ähneln Werte eher einer Richtung, die man im Leben wählt, als Zielen, die man sich setzt. Sich für eine Richtung entscheiden ist, als würde man sich entscheiden, nach Westen zu gehen. Das ist kein Ziel, das sich erreichen lässt, denn man kann immer weiter nach Westen gehen. Wenn man stehen bleibt, ganz gleich, welche Strecke man zurückgelegt hat, geht man nicht mehr weiter in Richtung Westen. Man ist nicht stärker oder weniger stark nach Westen orientiert, je nachdem, wie schnell oder langsam man geht. Nach ACT sind Werte wie Himmelsrichtungen. Sie beziehen sich auf die Qualität der Handlungen, für die man sich im Moment entscheidet, nicht auf ihr Resultat. Wenn man sein Leben auf Ziele statt Werte ausrichtet, läuft man doppelt Gefahr: zum einen, die Ziele nicht zu erreichen, denn damit kann das Leben seinen Sinn verlieren; und zum anderen, sie zu erreichen, denn was dann? Nach ACT stellen Werte überdies Richtungen dar, die man für sich und aus freien Stücken wählt. Sie können nicht von außen auferlegt werden, weder durch die Umgebung, die Gesellschaft noch den Therapeuten.

Im Sinne seiner Werte handeln

Ich schlug Antoine eine Übung vor, die aus dem ACT stammt und die es ihm ermöglichte, seine Werte in verschiedenen, für ihn wichtigen Lebensbereichen zu formulieren. Mein Gedanke war, ihm damit zu helfen, in Berührung mit den menschlichen Qualitäten zu kommen, denen er durch seine Handlungen vielleicht Ausdruck verleihen wollte, ganz gleich, in welcher körperlichen Verfassung er war. Ich hoffte, dass sich auf diese Weise ein Raum öffnete, damit er sich aus eigener Kraft – mit seiner Behinderung, so wie sie war – für Handlungen entscheiden könnte, die seine Werte repräsentierten und sofort möglich waren, ohne auf eine eventuelle Heilung warten zu müssen. Natürlich würden solche Handlungen bescheidener ausfallen als das, was er ohne Behinderung hätte machen können. Und dennoch: Einfach aufgrund der Tatsache, dass er sie im Dienste seiner Werte freiwillig in Angriff nahm, war ich guter Hoffnung, dass er damit wieder den Weg zu einem Leben finden würde, das es wert war gelebt zu werden. Meine Hoffnung wurde durch den Umstand verstärkt, dass ich selbst die Kraft erlebt hatte, die darin steckte, als ich mich in einer für mich besonders schwierigen Lebensphase konsequent auf ein Handeln im Dienste meiner persönlichen Werte eingelassen hatte.

Seinen Handlungen Sinn geben

Aus unserer Arbeit an den Werten ergab sich, dass wichtige Werte für Antoine darin bestanden, einen Beitrag zur Gesellschaft zu leisten und andere zu unterstützen, Familien- und Freundschaftsbande zu pflegen und sich um seinen Körper zu kümmern. Ich schlug Antoine vor, die Richtung seines Lebens entsprechend diesen Werten zu bestimmen. Einige Augenblicke lang spürte ich, wie sich die Atmosphäre zwischen uns entkrampfte und emotionaler wurde. Dann gewannen Antoines depressive Gedanken rasch wieder die Oberhand und redeten ihm ein, dass es erst nach seiner Genesung möglich sei, in seinem Leben weiterzukommen. Mir blutete das Herz, als ich bemerkte, wie Antoine diesen Gedanken Glauben schenkte. Aber ich hatte auch gespürt, dass zwischen uns etwas Wichtiges geschehen war und sich ein festeres Band geknüpft hatte – als wenn Raum in seinem Inneren frei geworden wäre, von dem aus Antoine sich eines Tages entscheiden könnte vorwärtszugehen. Es war, als hätte sich in unserer Arbeit ein neuer Horizont geöffnet.

Aber zunächst blieb alles beim Alten. Antoine war weiterhin sehr depressiv und klammerte sich an den nächsten Termin beim Neurologen und dann an die entfernte Möglichkeit einer Operation. Seine Beziehung zu den Ärzten verbesserte sich nicht, und seine Laune erschien durch und durch düster. Unsere Sitzungen erfolgten ab jetzt in größeren Abständen.

Lernen, sich von seinen Gedanken zu distanzieren

Wir trafen uns nur noch alle drei Wochen. Antoine versäumte nie eine Stunde. Wir sprachen von seinen augenblicklichen Schwierigkeiten und von seinen Werten. Ich bemühte mich, ihm zu helfen, ein wenig Abstand von seinen depressiven Gedanken zu gewinnen. Da die frontale Methode, den Inhalt seiner Gedanken infrage zu stellen, nicht viel Erfolg gezeigt hatte, beschloss ich, Antoine zu helfen, sich mithilfe der Distanzierungsmethoden, die in der ACT-Therapie »kognitive Defusion« genannt werden, radikal von seinen Gedanken zu distanzieren. Antoine sollte unterscheiden lernen zwischen dem, was ihm einerseits sein Kopf und andererseits sein tieferes Selbst sagte. Mithilfe von Metaphern ermunterte ich ihn, seine Gedanken wie eine Art Ratgeber statt als Wirklichkeit zu betrachten. Ich sagte ihm: »Stellen Sie sich vor, Ihre Gedanken wären Handelsvertreter und sehr geschickte Verkäufer. Wer zahlt die Zeche, wenn Sie das kaufen, was diese Vertreter Ihnen anbieten? Und was wäre, wenn Sie die Wahl hätten, dem Rat derjenigen Gedanken zu folgen, die Ihnen beim Fortschritt behilflich sind, statt der Gedanken, die am überzeugendsten klingen?« So gelang es uns, Raum zu schaffen, der Antoine erlaubte, seine negativen Gedanken zu haben, ohne ihnen gehorchen oder sie bekämpfen zu müssen.

Indem er Abstand von dem nahm, was ihm sein Kopf sagte, konnte sich Antoine trotz seiner schwierigen Situation direkter mit seinen Werten und seinem Herzen verbinden. An dem befreiten Ort konnte er sich auf Handlungen einlassen, wie bescheiden auch immer, die ihm ermöglichten, seinen Werten und den Entscheidungen seines

Herzens Ausdruck zu verleihen, statt ein Gefangener des Kummers in seinem Kopf zu bleiben.

In Übereinstimmung mit den eigenen Werten handeln

Ich erinnere mich an den Tag, als er beschloss, seiner Mutter bei der Renovierung der Küche zu helfen, indem er sich freiwillig anbot, einen kleinen Teil der Wand zu streichen. Obwohl ihm klar war, dass er dies in der Vergangenheit viel schneller und besser erledigt hätte, und seine Gedanken ihm rieten aufzugeben, entschied sich Antoine, beharrlich zu bleiben und seinem Wert, einen Beitrag zu leisten, praktischen Ausdruck zu geben. Er bezahlte es am nächsten Tag mit starken Schmerzen und musste viele Stunden das Bett hüten. Doch aus dem Ton seiner Stimme, als er mir davon erzählte, meinte ich herauszuhören, dass er doch mit der sehr speziellen Qualität von Handlungen, die die eigenen Werte zum Ausdruck bringen, in Berührung gekommen war. Es ist eine essenzielle Qualität, die man nur mit dem Herzen sieht und die für den Kopf unsichtbar bleibt. Es ist, als ob sich das Leben durch diese Handlung trotz der Schmerzen, Emotionen und negativen Gedanken ein wenig geweitet hätte. Und das bewirkt, dass sich diese Handlungen vervielfachen werden, sobald wir einmal bewusst gekostet haben, wie Handlungen »schmecken«, die unsere Werte repräsentieren.

Es war etwas in Bewegung gekommen. Dennoch ging es nur langsam weiter, sehr langsam. Mir kam oft der Gedanke, dass die Aussicht einer möglichen mehr oder minder kurzfristigen Genesung Antoine eher in seiner Passivität als im Handeln bestärkte. Aber unter der Oberfläche gingen die Dinge voran. Es wurde Antoine lästig, bei seinen Eltern zu wohnen, und er beschloss, wieder in seine eigene Wohnung zu ziehen, um autonomer zu werden. Eines Tages bot er einem Rentner in der Nachbarschaft an, ihn bei der Planung eines kleinen Gewerbes zu beraten, von dem dieser träumte. Mehrere Wochen besuchte er den Mann regelmäßig, um mit ihm sein Projekt durchzugehen.

Allmählich spürte ich, wie das Klima in unseren Sitzungen leichter wurde. Mir fiel es weniger schwer, dem Gespräch zu folgen. Auch Antoine wirkte in unseren Gesprächen engagierter. Sein körperlicher Zustand hatte sich allerdings nicht sichtbar gebessert, und die medizinische Ungewissheit blieb. Er wartete auf einen möglichen neurologischen Eingriff, aber ohne irgendeine Sicherheit. Trotzdem klagte Antoine weniger. Er schien sichtlich mehr gewillt, seine Gedanken infrage zu stellen; er war offener dafür, sie als Gedanken zu betrachten, statt ihnen blind zu gehorchen. Auch in unseren Gesprächen verteidigte er sie weniger. So entstand ein Freiraum zwischen uns, eine neue Art der Interaktion. Was mich am meisten frappierte, war, dass seine persönlichen Entscheidungen weniger von rationalen Erwägungen als vom Herzen getragen waren. Auch die Beziehung und der Kontakt zwischen uns wurden dadurch besser.

Trotz der Depression und der düsteren Gedanken hatte Antoine die entscheidende Wahl getroffen, nicht den Kontakt zu seinen Freunden abzubrechen. Er telefonierte oft mit ihnen und machte mit ihnen regelmäßig Ausflüge. Am Anfang unserer Arbeit schenkte Antoine gern Gedanken Glauben, die ihm sagten, dass keiner seiner Freunde den Kontakt mit ihm aufrechterhalten wolle, so behindert wie er war. Aber je mehr die Therapie fortschritt, desto mehr tat er Dinge, die ihm erlaubten, der Freund zu sein, der er sein wollte. Antoine war für seine Freunde da, wenn sie in Schwierigkeiten steckten. Ich war besonders berührt, als er mir eines Tages erzählte, dass er bereitwillig eine lange Busfahrt auf sich genommen hatte, die ihm starke körperliche Schmerzen bereitete, um einen Freund zu besuchen, der durch eine schwere Ehekrise ging.

Langsam verschwand Antoines Depression. Unsere Sitzungen wurden immer herzlicher und konzentrierten sich auf die Dinge, die er in Richtung seiner Werte unternahm. Eines Tages erwähnte er, dass er auf ehrenamtlicher Basis Kindern mit Schulschwierigkeiten helfen wolle. Sein Angebot wurde jedoch abgelehnt, da er nicht den notwendigen Hochschulabschluss besaß. Irgendwann sprach einer seiner Freunde von einer kooperativen Reparaturwerkstatt für Zweiräder. Antoine engagierte sich dort. Er schätzte es, dass er dort seine mechanischen Kenntnisse einbringen konnte, und träumte auch davon, zusammen mit Freunden ein Atelier für Modeschmuck aufzumachen. Um seinem Körper etwas Gutes zu tun, beschloss er, die Zeit, die er vor dem Computer verbrachte, zu reduzieren – und er beobachtete danach eine Abnahme der Muskelverspannungen, die allerdings nicht ganz verschwanden und weiterhin schmerzhaft waren.

Mit dem Wichtigen in Kontakt treten gibt dem Leben wieder Sinn

Heute erscheint Antoine wie verwandelt. Dennoch hat sich an seinem Zustand nichts Fundamentales verändert. Er ist infolge seines spasmischen Schiefhalses, der seine Körperhaltung beeinträchtigt und ihm starke Schmerzen bereitet, immer noch schwerbehindert. Seine körperlichen Fähigkeiten sind dadurch weiter sehr eingeschränkt. Mehr als drei Jahre nach dem Auftreten der Erkrankung bleibt die Ungewissheit bestehen, ob er je gesund werden wird. Doch heute hat Antoine wieder den Weg eines Lebens eingeschlagen, das sich lohnt.

Als ich ihn fragte, was ihn in unserer Arbeit am meisten angesprochen habe, antwortete er auf der Stelle: »Von den Werten zu sprechen und von dem, was wirklich wichtig für mich war.« Diese Arbeit ist lange gereift, und zusammen mit der Arbeit der Distanzierung und der kognitiven Defusion erlaubt sie Antoine, sich dafür einzusetzen, den ihm wichtigen Werten im Rahmen seiner Möglichkeiten Ausdruck zu verleihen ungeachtet dessen, was seine Gedanken ihm eingeredet haben.

Die Arbeit an den Werten, eine wirksame Methode

Ich habe mich entschieden, von dieser Erfahrung zu berichten, weil sie veranschaulicht, wie sehr die Arbeit an den Werten geeignet ist, Menschen mit starkem chronischem Leiden und unsicherer Prognose aus der Sackgasse zu holen. In Berührung mit dem zu kommen, was ihm wirklich wichtig ist, kann jedem Menschen die Chance geben, den Weg eines sinnerfüllten Lebens wiederzufinden. Diese Arbeit an den Werten, die aus der ACT-Therapie stammt und auf Forschungen über die verbale Intelligenz gründet, kann die kognitive Verhaltenstherapie bereichern und dynamischer gestalten. Im Übrigen wurde ACT von der American Psychological Association als eine der wenigen Therapien eingestuft, die sich für chronische Schmerzen eignet.

In der Arbeit mit Antoine berührten mich seine Tapferkeit angesichts der Schmerzen und der Ungewissheit und seine Entschlossenheit, selbst in den Phasen intensiver Verzweiflung vorwärtszugehen. Ich war auch berührt von der tiefen Verbindung, die sich zwischen uns einstellte, als wir uns während der Therapie auf Antoines Werte konzentrierten. Ich hoffe, dass dieser Bericht, den ich mit seiner Zustimmung veröffentliche, anderen Menschen mit schwerem Leiden eine Hilfestellung gibt, den gleichen Weg zu beschreiten, ihre Werte herauszufinden und die Handlungen ausfindig zu machen, durch die sie sie im Hier und Jetzt verwirklichen können. Ich hoffe auch, dass er Therapeuten inspiriert, mit ihren Patienten ein Gespräch über ihre Werte zu führen, das sich als so fruchtbar erweisen kann.

Weiterführende Informationen finden Sie auf den Seiten 469 f.

Anhang

Anmerkungen

Einleitung

1. Friedrich Nietzsche: *Also sprach Zarathustra.* Fischer, Frankfurt a. M. 2008, S. 72.
2. Kay Redfield-Jamison: *De l'exaltation à la dépression. Confession d'une psychiatre maniaco-dépressive.* Robert Laffont, Paris 2003.
3. Alexandre Jollien: *Le philosophe nu.* Seuil, Paris 2010.
4. Jean-Marie Boisvert und Madeleine Beaudry: *S'affirmer et communiquer.* Editions de l'Homme, Québec 1979.
5. Ivy Blackburn und Jean Cottraux: *Psychothérapie cognitive de la dépression.* Masson, Paris 1988.
6. Jon Kabat-Zinn: *Au coeur de la tourmente, la pleine conscience.* De Boeck, Brüssel 2006.
7. Siehe Catherine Meyer im Vorwort der Neuauflage von *Livre noir de la psychanalyse.* Arènes, Paris 2010.

Kapitel 2

1. »Ich habe beschlossen, glücklich zu sein, weil es gut für die Gesundheit ist«, ist ein Zitat von Voltaire. Es ist heute bedeutsam für die Arbeiten von Christophe André über das Glück.

Kapitel 7

1. Jacques Lecomte: *Guérir de son enfance.* Odile Jacob, Paris 2004.
2. Jacques Lecomte: *Donner un sens à sa vie*. Odile Jacob, Paris 2007.
3. Shelly L. Gable und Jonathan Haidt, »What (and why) is positive psychology?«, in *Review of general psychology* 9 (2) 2005, S. 103-110 (S. 104).
4. Jacques Lecomte: *Introduction à la psychologie positive*. Dunod, Paris 2009.
5. www.psychologie-positive.net.
6. Siehe auf der oben erwähnten Internetseite die Rubrik »Association«.
7. Es war mein Freund Stefan Vanistendael, der mir gezeigt hat, wie wichtig es ist, Optimismus und Realismus zu verbinden. Er nennt Resilienz »realistischen Optimismus«.
8. Nelson Mandela: *Der lange Weg zur Freiheit.* Fischer Tb., Frankfurt a. M. 1979.
9. Martin Luther King: »Love, Law, and civil disobedience«, in *A Testament of Hope. The Essential Writings and Speeches of Martin Luther King Jr*. HarperCollins, New York 1991, S. 47-48.

Kapitel 10

1. Ifop-Umfrage: *États généraux de la femme,* 2010
2. www.santefemmesactices.com.
3. Ebenda.
4. Ibn Khaldun: *Die Muqaddima. Beck, München 2011.*
5. Isabelle Germain: »Et si elles avaient le pouvoir… «, in *À dire vrai*, Larousse, Paris 2009, S. 107. Eine Untersuchung über die

Betreuung von Kindern unter sieben, durchgeführt 2002 vom französischen Amt für Statistik DREES. Die Zahlen sind fast unverändert geblieben.
6. Anne Eydoux, Marie-Thérèse Letablier und Nathalie Georges: *Les Familles monoparentales en France*, Insee-Institut, Juni 2007.
7. Francine Dufort: »Travail salarié, famille et santé mentale des femmes: revue de la littérature«, in *Santé mentale au Québec*, Bd. 10, Nr. 2, 1985, S. 64-72.
8. Pierre Bourdieu: *Die männliche Herrschaft*. Suhrkamp, Frankfurt a. M. 2005.
9. Brigitte Grezy: *Petit traité contre le sexisme ordinaire*. Albin Michel, Paris 2009, S.128.
10. Eine von Michel Ferrary zwischen Januar und Oktober 2008 durchgeführte Untersuchung, erschienen in *Le Monde* 2009.
11. Christophe André und François Lelord: *Der ganz normale Wahnsinn. Vom Umgang mit schwierigen Menschen*. Aufbau Verlag, Berlin 2009.
12. Cynthia Fleury: *La Fin du courage*. Fayard, Paris 2010.

Kapitel 11

1. Derek Denton: *Les Émotions primordiales et l'Éveil de la conscience*, Flammarion, Paris 2005.
2. Pascal Boyer: *Und Mensch schuf Gott*. Klett-Cotta, Stuttgart 2009.
3. Scott Atran: *Au nom du Seigneur. La religion au crible de l'évolution*. Odile Jacob, Paris 2009.
4. Gerald Edelman: *Das Licht des Geistes. Wie Bewusstsein entsteht*. Rowohlt, Reinbek bei Hamburg 2007.
5. Jean-Pierre Changeux: *Der neuronale Mensch. Wie die Seele funktioniert – die Entdeckungen der neuen Gehirnforschung*. Rowohlt, Reinbek bei Hamburg 1984.

6. Siehe Pascal Boyer.
7. Siehe Scott Atran.
8. Richard Dawkins: *Das egoistische Gen.* Rowohlt, Reinbek bei Hamburg 1996.
9. Jean Hamburger: *La Raison et la Passion.* Seuil, Paris 1984.
10. »Les athées«, in *Le Monde des religions,* Januar/Februar 2006, Nr. 5.
11. »La conscience«, in *La Recherche,* März 2010.
12. Hubert Reeves: *Poussières d'étoiles.* Seuil-Sciences, Paris 2008.
13. Antonio Damasio: *Selbst ist der Mensch. Körper, Geist und die Entstehung des Bewusstseins.* Siedler, Berlin 2011.
14. André Comte-Sponville: *Woran glaubt ein Atheist? Spiritualität ohne Gott.* Diogenes, Zürich 2009.

Kapitel 19

1. Abraham A. Moles: *Les Sciences de l'imprécis.* Seuil, Paris 1995.
2. M. W. Fox: *Canine Behaviour.* Charles C. Thomas, Springfield 1978.
3. J. P. Scott und J. L. Fuller: *Genetics and the Social Behavior of the Dog.* The University of Chicago Press, Chicago 1965.
4. Fitzhugh Dodson: *Dürfen Kinder alles? Erziehung ohne Selbstaufgabe.* Bertelsmann, Gütersloh 1972.
5. Joël Dehasse: *L'Éducation du chien, de 0 à 6 mois.* Ed. de l'homme, Montréal 1982. Diesem Buch folgten zahlreiche weitere Veröffentlichungen des Autors, unter anderem:
   – ders.: *Verhaltensmedizin beim Hund: Leitsymptome, Diagnostik, Therapie und Prävention.* Enke, Stuttgart 2007.
6. Abraham Maslow (1908–1970), Begründer der transpersonalen Psychologie sowie der Motivations- und Bedürfnistheorie.

7. Stanislav Grof: *Geburt, Tod und Transzendenz. Neue Dimensionen in der Psychologie.* Rowohlt, Reinbek bei Hamburg 2001.
8. Carlos Castaneda (1925–1998), Anthropologe und Schriftsteller, schrieb etwa ein Dutzend Bücher, erschienen zwischen 1968 und 2000, über einen Yaqui-Indianer namens Don Juan, der ihm eine neue Sicht der Wirklichkeit vermittelte.
9. Joseph Banks Rhine (1895–1980) siehe http://de.wikipedia.org/
10. Henning Saß u. a.: *Diagnostisches und Statistisches Manual Psychischer Störungen (DSM-IV).* Hogrefe, Göttingen 1997.
11. *What the bleep do we know ?* Siehe www.whatthebleep.com.
12. William R. Miller und Stephen Rollnick: *Motivational Interviewing.* Guilford Publ., New York 1991.
13. Joël Dehasse: »Le chien conscience«, in *Tout sur la psychologie du chien,* Odile Jacob, Paris 2009, S. 413-421.
14. Raymond und Lorna Coppinger: *Dogs. A New Understanding of Canine Origin, Behavior and Evolution.* The University of Chicago Press, Chicago 2001.
15. Die Persönlichkeit wird im Wesentlichen durch die Genetik definiert; man kann den psychologischen und Verhaltensausdruck der Genetik mithilfe von Psychopharmaka unterdrücken, solange man Psychopharmaka gibt, aber nicht mehr danach.
16. Universelle Verantwortlichkeit bedeutet, dass wir verantwortlich für die gesamten Erfahrungen und Empfindungen sind, die wir machen; das Karma, der Ausgleich für die stattgefundenen oder verweigerten Erfahrungen und Empfindungen, bewirkt, dass wir in unserem jetzigen Leben diese neuen oder wiederholten, angenehmen oder unangenehmen Erfahrungen machen.
17. Ho'oponopono: hawaiianische Philosophie der Versöhnung. Siehe: www.wikipedia.de.

Kapitel 25

1. Michel de Montaigne: *Essais*. Btb, Frankfurt a. M. 1998, S. 348.
2. So drückte sich Lacan über die Internationale Psychoanalytische Vereinigung aus, deren Vorsitzende Anna Freud war. (Jacques Lacan: *Écrits*. Seuil, Paris 1966, S. 312).
3. Die Psychiater der CHU hatten mit dem Fachbereich für klinische Psychologie eine Abmachung getroffen: Sie schickten ihnen phobische Patienten zur Behandlung mit Verhaltenstherapie auf »experimenteller Basis«.
4. Henri F. Ellenberger: *Die Entdeckung des Unbewussten*. Diogenes, Zürich 2005.
5. H. Eysenck und G. Wilson: *Experimentelle Studien zur Psychoanalyse Sigmund Freuds*. Europa Verlag, Wien 1973; S. Fisher und R. Greenberg: *The Scientific Credibility of Freud's Theories and Therapy*. Basic Books, New York 1977.
6. *American Psychologist*, 1983, 38, S. 239–244.
7. B. F. Skinner: *Wissenschaft und menschliches Verhalten*. Kindler, München 1973, S. 214.
8. *A.a.O., S. 225.*
9. – ders: *L'Analyse expérimentale du comportement*. Mardaga, Wavre 1971, S. 322.
10. *– ders.: About Behaviorism.* Knopf, New York, 1974.
11. Der Fachbereich Psychologie der Universität von Louvain hat sich seit etwa zehn Jahren radikal verändert: Die Hegemonie der Freudianer hat nachgelassen, die Lacan'sche Wortklauberei ist verschwunden, und die kognitive Verhaltenstherapie hat sich vor allem dank Professor Pierre Philippot gut entwickelt. Ich habe schließlich Seminare für Psychologiestudenten gegeben und im Rahmen meiner Universität eine fruchtbare Zusammenarbeit entwickelt.
12. B. F. Skinner: *The Shaping of a Behaviorist. Part Two of an Autobiography*. Alfred Knopf, New York 1979, S. 171.

13. – ders.: »How to discover what you have to say. A talk to students«, in *The Behavior Analyst* 1981, 4, S. 1–7.
14. – ders.:*The Shaping of a Behaviorist.* A.a.O., Anm. 12, S. 94.
15. Karl R. Popper: *Objektive Erkenntnis. Ein evolutionärer Entwurf.* Hoffmann und Campe, Hamburg 1984.
16. Zum Beispiel in »How to discover what you have to say«. A.a.O., Anm. 13, 1987, S. 132.
17. Für konkrete Vorgehensweisen siehe J. Van Rillaer: *Psychologie de la vie quotidienne.* Odile Jacob, Paris 2003, S. 233–246; 269–272.
18. Für eine Erörterung dieser Darstellung siehe Marc Richelle: *B. F. Skinner ou le Péril behavioriste.* Mardaga, Wavre 1977; J. Van Rillaer: »Jacques-Alain Miller, Frédéric Skinner et la liberté«, in *Journal de thérapie comportementale et cognitive,* 2007, 17, S. 3–7.
19. Im Jahre 2000 stellten Steven Haggbloom und ein Team von zehn Wissenschaftlern an der Universität von Arkansas eine Liste mit den hundert wichtigsten Psychologen des 20. Jahrhunderts auf der Grundlage dessen auf, wie oft ihre Namen in den wichtigsten psychologischen Handbüchern und Fachzeitschriften erwähnt wurden (»The 100 most eminent psychologists of the 20th century«, in *Review of General Psychology*, 2000, *6*, S. 139–152). Skinner steht an erster Stelle, gefolgt von Piaget, Freud und Bandura.

Weiterführende Informationen und Literaturhinweise

Teil I

Therapeutenverbände

Deutsche Gesellschaft für Verhaltenstherapie e. V.
Bundesgeschäftsstelle
Postfach 13 43
72003 Tübingen
www.dgvt.de

European Association for Behavioural and Cognitive Therapies (EABCT)
PO Box 14081
NL-3508 SC Utrecht
www.eabct.com

1 Ich bin schüchtern, aber ich tue etwas dagegen

Christophe André: *Die Launen der Seele. Vom Umgang mit unseren Stimmungen.* Kiepenheuer, Köln 2010.

Christophe André und P. Légeron: *Bammel, Panik, Gänsehaut*. Aufbau, Berlin 2001.

Boris Cyrulnik: *Scham – im Bann des Schweigens. Wenn Scham die Seele vergiftet.* Präsenz, Gnadenthal 2011.

Frédéric Fanget: *Affirmez-vous!* Odile Jacob, Paris 2002.

Barbara und Gregory Markway*: Frei von Angst und Schüchternheit. Soziale Ängste besiegen – ein Trainingsprogramm.* Beltz, Weinheim 2011.

Selbsthilfegruppen:

Selbsthilfe Soziale Phobie und Schüchternheit:
www.sozphobie.de

Bundesverband der Selbsthilfe
für Soziale Phobie und Schüchternheit:
www.vssps.de

2 Die Angst vor der Krankheit überwinden

Jonathan S. Abramowitz, Autumn E. Braddock*:* P*sychological Treatment of Health Anxiety and Hypochondriasis. A Biopsychosocial Approach*. Hogrefe & Huber, Göttingen 2008.

Gaby Bleichhardt und Alexandra Martin: *Hypochondrie und Krankheitsangst*. Hogrefe, Göttingen 2010.

Gaby Bleichhardt: *Kognitive Verhaltenstherapie bei Hypochondrie und Krankheitsangst.* Springer, Berlin, Heidelberg 2010.

3 Memoiren eines Klaustrophoben

Christophe André: *Alles über Angst. Wie Ängste entstehen und wie man sie überwinden kann*. Kreuz, Stuttgart 2009.

Albert Ellis: *Grundlagen und Methoden der Rational-Emotiven Verhaltenstherapie.* Klett-Cotta, Stuttgart 1997.

– ders.: *Training der Gefühle: Wie Sie sich hartnäckig weigern, unglücklich zu sein.* Moderne Verlagsgesellschaft mvg, Berlin 2006.
– ders.: *Coach dich! Rationales Effektivitäts-Training zur Überwindung emotionaler Blockaden.* Hemmer/Wüst, Würzburg 2004.
Roger Baker: *Wenn plötzlich die Angst kommt. Panikattacken verstehen und überwinden.* Brockhaus, Gütersloh 2011.
Albert Ellis: *Reason And Emotion In Psychotherapy.* Citadel Press, New York 1962.
J. L. Emery: *Surmontez vos peurs.* Odile Jacob, Paris 2002.

4 In den Klauen der Depression

Christophe André: *Unvollkommen, glücklich und frei. Die Kraft des Selbstbewusstseins.* Patmos, Ostfildern 2007.
Tal Ben-Shahar: *Glücklicher. Lebensfreude, Vergnügen und Sinn finden.* Goldmann, München 2010.
Jon Kabat-Zinn: *Gesund durch Meditation. Das große Buch der Selbstheilung.* Knaur, München 2011.
– ders.: *Stressbewältigung durch die Praxis der Achtsamkeit.* Arbor, Freiburg 1999.
– ders.: *Die heilende Kraft der Achtsamkeit.* Arbor, Freiburg 2009.
Edel Maex: *Mindfulness. Der achtsame Weg durch die Turbulenzen des Lebens.* Arbor, Freiburg 2008.
Martin Hautzinger: *Ratgeber Depression. Informationen für Betroffene und Angehörige.* Hogrefe, Göttingen 2006.
Francine Shapiro und Margot Silk Forrest: *EMDR in Aktion. Die neue Kurzzeit-Therapie in Praxis.* Junfermann, Paderborn 2007.
Arne Hofmann: *EMDR. Therapie psychotraumatischer Belastungssyndrome.* Thieme, Stuttgart 2009.
Mark Williams, John Teasdale, Zindel V. Segal und Jon Kabat-Zinn: *Der achtsame Weg durch die Depression.* Arbor, Freiburg 2009.

5 Wenn die Angst uns lähmt

Christophe André: *Alles über Angst. Wie Ängste entstehen und wie man sie überwinden kann*. Kreuz, Stuttgart 2009.

Eni S. Becker: *Generalisierte Angststörung*. Hogrefe, Göttingen 2005.

R. Ladouceur, A. Marchand und J.-M. Boisvert: *Les Troubles anxieux. Approche cognitive et comportementale*. Masson, Paris 1999.

Nina Heinrichs: *Ratgeber Panikstörung und Agoraphobie. Informationen für Betroffene und Angehörige*. Hogrefe, Göttingen 2007.

Silvia Schneider und Jürgen Margraf: *Agoraphobie und Panikstörung*. Hogrefe, Göttingen 1998.

6 Ein langer Weg des Lernens und der Selbstakzeptanz

J. B. Luoma, B. S. Kohlenberg, S. C. Hayes, K. Bunting und A. K. Rye: »Reducing self-stigma in substance abuse through acceptance and commitment therapy. Model, manual development, and pilot outcomes«, in *Addiction Research and Theory,* 2008, 16, S. 149–165.

Georg H. Eifert: *Akzeptanz- und Commitment-Therapie*. Hogrefe, Göttingen 2011.

Jason Luoma, Steven C. Hayes, Robin D. Walser: *ACT-Training. Handbuch der Acceptance & Commitment Therapie. Ein Lernprogramm in zehn Schritten*. Junfermann, Paderborn 2009.

7 Von der Resilienz zur positiven Psychologie

Victor Frankl: *Der Mensch vor der Frage nach dem Sinn: Eine Auswahl aus dem Gesamtwerk.* Neuausgabe 2010, Piper, München 2010.

– ders.: *Das Leiden am sinnlosen Leben. Psychotherapie für heute.* Herder, Freiburg 2011.
J. Lecomte: *Donner un sens à sa vie*. Odile Jacob, Paris 2007.
Ann Elisabeth Auhagen: *Positive Psychologie. Anleitung zum »besseren« Leben.* Beltz, Weinheim 2008.
Seligmann, Martin E. P.: *Der Glücksfaktor: Warum Optimisten länger leben.* Bastei, Bergisch Gladbach 2011.

Teil II

8 Akzeptieren, was in mir vorgeht

Christophe André: *Unvollkommen, glücklich und frei. Die Kraft des Selbstbewusstseins.* Patmos, Ostfildern 2007.
Jean-Louis Monestès: *Changer grâce à Darwin.* Odile Jacob, Paris 2010.

9 Übereinstimmendes Verhalten im Beruf und im Privatleben

Christophe André: *Unvollkommen, glücklich und frei. Die Kraft des Selbstbewusstseins.* Patmos, Ostfildern 2007.
Boris Cyrulnik: *Mit Leib und Seele. Wie wir Krisen bewältigen.* Hoffmann und Campe, Hamburg 2007.
Manuel Smith: *Sag Nein ohne Skrupel. Die neue Methode zur Steigerung von Selbstsicherheit und Selbstbehauptung.* Moderne Verlagsgesellschaft mvg, Berlin 2003.
Herb Goldberg: *Keine Angst vor Aggression. Die Kunst der Selbstbehauptung.* Fischer, Frankfurt 1981.
Cornelia Dehner-Rau und Harald Rau: *Ängste verstehen und hinter sich lassen. Wie Sie belastende Ängste und Depressionen aufge-*

ben, eigene Stärken entdecken und endlich Ihr Leben leben. Trias, Stuttgart 2007.

Antoine de Saint-Exupéry: *Der kleine Prinz.* Rauch, Düsseldorf 2008.

Irvine Yalom: *Die Liebe und ihr Henker & andere Geschichten aus der Psychotherapie.* btb, München 1999.

10 Vertrauen zur eigenen Weiblichkeit im Beruf und anderswo

Detlev Lück: *Der zögernde Abschied vom Patriarchat. Der Wandel von Geschlechterrollen im internationalen Vergleich.* Edition Sigma, Berlin 2009.

Barbara Schneider: *Fleißige Frauen arbeiten, schlaue steigen auf: Wie Frauen in Führung gehen.* Goldmann, München 2011.

Steve Biddulph: *Wer erzieht Ihr Kind? Kinderbetreuung – eine wichtige Entscheidung.* Heyne, München 2005.

11 Die Angst vor Alter und Tod verlieren

Christophe André: *Die Launen der Seele. Vom Umgang mit unseren Stimmungen.* Kiepenheuer, Köln 2010.

Pascal Boyer: *Und Mensch schuf Gott.* Klett-Cotta, Stuttgart 2009.

Jean-Pierre Changeux: *Der neuronale Mensch. Wie die Seele funktioniert – die Entdeckungen der neuen Gehirnforschung.* Rowohlt, Reinbek bei Hamburg 1984.

André Comte-Sponville: *Woran glaubt ein Atheist? Spiritualität ohne Gott.* Diogenes, Zürich 2009.

Antonio Damasio: *Selbst ist der Mensch. Körper, Geist und die Entstehung des Bewusstseins.* Siedler, München 2011.

Richard Dawkins: *Das egoistische Gen.* Rowohlt, Reinbek bei Hamburg 1996.

Gerald Edelman: *Das Licht des Geistes. Wie Bewusstsein entsteht.* Rowohlt, Reinbek bei Hamburg 2007.

12 Wie ich die Entspannung und die Meditation entdeckte

Dominique Servant: *La Relaxation. Nouvelles approches, nouvelles pratiques.* Masson, Paris 2009.

Friedrich Hainbuch: *Progressive Muskelentspannung.* Gräfe und Unzer, München 2010.

Marco von Münchhausen: *Wo die Seele auftankt. Die besten Möglichkeiten, Ihre Ressourcen zu aktivieren.* Goldmann, München 2006.

Paul Wilson: *100 Tricks und Techniken zur schnellen Entspannung.* Rowohlt, Reinbek bei Hamburg 1996.

Gabriele Rossbach: *Visuelle Meditationen.* Windpferd, Oberstdorf 2010.

13 Frieden mit der Vergangenheit schließen, um in der Gegenwart zu leben

Jean-Louis Monestès: *Faire la paix avec son passé.* Odile Jacob, Paris 2009.

Teil III

14 Selbstoffenbarung: Wie man seine Schwächen richtig zeigt

Christophe André: *Unvollkommen, glücklich und frei. Die Kraft des Selbstbewusstseins.* Patmos, Ostfildern 2007.

Tal Ben-Shahar: *The Pursuit of Perfect.* McGraw-Hill, New York 2009.

– ders.: *Glücklicher: Lebensfreude, Vergnügen und Sinn finden.* Goldmann, München 2010.

Frédéric Fanget: *Oser. La thérapie de la confiance en soi.* Odile Jacob, Paris 2003.

Susan Jeffers: *Selbstvertrauen gewinnen. Die Angst vor der Angst verlieren.* Kösel, München 1998.

15 Der Krieg des »Nein«: Eltern, Kinder und der Autoritätskonflikt

Gisèle George: *La confiance en soi de votre enfant.* Odile Jacob, Paris 2007.

Jesper Juul: *Nein aus Liebe. Klare Eltern – starke Kinder.* Kösel, München 2008.

– ders.: *Was Familien trägt. Werte in Erziehung und Partnerschaft. Ein Orientierungsbuch.* Beltz, Weinheim 2011.

Rudolf Dreikurs, Vicki Soltz: *Kinder fordern uns heraus. Wie erziehen wir sie zeitgemäß?* Klett-Cotta, Stuttgart 2010.

16 Zuhören lernen, bevor man handelt

Christophe André: *Unvollkommen, glücklich und frei. Die Kraft des Selbstbewusstseins.* Patmos, Ostfildern 2007.

Hans Jellouschek: *Wie Partnerschaft gelingt – Spielregeln der Liebe. Beziehungskrisen sind Entwicklungschancen.* Herder, Freiburg 2007.

Serena Rust: *Giraffentango. Selbstbewusste Kommunikation in der Partnerschaft.* Koha, Burgrain 2009.

17 Der Therapeut und das Selbstbewusstsein

Christophe André: *Unvollkommen, glücklich und frei. Die Kraft des Selbstbewusstseins.* Patmos, Ostfildern 2007.

Rudi Rhode und Mona Sabine Meis: *Wer schreit, hat schon verloren. Körpersprache und Verhaltensweisen verstehen und richtig einsetzen.* Goldmann, München 2010.

Rüdiger Hinsch und Simone Wittmann: *Soziale Kompetenz kann man lernen.* Beltz, Weinheim 2010.

18 Nein, ich bin keine perfekte Mutter

Gisèle George: *La confiance en soi de votre enfant.* Odile Jacob, Paris 2007.

Steve Biddulph: *Das Geheimnis glücklicher Kinder.* Heyne, München 2011.

Michael Winterhoff: *Lasst Kinder wieder Kinder sein! Oder: Die Rückkehr zur Intuition.* Gütersloher Verlagshaus, Gütersloh 2011.

Naomi Aldort: *Von der Erziehung zur Einfühlung.* Arbor, Freiburg 2008.

19 Die Beziehung zwischen Haustieren und ihren Haltern – ein Spiegel menschlicher Beziehungen

Joël Dehasse: *Verhaltensmedizin bei der Katze. Leitsymptome, Diagnose und Prävention.* Enke, Stuttgart 2009.
– ders.: *Verhaltensmedizin beim Hund. Leitsymptome, Diagnostik, Therapie und Prävention.* Enke, Stuttgart 2007.
– ders.: *Ist mein Hund wirklich dominant? Zusammenleben mit Hunden in Hierarchie.* Videel, Niebüll 2002.
– ders.: *Mein junger Hund hat Probleme. Diagnose und Lösungen für Verhaltensstörungen.* Videel, Niebüll 2002.

20 Muss man das Gleiche erlebt haben, um Empathie für andere zu haben?

Tania Singer: »The neuronal basis of empathy and fairness«, in G. Book und J. Goode (Hrsg.): *Empathy and Fairness.* Wiley, Chichester 2007.
Joachim Bauer: *Warum ich fühle, was du fühlst. Intuitive Kommunikation und das Geheimnis der Spiegelneurone.* Heyne, München 2006.
Giacomo Rizzolatti und Corrada Sinigaglia: *Empathie und Spiegelneurone. Die biologische Basis des Mitgefühls.* Suhrkamp, Frankfurt a. M. 2008.
M. Sonnby-Borgstrom: »Automatic mimicry reactions as related to differences in emotional empathy«, in *Scandinavian Journal of Psychology 4 (5),* 2002, S. 433–443.

Teil IV

21 Wohin gehst du? Den eigenen Werten folgen

Frédéric Fanget: *Où vas-tu? Les réponses de la psychologie pour donner du sens à sa vie.* Les Arènes, Paris 2007.

Victor Frankl: *Der Mensch vor der Frage nach dem Sinn. Eine Auswahl aus dem Gesamtwerk,* Neuausgabe 2010. Piper, München 2010.

Petra Altmann: *Vom Wert der Werte. Was im Leben wirklich zählt.* Präsenz, Gnadenthal 2010.

Martin Bühlmann und Marcus B. Hausner: *Wertvoll! Werte leben – Menschen stärken – Welt verändern.* R. Brockhaus, Witten 2011.

22 Es anders machen oder es hinnehmen: zwei Arten, sich zu ändern

Jean Cottraux: *Les Thérapies comportementales et cognitives.* Masson, Paris 2004.

Martin Hautzinger: *Kognitive Verhaltenstherapie. Behandlung psychischer Störungen im Erwachsenenalter.* Beltz, Weinheim 2011.

Harlich H. Stavemann: *Einführung in die KVT. Die Therapie emotionaler Turbulenzen.* Beltz, Weinheim 2010.

Epiktet: *Handbüchlein der Moral und Unterredungen.* Kröner, Stuttgart 1984.

– ders.: *Wege zum glücklichen Handeln.* Insel, Frankfurt 2009. Epiktet ist ein griechisch-römischer Philosoph aus dem 1. Jahrhundert n. Chr. Von ihm stammen unter anderem die Sätze: »Von den Dingen stehen die einen in unserer Gewalt, die anderen nicht«; »Nicht die Dinge beunruhigen die Menschen, sondern ihre Meinungen über die Dinge«; »Es verrät einen Ungebildeten, wenn man anderen Vorwürfe darüber macht, dass es einem selber schlechtgeht; als ein Anfänger in der philosophischen Bildung erweist sich der, der sich selber Vorwürfe macht. Der wahrhaft Gebildete schiebt die Schuld weder auf andere noch auf sich selbst.«

23 Wie ich mit Stress im Beruf umgehe

Luise Bartholdt und Astrid Schütz: *Stress im Arbeitskontext. Ursachen, Bewältigung und Prävention.* Beltz, Weinheim 2010.

Marcel Allenspach und Andrea Brechbühler: *Stress am Arbeitsplatz. Theoretische Grundlagen, Ursachen, Folgen und Prävention.* Huber, Bern 2005.

24 Der eigenen Intuition vertrauen

Denis Grozdanovitch: *Kleine Abhandlung über die Gelassenheit.* Liebeskind, München 2004.

Béatrice Millêtre: *Petit Atelier de mieux-être au travail pour salariés de tous horizons.* First, Paris 2010.

Henry Mintzberg: *Mintzberg über Management. Führung und Organisation. Mythos und Realität.* Gabler, Wiesbaden 1991.

25 Positiv auf Ablehnung reagieren

B. F. Skinner: *Wissenschaft und menschliches Verhalten.* Kindler, München 1973.

– ders.: *Was ist Behaviorismus?* Rowohlt, Reinbek bei Hamburg 1982.

B. F. Skinner und M. E. Vaughan: *Mit sechsundsechzig Jahren … Lebensfreude kennt kein Alter.* Mosaik, München 1988.

Roland Jäger: *Selbstmanagement und persönliche Arbeitstechniken.* Gabal, Wettenberg 2008.

26 Chronische Schmerzen: Werte als Kraftquelle, um dem Leben einen Sinn zu geben

Benjamin Schoendorff: *Faire face à la souffrance.* Retz, Paris 2009.

Jason Luoma, Steven C. Hayes, Robin D. Walser: *ACT-Training. Handbuch der Acceptance & Commitment Therapie. Ein Lernprogramm in zehn Schritten.* Junfermann, Paderborn 2009.

Patience Higman: *Chronische Schmerzen. Wie Sie lernen, damit umzugehen. Ein Ratgeber für Betroffene, Angehörige und Fachleute.* Schulz-Kirchner, Idstein 2011.

Barbara Glier: *Chronische Schmerzen bewältigen. Verhaltenstherapeutische Schmerzbehandlung*. Klett-Cotta, Stuttgart 2010.

Einige englischsprachige Artikel aus psychologischen Fachzeitschriften:

K. E. Vowles, J. L. Wetherell und J. T. Sorrell: »Targeting acceptance, mindfulness, and values-based action in chronic pain. Findings of two preliminary trials of an outpatient group-based intervention«, in *Cognitive and Behavioral Practice*, 2009, 16, S. 49-58.

K. E. Vowles und L. M. McCracken: »Acceptance and values-based action in chronic pain. A study of treatment effectiveness and process«, in *Journal of Consulting and Clinical Psychology*, 2008, 76, S. 397-407.

R. K. Wicksell, L. Melin, M. Lekander und G. L. Olsson: »Evaluating the effectiveness of exposure and acceptance strategies to improve functioning and quality of life in longstanding pediatric pain. A randomized controlled trial«, in *Pain*, 2009, 141(3), S. 248-257.

R. K. Wicksell, L. Melin und G. L.Olsson: »Exposure and acceptance in the rehabilitation of children and adolescents with chronic pain«, in *European Journal of Pain*, 2007, 11, S. 267–274.

Die Autoren

Christophe André ist Psychiater und Psychotherapeut. Er praktiziert am Sainte-Anne-Krankenhaus in Paris. Er ist unter anderem Autor von *Die Launen der Seele. Vom Umgang mit unseren Stimmungen* (2010), *Bammel, Panik, Gänsehaut* (1995), *Alles über Angst: Wie Ängste entstehen und wie man sie überwinden kann* (2001) *und Unvollkommen, glücklich und frei: Die Kraft des Selbstbewusstseins* (2007).

Dr. Fatma Bouvet de la Maisonneuve ist Ärztin und Psychiaterin an der Frauenberatungsstelle für Alkoholmissbrauch im Sainte-Anne-Krankenhaus in Paris. Sie ist die Autorin von *Les Femmes face à l'alcool: Résister et s'en sortir* (2010).

Dr. Laurent Chneiweiss ist Arzt und Psychiater und Spezialist für Angststörungen. Er ist Autor von *Maîtriser son trac* (2005) und *L'Anxiété* (2000).

Dr. Joël Dehasse ist verhaltenstherapeutischer Tierarzt und Spezialist für Hunde und Katzen. Er praktiziert in Brüssel. Er ist Autor von *Verhaltensmedizin bei der Katze* (2009), *Verhaltensmedizin beim Hund* (2007), *Ist mein Hund wirklich dominant?* (2002) und *Mein junger Hund hat Probleme* (2002).

Dr. Nicolas Duchesne ist Arzt und Psychiater und in dieser Funktion tätig für die Krankenhäuser von Montpellier. Er lehrt an der Universität von Montpellier und Toulouse und ist Autor von *Des hauts et des bas: Bien vivre sa cyclothymie* (2005).

Dr. Frédéric Fanget ist Arzt, Psychiater und Psychotherapeut. Er lehrt an der Universität Lyon-I. Er ist Autor von *Affirmez-vous: Pour mieux vivre avec les autres* (2002), *Oser: Thérapie de la confiance en soi* (2003), *Toujours Mieux! Psychologie du perfectionnisme* (2006) und *Oser la vie à deux* (2010).

Dr. Gisèle George ist seit über zwanzig Jahren Kinderpsychiaterin. Sie ist eine der besten Spezialistinnen für die Störungen im Kindes- und Jugendalter. Sie ist Autorin von *Mon enfant s'oppose* (2006) und *La Confiance en soi de votre enfant* (2009).

Dr. Bruno Koeltz ist Arzt und kognitiver Verhaltenstherapeut. Er ist Autor von *Comment ne pas tout remettre au lendemain* (2006).

Prof. Gilbert Lagrue ist Honorarprofessor an der medizinischen Fakultät von Paris-XII. Als Spezialist für Gefäßerkrankungen ist er einer der Pioniere auf dem Gebiet der Raucherentwöhnung in Frankreich. Er ist Autor von *Parents: Alerte au tabac et au cannabis* (2008) und *Arrêter de fumer?* (2006).

Dr. Jacques Lecomte ist Psychologe und hat einen Lehrauftrag an der Universität Paris-X Nanterre und an der sozialwissenschaftlichen Fakultät des Institut catholique de Paris. Er ist Gründungsvorsitzender der Association française et francophone de psychologie positive. Er ist Autor von *Guérir de son enfance* (2004), *Donner un sens à sa vie* (2007), *Introduction à la psychologie positive* (2009) und *Élixir de bonheur* (2010).

Dr. Gérard Macqueron ist Arzt und Psychiater. Er ist Mitglied des französischen Verbands für kognitive Verhaltenstherapie AFTCC, praktiziert in Paris und arbeitet auch am Sainte-Anne-Krankenhaus. Er ist zusammen mit Stéphane Roy Autor von *La Timidité: Comment la surmonter* (2004).

Dr. Béatrice Millêtre ist promovierte Psychologin, auf kognitive Verhaltenstherapie spezialisierte Psychotherapeutin und Autorin mehrerer Bücher zum Thema seelisches Wohlbefinden, darunter *Prendre la vie du bon côté* (2008).

Dr. Christine Mirabel-Sarron ist Ärztin und Psychiaterin. Sie praktiziert am Sainte-Anne-Krankenhaus in Paris. Sie lehrt an der Universität Paris-V, Paris-VII, Paris-VIII und an verschiedenen Universitäten im Ausland. Sie ist unter anderem Autorin von *La Dépression: Comment en sortir* (2002).

Jean-Louis Monestès ist klinischer Psychologe und Psychotherapeut und Mitglied des französischen Forschungsinstituts CNRS, Labor für funktionelle und pathologische Neurowissenschaften. Er ist Autor von *La Schizophrénie: Mieux comprendre la maladie et mieux aider la personne* (2007), *Faire la paix avec son passé* (2009) und *Changer grâce à Darwin* (2010).

Stéphany Orain-Pélissolo ist Psychologin und Psychotherapeutin, spezialisiert auf kognitive Verhaltenstherapie, EMDR (*Eye Movement Desensitization Reprocessing*) und MBCT (*achtsamkeitsbasierte kognitive Therapie*). Sie lehrt an der Universität Paris-V.

Didier Pleux ist klinischer Psychologe, hat in Entwicklungspsychologie promoviert und ist Direktor des Institut français für kognitive Therapie. Er ist unter anderem Autor von *»Peut mieux faire«: Remotiver votre enfant à l'école* (2001), *De l'enfant roi à l'enfant tyran* (2002), *Manuel d'éducation à l'usage des parents d'aujourd'hui* (2004), *Exprimer sa colère sans perdre le contrôle* (2006), *Génération Dolto* (2008) und *Un enfant heureux* (2010).

Stéphane Roy ist psychologischer Psychotherapeut am Krankenhauszentrum George-Sand in Bourges. Er ist zusammen mit Gérard Macqueron Autor von *La Timidité: Comment la surmonter* (2004).

Dr. Aurore Sabauraud-Séguin ist Psychiaterin. Sie leitet das Traumazentrum am Institut de Victimologie, das auf die Behandlung von Traumaopfern spezialisiert ist. Sie ist Autorin von *Revivre après un choc* (2001).

Benjamin Schoendorff ist Psychologe und ausgebildeter kognitiver Verhaltenstherapeut; er ist einer der Ersten, die die Akzeptanz- und Commitment-Therapie (ACT) in Frankreich eingeführt haben. Er leitet zahlreiche Ausbildungen in ACT und kognitiven Verhaltenstherapien und ist Autor von *Faire face à la souffrance* (2009).

Dr. Dominique Servant, Arzt und Psychiater, ist Leiter der Fachabteilung für Stress und Angst am regionalen Universitätskrankenhaus in Lille. Er ist Gründungsmitglied des französischen Verbandes für Angststörungen und Depression (AFTAD) und einer der bekanntesten französischen Spezialisten auf dem Gebiet der Stress- und Angstbewältigung. Er ist Autor von *Soigner le stress et l'anxiété par soi-même* (2003, 2009), *L'Enfant et l'Adolescent anxieux: Les aider à s'épanouir* (2005), *Relaxation et méditation: Trouver son équilibre émotionnel* (2007) sowie *Ne plus craquer au travail* (2010).

Jacques Van Rillaer ist promovierter Psychologe und emeritierter Professor der Universität von Louvain. Er hat jahrzehntelang Psychoanalyse praktiziert und sich dann zur kognitiven Verhaltenstherapie hin orientiert. Er ist unter anderem Autor von *Illusions de la psychanalyse* (1981), *La Gestion de soi* (1992) und von *Psychologie de la vie quotidienne* (2003).

Dr. Roger Zumbrunnen ist Psychiater und Psychotherapeut in Genf und Spezialist für Angststörungen. Er ist Autor von *Pas de panique au volant!* (2002) und *Changer dans sa tête, bouger dans sa vie* (2009).